健康中国 2030·专科护理健康教育系列丛书

心血管内科护理健康教育

主　编　屠　燕　滕中华　黄　莹

副主编　杜娟花　肖　敏　阎淑婷　于红蕾

编　委　（按姓氏汉语拼音排序）

　　　　　宾建平　陈景萍　杜娟花　黄　莹

　　　　　李文杰　刘　珊　孟江南　彭　艳

　　　　　滕中华　屠　燕　王　勇　王贤萍

　　　　　肖　敏　谢燕燕　阎淑婷　杨婵娟

　　　　　杨鹃蔚　于红蕾　张洁容　周桂芳

U0386637

科学出版社

北　京

内 容 简 介

随着心血管疾病的发病率逐年提高，发病人群呈年轻化趋势，如何对疾病进行预防保健、治疗康复，已成为广大群众所关注的问题。本书主要针对心血管系统常见疾病进行了阐述，详尽地介绍了如何进行心血管疾病诊断、治疗、护理、预防保健及疾病康复等知识，并提供了重要的健康教育指导。

全书将心血管系统疾病方面的内容以问答的形式进行叙述，本书语言通俗易懂、简明扼要、重点突出、科学性强、条理清晰，适用于广大群众及基层医护工作者对心血管疾病的预防、治疗、护理及康复等知识进行了解、认识、应用，是大众医学知识普及的健康教育指南。

图书在版编目（CIP）数据

心血管内科护理健康教育 / 屠燕，滕中华，黄莹主编，—北京：科学出版社，2017.12

（健康中国2030·专科护理健康教育系列丛书）

ISBN 978-7-03-054801-6

Ⅰ. ①心… Ⅱ. ①屠… ②滕… ③黄… Ⅲ. ①心脏血管疾病–护理–问题解答 Ⅳ. ①R473.5-44

中国版本图书馆 CIP 数据核字(2017)第 247746 号

责任编辑：赵炜炜 胡治国 / 责任校对：郭瑞芝

责任印制：李 彤 / 封面设计：陈 敬

科 学 出 版 社 出版

北京东黄城根北街 16 号

邮政编码：100717

http://www.sciencep.com

北京凌奇印刷有限责任公司 印刷

科学出版社发行 各地新华书店经销

*

2017 年 12 月第 一 版 开本：789×1092 1/16

2022 年 9 月第四次印刷 印张：11 1/2

字数：333 000

定价：**88.00元**

（如有印装质量问题，我社负责调换）

丛书编委会

主　编　周宏珍　张广清

副主编　王莉慧　覃惠英　陈佩娟

编　者　（按姓氏汉语拼音排序）

陈佩娟　邓瑛瑛　古成璠

何景萍　何利君　黄　莉

李海兰　缪景霞　覃惠英

申海燕　屠　燕　王莉慧

王　颖　谢婉花　姚　琳

张广清　张　军　张晓梅

赵志荣　甄　莉　周宏珍

周　霞

丛 书 前 言

随着社会的进步，生活水平和文化生活的不断提高，人们对疾病护理和健康知识的需求越来越高，给护理工作提出了新的要求。同时，随着医学模式由生物学向生物-心理-社会医学的转变，护理模式也由单纯的疾病护理向以患者为中心的整体护理转变。健康教育则是整体护理中的一个重要环节，护士在健康服务体系中不仅仅是一个照护者、治疗者，而且是健康的维护者、教育者。它要求护士不仅为患者提供适当的治疗和护理，还要针对不同的患者、不同的人群开展相关疾病的健康教育，以提高患者的自控行为能力，减轻或消除患者的心理负担，促进疾病的治疗和康复。不仅有利于提高患者对医护人员的信任感，同时有利于增强患者的自我保健意识，防止疾病的复发，而且对患者在住院期间的不同阶段也会产生不同的促进作用。

目前我国护理队伍普遍存在学历偏低、年轻化、经验不足、资源分配不均等特点，如何帮助这支年轻的护理队伍在短时间内掌握疾病的基础知识及新技术的护理要点，使临床护理人员更加专业、全面地给患者或家属提供专业个性的指导成为当务之急。正是在这样的背景下，科学出版社及时组织临床护理专家出版了"健康中国 2030·专科护理健康教育系列丛书"，该系列丛书的出版对于推进我国当前护理工作的开展具有现实意义。第一辑共有 20 个分册，各分册间相互独立又彼此关联，涵盖了内科、外科、妇科、产科、儿科等多个学科。归纳起来，本系列丛书具有以下特色。

1. 内容丰富、涵盖面广。

2. 注重讲解各专科疾病的基本概念、发病病因、临床表现、相关检查、治疗原则、护理要点、预防保健等，对于各专科患者关心的运动、心理、社会、日常保健、调养、康复等相关的健康教育，以及大众所关心的热点问题、难点问题、常见的认识误区、容易混淆的概念做了明确的解答。

3. 全书采用问答形式，便于查阅。

4. 编写队伍由活跃在临床一线的经验丰富的护理业务骨干组成，具有较高水准，对于实际工作的指导性很强。

我们真诚地希望护理同仁们通过阅读本丛书，能提高自己的专业知识和自身素质，在实践中为患者提供优质、安全、贴心的护理。

本系列丛书的编写，我们力求准确全面，但由于水平有限，不足之处在所难免，我们真诚地希望广大读者和护理同仁批评指正，以便我们今后不断修正。

周宏珍

2017 年 6 月

前　言

随着社会经济的高速发展，人民生活水平的显著提高，不良生活习惯的形成，生活方式发生了深刻的变化，尤其是人口老龄化及城镇化进程的加速，中国心血管病危险因素流行趋势呈明显上升态势，导致了心血管病的发病人数持续增加。目前，心血管病是全球范围内造成人员死亡的最主要原因，给社会与家庭的和谐、完整造成极大威胁。我国心血管病患者已达 2.9 亿，其中脑卒中至少700 万，心肌梗死 250 万，心力衰竭 450 万，肺源性心脏病 500 万，风湿性心脏病 250 万，先天性心脏病 200 万。每 5 个成人中有 1 人患心血管病。因其患病率持续上升，所以心血管病已成为社会、家庭及个人必须面对的问题。

我国心血管病的高发态势与我国居民的心血管病危险因素的流行直接相关。我国心血管病危险因素的流行无论在增速上，还是在规模上，都是史无前例的。越来越多的猝死，出现在不同年龄段的人们身上，重视自己，就应该重视健康。最为关键的是，在 2010 年，中国至少有 5.8 亿人具有至少一种或以上的与慢性病有关的危险因素，其中 70%～85%在 65 岁以下的人群。到 2030 年，如果不加以控制，生活方式和营养危险因素将使中国的慢性病负担增长 50%，人口迅速老龄化则可能使中国慢性病负担增加 40%。面对众多的危险因素，广大的人民群众应如何做到自我防控，是现今不可忽视的话题。为了让大家更好地了解心血管病，认识疾病的危险因素，使心血管病能够更好地预防和控制，我们特别组织专家编写了本书。

本书以实用性为目的，内容系统全面，本着科学严谨的态度，对心血管相关疾病进行了全面地讲解。本书通过通俗易懂的语言，将复杂的心血管疾病的预防与治疗知识介绍给广大群众，进而做到从自身开始，对危险因素加以控制，达到防病治病的目的。健康指导对心血管疾病患者的康复是十分必要的，既符合现代生活方式的改变，又满足人民群众对危险因素防控的需求，同时提升了心血管疾病患者的遵医行为和自我保健能力，减低疾病的致残率、死亡率，提高患者的健康水平及未来的生活质量，为家庭、社会减轻负担，符合我国开展居家护理、社区护理的模式转变的要求。

编　者
2017 年 6 月

目　　录

第一章 冠 心 病

一、什么是动脉粥样硬化？

动脉粥样硬化是一组称为动脉硬化的血管病中最常见、最重要的一种。各种动脉硬化的共同特点是动脉管壁增厚变硬、失去弹性和管腔缩小。动脉粥样硬化的特点是受累动脉的病变从内膜开始，先后有多种病变合并存在，包括局部有脂质和复合糖类积聚、纤维组织增生和钙化沉着形成斑块，并有动脉中层的逐渐退变，继发性病变尚有斑块内出血、斑块破裂及局部血栓形成。由于此病在动脉内膜积聚的脂质外观呈黄色粥样，因此称为动脉粥样硬化。

二、什么是冠心病？

冠心病是冠状动脉粥样硬化性心脏病的简称，也称缺血性心脏病。冠心病是指冠状动脉发生粥样硬化引起管腔狭窄或闭塞，导致心肌缺血缺氧或坏死而引起的心脏病。其症状表现为心前区一种压榨性的疼痛，并可迁延至颈部、颌、手臂、背部及胃部。冠心病发作的其他可能症状有眩晕、气促、出汗、寒战、恶心及晕厥。严重的患者可能因发生心力衰竭而死亡。

三、冠心病有哪些类型？

由于病理解剖和病理生理变化的不同，冠心病有不同的临床表现。1979 年世界卫生组织曾将其分为五型：隐匿型或无症状型冠心病、心绞痛型冠心病、心肌梗死型冠心病、缺血性心肌病型冠心病、猝死型冠心病。近年趋向于根据发病特点和治疗原则不同进行分类，其分为两大类：慢性冠心病（也称慢性心肌缺血综合征）和急性冠脉综合征。前者包括稳定型心绞痛、缺血性心肌病和隐匿型冠心病等；后者包括不稳定型心绞痛、非 ST 段抬高型心肌梗死和 ST 段抬高型心肌梗死，也有学者将冠心病猝死包括在内。

四、冠心病的常见病因有哪些？

1. 血脂异常 血脂是体内脂肪代谢的产物，主要成分是胆固醇和三酰甘油。血脂异常是指总胆固醇、低密度脂蛋白胆固醇及三酰甘油升高，以及高密度脂蛋白胆固醇降低，无论哪项异常都伴有冠心病发病率和死亡率的增加。血脂异常是冠心病的重要独立危险因素。

2. 肥胖 肥胖的客观指标是体重。研究表明，肥胖者增加冠心病发病趋势的主要危险因素有高血压、血清胆固醇水平、低密度脂蛋白胆固醇及空腹血糖等。

3. 吸烟 吸烟是冠心病的重要危险因素。烟草中的尼古丁可使心率加快、心肌需氧量增加、外周血管和冠状动脉收缩，并使血压升高。另外，还可使血中一氧化碳浓度增高，导致血液携带氧的能力下降，以及促进血小板黏附和纤维蛋白原含量升高，促发和加重动脉粥样硬化。吸烟还可降低高密度脂蛋白胆固醇，加速冠心病的发病。

4. 高血压 高血压与冠状动脉粥样硬化的形成和发展关系密切，这是诱发冠心病的因素。

5. 糖尿病和糖耐量异常 糖尿病患者冠心病的发病率比非糖尿病患者高出数倍，且病情发展迅速。

6. 其他因素

（1）从事体力活动少，情绪紧张，经常有工作紧迫感者。

（2）遗传因素：有冠心病、糖尿病、高血压、血脂异常家族史者，冠心病的发病率增加。

（3）性情急躁、好胜心和竞争性强、不善于劳逸结合的 A 型性格者。

五、与冠心病发生有关的危险因素中，哪些是可以控制的？

可控的危险因素既可预防，也可治疗控制。其包括：

1. 血脂异常 血中总胆固醇升高尤其是低密度脂蛋白胆固醇升高是冠心病独立危险因素，近来研究还证实，极低密度脂蛋白胆固醇及脂蛋白（α）升高与冠心病的发病密切相关。

2. 高血压 收缩压和舒张压升高均与冠心病密切相关，60%～70%的冠状动脉粥样硬化患者有高血压，高血压患者患冠心病的概率较血压正常者高 3～4 倍。

3. 糖尿病和糖耐量异常 糖尿病患者不仅冠心病发病率较非糖尿病患者高出数倍，而且病变进展迅速。冠心病患者出现糖耐量降低也十分常见。

4. 吸烟 与不吸烟者比较，吸烟者本病的发病率和病死率增高 2～6 倍，且与每日吸烟的支数成正比。被动吸烟也是其危险因素。

5. 肥胖 研究表明，肥胖者增加冠心病发病趋势的主要危险因素有高血压、血清胆固醇水平、低密度脂蛋白胆固醇及空腹血糖等。

6. 其他因素 职业、饮食、缺乏运动、A 型性格等。

六、与冠心病发生有关的危险因素中，哪些是无法控制的？

无法控制的危险因素虽然不可控，但是也应该提醒人们加以注意。这些因素包括：

1. 年龄 冠心病多发于 40 岁以上的中老年人，49 岁以后进展较快，近年来，临床发病年龄有年轻化的趋势。

2. 性别 男性与女性相比，女性发病率较低，因为雌激素有抗动脉粥样硬化作用，故女性在绝经期后发病率迅速增加。

3. 遗传因素 有冠心病、糖尿病、高血压、血脂异常家族史者，冠心病的发病率增加。家族中有在年龄<50 岁时患冠心病者，其近亲得病的概率可 5 倍于无这种情况的家族。常染色体显性遗传所致的家族性血脂异常是这些家族成员易患本病的因素。

七、高血压和冠心病的发生有什么关系？

血压增高与冠心病关系密切。60%～70%的冠状动脉粥样硬化患者有高血压，高血压患者患冠心病的概率较血压正常者高 3～4 倍。高血压患者之所以容易得冠心病是因为长期高血压会使动脉血管壁承受较高的压力，内皮细胞受到损伤，血液中的中性脂肪等物质易于进入动脉壁，并刺激平滑肌细胞增生，引发动脉粥样硬化。而且，有高血压的冠心病患者病情会严重，更容易发生心绞痛、心肌梗死。如果患有高血压而长期不治疗，最终有一半人会死于冠心病。而且血压越高，越容易发生心绞痛、心肌梗死。冠心病患者心绞痛发作时的疼痛和精神紧张反过来又可引起血压继续升高，所引起冠心病和高血压会使病情形成恶性循环。

八、血脂异常和冠心病的发生有什么关系？

血脂异常是发生动脉粥样硬化最重要的危险因素。其主要包括总胆固醇（TC）、三酰甘油（TG）、低密度脂蛋白（LDL，即 β 脂蛋白，特别是氧化的低密度脂蛋白）或极低密度脂蛋白（VLDL，即前 β 脂蛋白）增高，相应的载脂蛋白 B（Apo B）增高；高密度脂蛋白（HDL，即 α 脂蛋白）降低，载脂蛋白 A（Apo A）降低都被认为是危险因素。此外脂蛋白（a）[Lp（a）]增高也可能是独立的危险因素。在临床实践中，以 TC 及 LDL 增高最受关注。

九、吸烟和冠心病的发生有什么关系？

与不吸烟者相比，吸烟者本病的发病率和病死率增高 2～6 倍，且与每日吸烟的支数成正比。被动吸烟也是本病的危险因素。吸烟者血中碳氧血红蛋白浓度可达 10%～20%，动脉壁内氧合不足，内膜下层脂肪酸合成增多，前列环素释放减少，血小板易在动脉壁黏附聚集。此外吸烟还可使血中 HDL-C 的原蛋白量降低，血清胆固醇含量增高，以致易患动脉粥样硬化。另外烟草所含尼古丁可直接作用于冠状动脉和心肌，引起冠状动脉痉挛和心肌受损。

十、饮酒和冠心病有什么关系？

长期或过量饮酒，会增加心脏的负担，可直接损伤心肌，造成心肌能量代谢障碍，加重动脉粥样硬化的程度，加重或诱发心律失常、心绞痛或心肌梗死等。长期大量饮酒会加强一些与冠心病发生有关的危险因素的作用。过量的乙醇亦可抑制脂蛋白脂肪酶的作用，使肝脏对胆固醇、三酰甘油的分解功能减弱而导致腹型肥胖；中度以上饮酒可使高血压发病的危险显著升高，持续饮酒的男性比不饮酒者 4 年内发生高血压的危险增高 40%。但是少量的饮酒可抑制血小板的聚集，阻止血栓的形成，还可提高血中的高密度脂蛋白，降低低密度脂蛋白，防止动脉壁脂质的沉积，有利于冠心病的预防。故血压正常者可以饮少量酒。

十一、糖尿病和冠心病有什么关系？

糖尿病患者不仅冠心病发病率较非糖尿病者高出数倍，而且病变进展更迅速。冠心病患者出现糖耐量降低者也十分常见。糖尿病患者多伴有高三酰甘油或高胆固醇血症，如再伴有高血压，则动脉粥样硬化的发病率明显增高。糖尿病患者还存在凝血因子Ⅷ增高及血小板功能增强，加速动脉粥样硬化血栓形成和引起动脉管腔的闭塞。近年来研究认为，胰岛素抵抗与动脉粥样硬化的发生密切相关，2 型糖尿病患者常有胰岛素抵抗及高胰岛素血症伴发冠心病。

十二、为什么腹型肥胖的人容易得冠心病？

腹型肥胖又称中心性肥胖，是指脂肪主要沉积在腹腔内，表现为腰围增加。男性腰围大于或等于 90cm，女性腰围大于或等于 85cm 就可被定义为腹型肥胖。近来研究发现，以体重指数（BMI）为判定指标的全身性肥胖和以腰围为判定指标的腹型肥胖，在多种疾病发生过程中的作用并不等同，其中腹型肥胖者患并发症的危险性要比全身肥胖者大得多，其有害性及所释放出的有害因子都比皮下脂肪更多，更易使人罹患冠心病、高血压、糖尿病、高血脂等疾病，因此其危害更大。

十三、代谢综合征和冠心病有什么关系？

肥胖与血脂异常、高血压、糖尿病和糖耐量异常同时存在称为"代谢综合征"。代谢综合征的每项异常都是与冠心病有关系的危险因素，而且它们的联合作用更强，所以有人将代谢综合征称为"死亡四重奏"（肥胖、高血糖、高三酰甘油血症和高血压）。因此代谢综合征是对一组高度相关疾病进行概括性和综合性诊断与治疗的整体概念，要求进行干预生活方式（如减轻体重、增加体育锻炼和精神协调）、降血糖、调脂和抗高血压治疗。早期治疗代谢综合征，可以预防和延缓冠心病的发生。

十四、情绪对冠心病的发生有什么作用？

许多不良情绪可造成冠心病急性发作。生活环境及社会因素使人的精神处于长期或极度的应激状态，或压抑，或焦虑，或愤怒，这些因素皆可诱发冠心病。人在生活和工作中遇到精神刺激因素而处于紧张状态时，特别是一些强烈而持久的刺激，大脑皮质容易发生紊乱，自主神经功能失调，使得交感神经兴奋，儿茶酚胺分泌过多，心率加快，血压升高，心肌耗氧量增加；同时，促使血小板聚集，增大血液黏滞度和凝固性，也可以导致脂质代谢紊乱，使血脂增高；还可导致冠状动脉痉挛、心肌缺血、心律失常、心肌梗死，甚至猝死等严重后果。不良情绪会让人体处于应激状态，这时新陈代谢的特征为分解大于合成，释放出更多的能量来应对危险状态。但一个人如果长期处于消极情绪中，即长期处于应激状态中。心脏在持续应激状态下进行超负荷工作，而心肌和血管内皮细胞却得不到应有的适时修复，长此以往心脏就会发生各种病变，也更容易发生冠心病等心血管疾病。冠心病患者为预防急性发作，应避免不良精神刺激，保持情绪稳定，以乐观开朗的心态面对生活。

十五、性格与冠心病的发生有关系吗？

人的性格与心理状态密切相关，而我们平时所说的健康一般是指良好的心理状态、身体状态两方面。美国心脏病专家弗里德曼和罗森曼等在对冠心病的心理和生理研究中发现，冠心病与心理-社会因素密切相关。A 型性格的人，表现为生活节奏快，做事匆忙，好胜心、竞争心强，不怕困难，勇于进取，但易急躁、易怒、好激动。正是由于 A 型性格的行为表现，促使心脏负担加重，增加心肌的耗氧量，引起心肌的缺氧；而且促使血浆中三酰甘油、胆固醇的升高，增加血液黏度，从而加速冠状动脉粥样硬化的形成。这些因素的长时间的作用，就成了冠心病的病理基础。

十六、性别与冠心病的发生有关系吗？

男性冠心病患者的比例明显高于女性，我国男性冠心病的死亡率是女性的 2 倍。但女性绝经后，雌激素减少，其抗动脉粥样硬化作用减弱，冠心病的发病概率明显上升，55 岁以后男女冠心病的发病概率就相差无几了。

十七、运动多的人得冠心病的危险性会降低些吗？

我国成年人每周参加体育锻炼 1 次以上、每次锻炼时间 30～60min 者的比例只占 31%～53%，即大部分成年人都缺乏运动或运动不足。运动和体力活动多的人比缺乏运动和体力活动少的人得冠心病的可能性要低 25%～50%。因为运动能扩张冠状动脉，促进侧支循环形成，改善心肌供血，增加心脏泵血功能；运动能够促进新陈代谢，使人吸入更多氧气供给心脏利用，有利于冠心病的康复；运动还可以愉悦身心，减轻心理及工作压力，增加生活乐趣，改善精神心理状态。以上这些都可以减少冠心病的发生。运动对与冠心病有关系的高血压、高脂血症、糖尿病、肥胖等都有积极的防控作用。长期坚持运动可以升高血液中"好"胆固醇（高密度脂蛋白）的水平。而"好"胆固醇能保护血管，减轻动脉粥样硬化。运动还可以使肌肉反复收缩和松弛，带动肌肉中的血管也反复地运动，从而促使血压下降。轻度的高血压患者甚至可能不用服药，仅通过适当运动就可使血压恢复正常，即使需要服药，运动也可增加降压药的疗效和减少用药的剂量。运动还是治疗糖尿病的重要方法。因为运动能够消耗血液中的葡萄糖，使血糖降低；运动还可以改善糖代谢，使血糖得到较好的控制。许多病情较轻的患者，仅靠控制饮食和适当运动就可以控制糖尿病。运动可以消耗掉体内的多余脂肪，促进身体的新陈代谢，通常运动和饮食治疗相互配合，可以有效防治超重和肥胖。通过运动，有效地改善了与冠心病发生有关疾病的病情，也降低了冠心病的危险因素。

十八、饮食合理的人得冠心病的危险性会小一些吗？

科学合理的饮食和其他方法配合，可以使与冠心病发生有关系的肥胖、高脂血症和糖尿病得到有效的控制。通过避免这些疾病或改善这些疾病的病情，使冠心病的危险性可以降低。相反，如果有以下情况：吃得过多；喜欢吃高脂肪、高胆固醇、高糖的食品，如肥肉、洋快餐、油炸食品、动物内脏、甜食等；经常吃夜宵；大量吃零食，喝甜饮料；工作和生活中的大部分时间用于吃喝应酬；吃饭太快，狼吞虎咽。再加上运动少，不活动，吃得多消耗得少，就容易发生肥胖、高脂血症和糖尿病，使冠心病的危险性增加。

十九、冠心病会遗传吗？

有冠心病、糖尿病、高血压、血脂异常家族史者，冠心病的发病率会增加。家族中有在年龄＜50 岁时患冠心病者，其近亲得病的概率可 5 倍于无这种情况的家族。冠心病的危险因素如高血压、肥胖、糖尿病、性格等常带有家族性，因此有这些危险因素的家族的后代容易得冠心病。

二十、诊断冠心病常需做哪些检查？

1. 心电图 心电图是发现心肌缺血、诊断心绞痛最常用的检查方法。冠心病患者未发作心绞痛，静心状态下的心电图约半数在正常范围，也可能有陈旧性心肌梗死的改变或非特异性 ST 段和 T 波异常，有时可见房室或束支传导阻滞或室性、房性期前收缩等心律失常表现。心绞痛发作时，绝大多数患者心电图可出现暂时性心肌缺血引起的 ST 段移位，常见的是反映心内膜下心肌缺血的 ST 段压低（≥0.1mV），发作缓解后恢复，有时出现 T 波倒置。在平时有 T 波持续倒置的患者，发作时可变为直立（"假性正常化"）。T 波改变虽然对反映心肌缺血的特异性不如 ST 段，但如与平时心电图比较有明显差别，也有助于诊断。

2. 心电图负荷试验 最常用的是运动负荷试验。运动可增加心脏负荷以激发心肌缺血。运动方式主要为分级活动平板或踏车。本试验有一定比例的假阳性和假阴性，单纯运动心电图阳性或阴性结果不能作为诊断或排除冠心病的依据。

3. 动态心电图监测（Holter） 动态心电图监测胸痛发作时相应时间段的缺血性 ST-T 改变，有助于心绞痛的诊断。

4. 放射性核素检查 可发现冠状动脉供血不足时，心肌缺血区灌注缺损。放射性核素心腔造影可测定左室射血分数及显示心肌缺血区室壁局部运动障碍。

5. 冠状动脉 CT 是筛查冠心病的手段之一。冠状动脉 CT 能够胜任冠心病一般的筛查工作，冠状动脉 CT 正常者没有必要做冠状动脉造影，已经得到欧洲心脏病学会指南肯定。

6. 冠状动脉造影 被称为确诊冠心病的"金标准"。其可评价冠状动脉狭窄的程度，确诊冠心病，及时行经皮冠状动脉腔内血管成形术（PTCA）或植入支架。

7. 其他检查 超声心动图可探测到缺血区心室壁的运动异常；心肌超声造影可了解心肌血流灌注。

二十一、冠心病分为哪些临床类型？

冠心病分为五种临床类型：隐匿型冠心病、心绞痛型冠心病、心肌梗死型冠心病、缺血性心肌病型冠心病、猝死型冠心病。

二十二、什么是心绞痛？

心绞痛是由暂时性心肌缺血引起的以胸痛为主要特征的临床综合征，是冠心病的最常见表现类型。通常见于冠状动脉至少一支主要分支管腔直径狭窄在 50% 以上的患者，当体力或精神应激时，冠状动脉血流不能满足心肌代谢的需要，导致心肌缺血，而引起心绞痛发作，一般持续 3～5min，很少超过 15min，休息或含服硝酸甘油可缓解。

二十三、心绞痛有几种类型？

1. 劳力性心绞痛 与劳力有关的心绞痛。其包括稳定劳力型心绞痛、初发型心绞痛、恶化劳力型心绞痛。

2. 自发性心绞痛 与劳力无关的心绞痛。其包括单纯自发型心绞痛、变异型心绞痛。

3. 混合性心绞痛 有时与劳力有关，也有时与劳力无关的心绞痛。

4. 梗死后心绞痛。

二十四、心绞痛的临床表现有哪些？

1. 疼痛部位 主要在胸骨体中段或上段之后，可波及心前区，有手掌大小范围，甚至横贯前胸，界限不很清楚。常放射至左肩、左臂内侧达无名指和小指，或至颈、咽或下颌部、上腹部。防止误诊为肩周炎、胃痛、牙痛、食管炎等病。

2. 疼痛性质 胸痛常为压迫、发闷或紧缩性，也可有烧灼感，但不像针刺或刀扎样锐性痛，偶伴濒死的恐惧感。有些患者仅觉胸闷不适，不认为有痛。发作时，患者往往被迫停止正在进行的活动，直至症状缓解。

3. 疼痛诱因 发作常由体力劳动或情绪波动所诱发，饱食、寒冷、吸烟等亦可诱发。疼痛多发生于劳力或激动的当时，而不是在 1d 劳累之后。

4. 疼痛持续时间 疼痛出现后常逐步加重，持续时间 3～5min。

5. 疼痛缓解方式 一般在停止原来诱发因素后即可缓解；舌下含服硝酸甘油也能在 3～5min 内缓解。

二十五、冠心病与心绞痛是一回事吗？

冠心病是冠状动脉粥样硬化性心脏病的简称，也称缺血性心脏病。其是指冠状动脉发生粥样硬化引起管腔狭窄或闭塞,导致心肌缺血缺氧或坏死而引起的心脏病。心绞痛是由暂时性心肌缺血引起的以胸痛为主要特征的临床综合征,是冠状动脉粥样硬化性心脏病的最常见表现类型,是冠心病的一个临床类型。

二十六、心绞痛常见诱发因素有哪些?

心绞痛是冠状动脉供血减少或心肌耗氧量增加所致的心肌细胞处于缺血缺氧状态而产生的综合征,所有导致心肌细胞缺血缺氧增加的因素均可以是诱因,临床上常见的主要诱因如下。

1. 各种运动,如快走、上坡、爬楼、骑车、跑步等。

2. 情绪变化,如焦虑、生气、悲伤或兴奋等。

3. 饱食、酗酒,尤其是饱食后活动。

4. 生活不规律,不注意劳逸结合、昼夜颠倒、失眠,疲倦等。

5. 气候变化,冷空刺激。

6. 全身疾病控制不佳,如甲状腺功能亢进、高血压、贫血、糖尿病、心律失常、脑血管病变等。

二十七、什么是急性心肌梗死?

急性心肌梗死是在冠状动脉病变的基础上发生冠状动脉血供急剧减少或中断,使相应的心肌严重而持久的急性缺血导致心肌坏死。临床表现为持久的胸骨后剧烈疼痛、发热、白细胞计数和血清心肌坏死标志物增高及心电图进行性改变;可发生心律失常、休克或心力衰竭,属急性冠心病的严重类型。

二十八、急性心肌梗死常见诱发因素有哪些?

1. 晨起 6:00～12:00 交感神经活动增加,机体应激反应性增强,心肌收缩力、心率、血压增高,冠状动脉张力增高。

2. 在饱餐特别是进食多量脂肪后,血脂增高,血液黏度增高。

3. 重体力活动、情绪过分激动、血压剧升或用力大便时,致左心室负荷明显加重。

4. 休克、脱水、出血、外科手术或严重心律失常,致心输出量骤降,冠状动脉灌流量锐减。

二十九、急性心肌梗死发生时有哪些表现?

1. 心前区疼痛 疼痛通常位于胸骨后或左胸部,可向左上臂、下颌部、背部或肩部放射,通常持续 20min 以上,呈剧烈的压榨性疼痛或紧迫、烧灼感,伴有呼吸困难、出汗、恶心、呕吐或眩晕等症状。

2. 全身症状 发热、心动过速、白细胞增高及红细胞沉降率加快等。

3. 胃肠道症状 可出现恶心、呕吐、腹痛和呃逆等。

4. 心律失常 常出现窦性心动过速及室性心律失常,也可出现房室传导阻滞和束支传导阻滞,以及心房颤动和显著窦性心动过缓等。

5. 心源性休克、心力衰竭。

三十、冠心病患者是否都会发生心肌梗死?

冠心病患者不一定都发生心肌梗死,心肌梗死是冠心病中一种较严重的疾病类型。心肌梗死基本病因是冠状动脉粥样硬化,造成一支或多支血管管腔狭窄和心肌供血不足,而侧支循环未充分建立。在此基础上,一旦血供急剧减少或中断,使心肌严重而持久的急性缺血达 20～30min 以上,即可发生急性心肌梗死。绝大多数急性心肌梗死患者冠状动脉内可见在粥样斑块的基础上有血栓形成使管腔闭塞,但是由冠状动脉痉挛引起管腔闭塞者中,个别可无严重粥样硬化病变。此外,梗死的发生与原来冠状动脉受粥样硬化病变累及的支数及其所造成管腔狭窄程度之间未必呈平行关系。

三十一、为什么睡眠时也会发生心肌梗死?

心肌梗死是在冠状动脉病变的基础上,发生冠状动脉血供急剧减少或中断,使相应的心肌严重而持久的急性缺血导致心肌坏死。绝大多数的急性心肌梗死是由于不稳定的粥样斑块溃破，继而出血和管腔内血栓形成。夜间睡眠时，人的身体处于放松状态，此时血小板黏附性增强、局部血流缓慢，血小板易于集聚而致血栓形成，再加上夜间饮水较少，血流速度缓慢，血液黏度增高，很容易造成管腔狭窄和心肌供血不足，因此极易发生心肌梗死。

三十二、心肌梗死的患者饮食应注意什么？

心肌梗死患者饮食要注意的主要是营养均衡，避免高热量、高脂肪食物的摄入，不要造成心脏的负担，具体的注意事项请看下面的介绍。急性发作的患者需绝对卧床，应禁食。急性期 2～3d 以流质饮食为主，可给予少量米汤、藕粉、果汁、蔬菜汁、去掉油的肉汤等。凡是胀气、刺激性食物不宜吃，如牛奶、豆浆等。进食总量每日 1000～1500ml，分 5～6 次喂服。一般建议低盐饮食，食物须容易消化、温度适宜。病情好转后可逐步改为半流质饮食，饮食宜清淡，富有营养且易消化。如进食米粥、麦片、淡奶、鱼类、肉末、蔬菜和水果等，食物不宜过冷、过热，并应少吃多餐，经常保持大便通畅，以防止大便过于用力。3～4w 后，随着患者逐渐恢复活动，饮食也可适当放松，但脂肪和胆固醇的摄入仍应控制，禁止坚硬不易消化及油炸食品，对伴有高血压或慢性心力衰竭的患者仍应限盐。避免饱食。恢复期，应防止复发，其饮食原则还应包括维持理想体重、避免饱餐。严格限制食用脂肪、胆固醇含量高的食物，防止饱餐，补充微量元素和维生素 C。

三十三、什么是猝死？

猝死是指自然发生、出乎意料的死亡。猝死病情十分凶险，让人猝不及防，往往来不及抢救。世界卫生组织规定发病后 6h 内死亡者为猝死，多数作者主张定为 1h，但也有人将发病后 24h 内死亡者归入猝死之列。各种心脏病都可导致猝死，但心脏病的猝死中一半以上为冠心病所引起。猝死作为冠心病的一种类型，极受医学界的重视。

三十四、冠心病猝死常发生于哪些情况？

冠心病猝死以冬季为好发季节，患者年龄多不太大，在家、工作或公共场所中突然发病，心搏骤停而迅速死亡；半数患者生前无症状。死亡患者发病前短时间内有无先兆症状难以了解。存活患者的先兆症状常是非特异性而且是较轻的，如疲劳、胸痛或情绪改变等，因而未引起患者的警惕和医师的注意。实际上，有些患者平素"健康"，夜间死于睡眠之中，翌晨才被发现。部分患者则有心肌梗死的先兆症状。病理检查显示，患者有冠状动脉粥样硬化改变，但多数患者冠状动脉内并无血栓形成，动脉腔未完全闭塞，也见不到急性心肌坏死的病理过程。

三十五、多吃哪些食物对预防冠心病有帮助？

1. 蔬菜水果 蔬菜水果中含有丰富的维生素 C、β-胡萝卜素、叶酸、果胶、植物纤维及其他抗氧化物质，可降低胆固醇水平。果胶可以与胆固醇和脂肪结合排出体外；植物纤维有吸附胆固醇的作用。尤其胡萝卜、洋葱、芹菜、韭菜、茄子、马齿苋、生姜、苹果、柑橘、山楂、西瓜等具有调节血脂、血压和胆固醇等作用，适合冠心病患者选择食用。

2. 海鱼 深海鱼的鱼油中含不饱和脂肪酸多，具有降低三酰甘油、升高"好"胆固醇、改善心肌功能的作用，如鲭鱼、鲱鱼、鲔鱼、鲑鱼、鲚鱼、大马哈鱼、大比目鱼、沙丁鱼、金枪鱼、虹鳟鱼等。

3. 大蒜 大蒜中至少含 6 种能减少肝脏合成胆固醇的有效成分，常吃大蒜可降低总胆固醇水平，升高"好"胆固醇水平，减轻动脉硬化的程度。

4. 坚果 坚果含单不饱和脂肪酸、维生素 E 和抗氧化剂多，适当吃一些坚果可降低总胆固醇和"坏"胆固醇、升高"好"胆固醇水平，预防动脉血管老化，如核桃、榛子、杏仁、花生等。

5. 豆类食品 豆类食品中含钙、镁、铁较多，具有抗氧化作用，对心肌有保护作用，常吃可降低总胆固醇水平，如豆腐和豆制品。

6. 菌类 蘑菇等食用菌含蛋白质多、脂肪低，具有降压、调节血脂作用。此外，木耳还含一种多糖物质，具有降低胆固醇、减肥的作用。

7. 燕麦 燕麦中含有 B 族维生素和卵磷脂等，具有降低胆固醇、三酰甘油，防动脉粥样硬化的作用。

三十六、不利于心脏的生活方式有哪些？

1. 清晨起床速度过快 在清晨时，人的心脑血管壁最脆弱，70%～80%的心脑血管病突然发病都在此时。人在夜间睡眠时，身体各系统处于半休眠状态。早上刚醒来，心搏频率从慢到快，使血管收缩和凝血的物质增加了，容易出现血栓，而醒后突然起身，会出现头晕、恶心、四肢乏力等直立性低血压症状。特别对高血压、冠心病、动脉硬化、血管狭窄的患者来说，突然起床最容易引发意外。所以，早上睁开眼睛后应先不起身，躺着活动一下四肢和头部，3min 之后再起床。

2. 不吃早餐 早上不吃饭会严重伤胃，使你无法精力充沛地工作，而且不吃早餐，势必中餐和晚餐会多吃，反时会引起肥胖。此外，不吃早餐还会降低对疾病的抵抗力。冠心病患者一定要好好吃早餐。

3. 搬运重物 冠心病患者不能干重体力活，如搬重东西、锄地、挖土方等，同时也要避免过分伸腰、弯腰的动作，否则会加重心脏负担，引起冠心病发作。

4. 长时间打麻将 打麻将时整夜不睡可使身体疲倦，牌友吸烟吐出的大量有害烟雾，赌博时的输赢带来的精神压力和情绪波动，这些都会加重冠心病患者的心脏负担甚至直接引发冠心病。

5. 观看刺激性太强的电视节目 观看恐怖片、感人的悲剧、激烈的体育比赛等可引起情绪激动，对心脏不利，有的患者甚至在看电视时心绞痛发作。如果加上饮用浓茶、咖啡或酒精等刺激性很大的饮料，会使心率加快，加重心脏的负担。

6. 不注意口腔卫生 口腔不卫生或患有牙周病、龋齿等口腔疾病时，口腔中的细菌就可能进入血液循环，使小动脉发生痉挛或血栓，导致冠心病发生。因此，冠心病患者应认真刷牙，每年至少洁牙 1 次，保持口腔卫生，并及时治疗牙周病、龋齿等口腔疾病。

7. 穿紧身衣 冠心病患者应穿肥大宽松、质地柔软的内衣；冬天最好穿轻、暖的外套；患者下肢易水肿，宜穿轻、暖、尺码大些的布鞋，不宜穿硬皮鞋；不穿紧口袜，改穿松口的袜子；最好不扎领带，腰带也不宜扎得过紧，病重者可使用吊裤带。这样做有利于血液循环。

三十七、戒烟对防控冠心病有多大作用？

吸烟是发生冠心病的主要危险因素之一，戒烟对于降低冠心病风险可起到立竿见影的效果。首先冠心病患者彻底戒烟，能够阻止冠状动脉内皮细胞的受损程度继续加重；其次，彻底戒烟可使药物作用得到更好发挥；最后，彻底戒烟可使呼吸道分泌物减少，肺通气功能改善，增加心肌供氧，将有利于降低急性冠脉事件的概率。戒烟 1 年，冠心病发病的危险比未戒烟时降低 50%；戒烟 2～10 年，冠心病发病的危险可接近不吸烟者水平。戒烟可以降低死亡率达 36%。

三十八、冠心病患者可以饮酒吗？

长期大量饮酒对心血管危害很大，会增加患高血压的危险，因此冠心病患者严禁大量饮酒。血压偏高者则不得饮酒。但是经常少量饮酒可使血液中的高密度脂蛋白提高，降低低密度脂蛋白，抑制动脉粥样硬化形成，减少发生冠心病的危险，对心血管还是有一定好处的。但一定要确保是"少量"。男性安全饮酒量每日白酒少于 50ml；葡萄酒每日少于 100ml；啤酒每日少于 300ml。女性则减半量，每周至少有 2d 滴酒不沾，孕妇不得饮酒。而且上述三种酒每日只可选择喝一种。

三十九、适合冠心病患者的运动项目有哪些？

运动锻炼作为冠心病患者的一种治疗和康复措施，已日益被人们重视。为防治冠心病，冠心病患者应积极进行有氧运动，缓解症状，改善心血管功能，提高生活质量。适合冠心病患者的运动主要有：

1. 步行 尤其是快步走。以步行为锻炼项目者，每次可散步 45～60min，或每日步行 1000～

2000m，中间穿插快速步行（每分钟 100 步以上的快速步行，可使心率达 100～110 次/分）。步行时要步态稳定、呼吸自然、防止跌倒。

2. 慢跑 慢跑时应先做好准备运动，穿合脚的运动鞋，跑步时保持轻松的步伐，注意地面和周围环境，防止失足跌伤，慢跑中也可交叉进行步行，跑完步后可缓步慢行，或做肢体活动、体操等运动。

3. 游泳 体力较好、原来会游泳、具有条件可以长期坚持者，可以从事这项体育锻炼，但应做好准备运动，并应避免运动时间过久，以防止肌肉痉挛。

4. 太极拳 太极拳动作柔软流畅、和缓放松，是一种卓有成效的保健拳法，长期练习能达到强身健体、防治疾病的目的。太极拳要求呼吸深长自然、气沉丹田、心情平静心无杂念，这样有益于加强呼吸功能，改善血液循环，反射性地刺激冠状动脉扩张，而增加心肌营养。打太极拳要求保持情绪稳定。以上这些都有利于冠心病的康复。

5. 骑自行车 锻炼时应将车座高度和车把弯度调好，行车中保持上身稍前倾，避免用力握把，宜在运动场内锻炼。如有条件可应用功率自行车在室内进行运动锻炼，它的优点是运动量标准化，便于观察比较。

6. 其他锻炼项目 体操及气功等，可根据具体情况适当选择。

这其中，对冠心病患者来说步行是较适合的运动项目。一般应选择动作比较缓慢、柔和的运动项目。冠心病患者不适合进行剧烈的、运动量大的、竞争性强的运动项目，如篮球、足球、举重、跳高、短跑、潜泳、引体向上等，也不适宜进行弯腰、低头、下蹲等体位改变过快的运动项目。

四十、哪些冠心病患者不适合运动？

1. 发作频繁、病情比较严重的心绞痛患者，严重心律失常患者，有高血压且血压控制不满意的患者，心力衰竭患者，急性心肌梗死初期患者。

2. 有严重的合并症，包括体温超过 38℃、病情未得到很好控制的糖尿病患者。

3. 手术切口未愈合的患者。

四十一、冠心病患者运动时需注意些什么？

运动固然对冠心病患者有好处，但运动不当，给冠心病患者带来的危害也屡见不鲜。因此，冠心病患者在运动前须征求医生意见，根据病情、年龄等情况，选择适当的运动量，运动要量力而行，循序渐进，长久坚持。须注意以下问题。

1. 运动前要避免情绪激动 精神紧张、情绪激动均可使血中儿茶酚胺增加，降低心室颤动阈，加上不恰当的运动可有诱发心室颤动的危险。

2. 运动前不宜饱餐 因为进食后人体血液供应需要重新分配，流至胃肠帮助消化的血液量增加，而心脏供血相对减少，易引起冠状动脉相对供血不足，从而发生心绞痛。

3. 运动要循序渐进、持之以恒 平时不运动者，不要突然从事剧烈的运动。

4. 运动时应避免穿得太厚 影响散热，增快心率。心率增快会使心肌耗氧量增加。

5. 运动后避免马上洗热水澡 因为全身浸在热水中，必然造成广泛的血管扩张，使心脏供血相对减少，从而发生心绞痛。

6. 运动后避免吸烟 因为运动后心脏有一个运动后易损期，吸烟易使血中游离脂肪酸上升和释放儿茶酚胺，加上尼古丁的作用，而易诱发心脏意外。

四十二、冠心病患者运动前需要服药吗？

已知运动可促进心脏冠状动脉血管侧支循环的建立，改善心功能，对冠心病的预防和治疗是大有好处的。心血管专家主张冠心病患者积极参加适量的运动，不过度劳累，掌握好运动量。病情不稳定或心脏功能较差的冠心病患者不可进行剧烈的运动，只可进行轻微的运动，运动前最好服用硝酸甘油，以防止发生意外。例如，冠心病不稳定型心绞痛患者，运动前，应随身携带或口服硝酸甘油，以预防活动时心绞痛发生。对于病情稳定和较轻的冠心病患者运动前不用服用硝酸甘油，但应随身备有"保健盒"，以防万一。如果运动中身体不适，或有胸闷、气短、心悸、头晕、出大汗和心律失常等情况，除立刻停止运动外，还要服用急救药品，并及时去医院就诊。

四十三、冠心病患者为什么需要进行心理调节？

性格和心理情绪对冠心病的影响非常大。即使不存在其他危险因素，单是性格和心理情绪存在问题就会使得冠心病的危险增加。冠心病的发生、发展、防治都与性格和心理情绪因素密切相关。导致冠心病发病或使病情恶化的原因有精神紧张、A 型性格、抑郁等不良情绪。很多冠心病患者经治疗后症状得到了改善，但仍存在大量心理问题，如恐惧、焦虑、愤怒、自卑、自我封闭等，这些情绪可随时诱发心绞痛、心肌梗死。有些心肌梗死患者认为自己已变成没用的残疾人，担心会遗传给后代，因而十分悲观、沮丧，也有的陷于恐惧、焦虑和抑郁状态中。应对冠心病患者进行心理疏导和调节，使患者获得心理平衡。必要时，可在医生的指导下服用抗焦虑、抗抑郁的药物进行治疗。

四十四、冠心病患者如何消除精神紧张？

当今社会竞争激烈、生活节奏快，很多人精神长期处于高度紧张的状态，长期精神紧张可导致冠心病发作和使病情加重，对心脏的危害极大。有效消除紧张心理，从根本上来说一是要适当降低对自己的要求，学习忍让与宽容；二是要学会调整节奏，劳逸结合。工作学习时要思想集中，玩时要痛快。要保证充足的睡眠时间，适当安排一些文娱、体育活动。做到有张有弛，劳逸结合。

四十五、冠心病患者怎样克服不良情绪？

抑郁、焦虑、愤怒、狂喜、恐惧、敌意、悲哀、自卑、自我封闭等不良情绪都是冠心病发生的危险因素，严重的不良情绪甚至决定患者的生死，因此冠心病患者要极力克服这些不良情绪。

1. 克服抑郁情绪 很多人患病后担心治不好，影响家庭生活，表现为整天忧心忡忡、郁郁寡欢、沮丧抑郁、烦躁不安、失眠、健忘、精神恍惚。这类患者应进行心理调整，认识到抑郁情绪会严重影响冠心病的康复，摆脱这种情绪。家人和朋友要多关心、多给予开导，劝导患者多参加文体娱乐活动和培养个人兴趣爱好，如参加群众健身活动、养花、养狗、钓鱼等。

2. 暴怒和狂喜都要避免 冠心病患者要避免暴怒、打架、狂喜等各种过激的情绪和行为。

3. 要善待他人 有的患者总对他人充满敌意，看什么都看不顺眼，这种情绪要克服，要和同事、邻居和家人搞好关系，"得饶人处且饶人"。良好的人际关系及和谐、温暖的家庭氛围有利于冠心病患者的身心健康。

4. 广交朋友 有的患者患病后有自卑心理，自我封闭，不爱与人打交道。这种情绪要克服。提倡这类患者广交朋友，多与人交往，经常与朋友一起聊聊家长里短，宣泄自己的苦恼，分享和交流彼此间的兴趣爱好，结伴外出旅游娱乐都可以使心情愉快，缓解压力。

四十六、为什么冠心病患者要格外注意气候变化？

气候的变化常会诱发心绞痛，严冬、盛夏是冠心病的发病高峰期，应引起冠心病患者的格外注意。在寒冷的冬天，冠心病患者要注意保暖，要多穿衣服，以防止着凉受冻。寒冷天气，要防止室内外温差的刺激，不要离开温暖的屋子后立刻到寒冷的露天中。在气温超过 33℃ 的酷暑天，冠心病患者要预防中暑，多喝水补充体内水分；在空调屋里每隔一段时间要开窗换气，防止因紧闭门窗造成的空气不流通、质量差、缺少氧气而引发心绞痛。在冬春之交和秋冬之交要根据气温变化，注意衣着的增减，预防"倒春寒"和气温多变。

四十七、冠心病患者外出旅游应注意些什么？

旅游可以开阔视野、增进知识、陶冶性情、享受人生、调剂生活、增乐添趣，对身心健康是十分有益的。但要注意根据自己的健康状况，去选择适合于本人的活动范围和项目。冠心病患者外出旅游时，要注意以下几点。

1. 旅游前全面体检 要根据医生意见确定病情是否适合长途旅游和活动范围。心绞痛频繁发作者、心肌梗死后 3 个月以内者、心功能不全者，均属暂不能参加旅游的范围。

2. 旅游时应携带自己的病情简介、心电图检查结果及冠心病急救用药 旅游期间也要像平时一样按时吃药，还应有人陪伴，如有不适，应立即就近医院诊治，免得贻误病情。

3. 选择好旅游时节 旅游应尽量选择在春末、夏初或秋季。避免因寒冷或酷暑诱发冠心病发作。

4. 选择好旅游地点 旅游地点应选择在环境优美、空气新鲜、人员较少的地方，避免人员拥挤的大城市。

5. 旅游时应避免过度疲劳、饱餐和情绪激动 每日活动时间不超过 6h，保证充足的睡眠时间，亦应注意个人保护，如遇到刮风、炎热或湿度过大、阴雨等情况，应及时进行自我调整。

6. 选择安全、平稳的交通工具 旅游的交通工具应以火车为宜，少乘飞机或长途汽车等，最好不坐夜车，以免影响休息，途中每 1～2h 活动一下腿部。到达目的地后，用热水洗脚，防止血栓发生。旅馆应选择安静、舒适的地方，不应离医院太偏远，以免发生意外时寻医不便。有条件者最好参加有保健医生的集体旅游团。

7. 要注意劳逸结合 旅途宜短不宜长，活动强度宜弱不宜强，时间不宜安排太紧，不应参加爬山、登高等剧烈活动。避免过度疲劳，更不宜连续旅行。

8. 心理调节 缓解紧张情绪，保持良好的心态，以防止情绪因素而导致冠心病发作。

9. 服药情况 旅游途中，按时服药。

四十八、冠心病患者为什么要防止便秘？

冠心病患者如果便秘，大便在腹内积存，会产生很多气体，引起腹胀，使心脏也受到压迫。加上便秘者解便时需格外用力，会使血压升高，容易导致心绞痛和脑出血。因此，冠心病患者要防止便秘，养成定时排便的好习惯，多吃蔬菜、水果等富含纤维素的食物，若无效可在医生的指导下服用通便药物。在大便前含服硝酸甘油可预防心绞痛的发作。

四十九、冠心病患者妊娠怎么办？

病情较重、得病时间长、年龄在 35 岁以上的冠心病患者不宜妊娠，因为此种情况下很容易在妊娠期间发生心力衰竭；若已妊娠，应在妊娠早期进行人工流产。病情较轻且没有其他并发症的冠心病患者经密切监护、适当治疗后，大多数是能够顺利妊娠和生产的。但应采取以下措施以保证平安渡过妊娠期。

1. 充分休息 只干一些轻体力劳动，避免劳累和情绪激动，应保持愉快乐观的心情，睡眠时间要充足，病情严重者要卧床休息。

2. 注意饮食 多吃高蛋白、低脂肪、富含维生素的食物，注意补充铁剂以防止贫血。要少食多餐，适当控制体重，不要让体重增长过快、过多，以免加重心脏负担。整个妊娠期体重增加不应超过 10kg。少吃盐，每日 3～4g，以预防水肿发生。

3. 避免发生心力衰竭 积极防治感冒、感染、便秘。例如，患了感冒，对一般人来说可能是小毛病，但对妊娠的冠心病患者来说，如果处理不当，容易诱发心力衰竭。活动后咳嗽或夜晚咳嗽白天又好转常是心力衰竭的先兆表现，要早发现、早治疗，不要将其误认为是患了感冒而耽误了治疗。

4. 不滥用药物 不得自行服用药物，服药者必须在医生的指导下进行。除非有必要一般不打防疫针。

5. 戒除烟酒 烟雾中的有害物质及酒精可通过母血进入胎盘，影响胎儿，对妊娠的冠心病患者及其胎儿害处极大。

6. 暂停房事 房事会加重心脏负担及导致流产或早产，因此妊娠的冠心病患者应暂停房事。

五十、为什么不能自己随便买药治疗冠心病？

患者只要被确诊为冠心病，不管有没有不舒服的感觉，都应在医生的指导下进行药物治疗。切记不可以自己到药店买药吃或购买广告宣传的药物。冠心病的药物治疗很复杂，用药的种类有很多，不同的人用的药不一样。只有到正规医院看病，经过医生详细的检查，根据自己的实际需要，才能决定服用什么药。坚持服用医生要求使用的药，冠心病才能被控制。另外，如果自己随便用药，很有可能服用了假药。假药轻则耽搁了冠心病的治疗；重则还可能对身体有毒害作用，让身体受害。

五十一、防控冠心病需要使用哪类药物？

1. 硝酸酯类药物　本类药物主要有硝酸异山梨酯（消心痛）、5-单硝酸异山梨酯等。

2. 调节血脂类药物　目前提倡用他汀类药物，常用药物有洛伐他汀普伐他汀、辛伐他汀等。

3. 抗栓（凝）药物　抗血小板药物主要有阿司匹林、氯吡格雷（波立维）、阿昔单抗、前列环素、前列腺素 E_1 等；抗凝药有肝素钠等。

4. β受体阻滞药　其治疗冠心病的常用药物有美托洛尔、阿替洛尔、比索洛尔和兼有 α 受体阻滞作用的卡维地洛、阿罗洛尔等。

5. 钙离子拮抗药　治疗冠心病的常用药物有维拉帕米、硝苯地平、硝苯地平控释剂（拜心同）、缓释剂（络活喜）、地尔硫草（硫氮草酮、合心爽）等。

6. 血管紧张素转换酶抑制药/醛固酮受体拮抗药　其治疗冠心病的常用药物有依那普利、贝那普利、雷米普利等。

7. 中药　其作用在于活血化瘀、芳香温通、宣痹通阳、滋阴理气。

五十二、硝酸酯类药物是如何治疗冠心病的？

硝酸酯类药物是治疗冠心病心绞痛最基本、最常用的药物之一，其主要的作用是松弛血管平滑肌扩张血管。该药对静脉的扩张作用明显强于对动脉的扩张作用。周围静脉的扩张可降低心脏前负荷，动脉的扩张可以减轻心脏后负荷，从而减少心脏做功和心肌耗氧量。硝酸酯类药物还可以直接扩张冠状动脉，增加心肌血流，预防和解除冠状动脉痉挛，对已有严重狭窄的冠状动脉，硝酸酯类药物可通过扩张侧支血管而增加缺血区血流，改善心内膜下心肌缺血。硝酸酯类药物对冠状动脉循环和体循环的这种复杂作用，是其对各类型心绞痛发挥疗效的基础，故舌下含服硝酸甘油成为心绞痛治疗的"金标准"药物。目前临床常用的硝酸酯类药物主要有 3 种：三硝酸异山梨酯（硝酸甘油）、二硝酸异山梨酯（消心痛）、单硝酸异山梨酯（长效异乐定）。它们的基本作用是扩张血管平滑肌，从而达到改善心肌缺血的作用。虽然硝酸酯类药物是临床应用多年的药物，但在使用中仍存在很多不正确、不规范之处，临床医师应充分了解药物的适应证、用药方法、剂型选择、耐药的预防等知识，从而能够合理规范地用药。

五十三、服用硝酸甘油要注意什么？

硝酸甘油是冠心病患者，尤其是心绞痛患者常用的一种急救药。在生活中，并不是每一位冠心病患者都能正确合理地使用。如何使硝酸甘油更好地发挥疗效，更快地缓解心绞痛，应重点注意以下内容。

1. 硝酸甘油不能吞服，而要放在舌下含服。 这是因为吞服的硝酸甘油在吸收过程必须通过肝脏，在肝脏中绝大部分的硝酸甘油被灭活，而使药效大大降低。舌下毛细血管丰富，药物吸收快，药效发挥就快，舌下含化为缓解心绞痛的最佳给药途径。

2. 含服硝酸甘油时，宜取坐位。 因为硝酸甘油有扩张血管的作用，站立时，大量的血液积存在下肢，造成相对的血容量不足，使血压下降，出现头晕甚至晕厥。平卧位时回心血量增加，会加重心脏负担，也会使药效减弱。

3. 心绞痛急性发作时， 可立即舌下含化一片硝酸甘油，如不见效，隔 5min 再含化一片，可以连续应用 3 次，一般不超过 3 次。连续含化 3 片硝酸甘油，心绞痛没有缓解，且伴有大汗、面色苍白、恐惧不安、四肢发冷等症状，要考虑心肌梗死的可能，及时送医院就医。

4. 硝酸甘油用量过大会引起面色潮红、搏动性心痛、心悸、血压降低等副作用，此时应减少用量。也有的患者对硝酸甘油比较敏感，即使小剂量也会出现上述症状。更有甚者对其极度敏感，只要使用就会出现全身冷汗、血压测不到等虚脱症状。这一点应引起注意，并与急性心肌梗死加以鉴别。

5. 硝酸甘油禁用于心肌梗死早期、严重贫血、青光眼、颅内压增高和已知对硝酸甘油过敏的患者。

五十四、应用硝酸甘油后胸痛不缓解，有哪些原因？

硝酸甘油的确是缓解胸痛的常用药，但硝酸甘油并非万能的，它只对特定的胸痛有缓解作用，很多疾病都可以引起胸闷、胸痛，如主动脉夹层、肺栓塞、气胸、胸膜炎、肺部感染、心包炎等，而硝酸甘油只对心肌缺血引起的胸痛有缓解作用，对于其他疾患引起的胸痛是不起作用的。硝酸甘油也不能缓解所有的缺血性胸痛，它只能缓解暂时性缺血引起的胸痛。硝酸甘油的用法是一次用0.25~0.5mg（0.5~1片）舌下含服，每5min可重复1片，直至疼痛缓解，如果15min内总量达3片后疼痛仍然存在，应立即就医。

五十五、如何贮存硝酸甘油以避免失效？

硝酸甘油的物理、化学性质不稳定，具有易挥发性，在与空气接触、温度升高、光照等条件下，易分解成二硝酸甘油，使药效大大降低。一般药物是100片的大包装，可以取少量药片单独置于密闭棕色玻璃小瓶中，先服小瓶里的药，减少大瓶药曝光的机会。在未开封的情况下，硝酸甘油的各种剂型均可保存至包装上标记的有效期。其正确的保存条件为：在遮光、密封且不高于20℃的阴凉环境中或置于冰箱内保存。携带硝酸甘油时，切勿放在贴身的衣服兜里，以免受体温影响降低药效。硝酸甘油的有效期一般为1年，如患者每日反复开盖取药，药物受温度、湿度和光线的影响，有效期只有3~6个月。因此，使用硝酸甘油要注意失效期，每次取药时应快开、快盖，用后盖紧。随身携带的药物更要及时更换。

五十六、哪些患者应禁用、慎用硝酸甘油？

硝酸甘油是治疗冠心病心绞痛的常见药物，在人体硝酸甘油既能扩张动脉尤其是冠状动脉，也能扩张静脉。冠状动脉被扩张后，可增加心肌供血；静脉被扩张后，可减少回心血量，降低心脏负荷，降低心肌耗氧量。硝酸甘油的两种作用同时存在时，可缓解心绞痛。硝酸甘油对于冠状动脉堵塞的心肌梗死患者，还能起到救命作用。但是，由于使用硝酸甘油后血管快速扩张，会导致血压迅速下降，反射性地引起心动过速。因此，在临床上有五类人不可以使用硝酸甘油。

1. **心肌梗死早期合并低血压者** 心肌梗死合并低血压的患者，原本心肌供血已经很差，若血压突然下降，会导致冠状动脉血供减少，扩大心肌梗死面积；还有一些患者，在粥样硬化的血管内原本还有一些血流通过，使用硝酸甘油后，所有冠状动脉全部扩张，血流突然流向其他血管分支，可致原本已经濒临堵塞的血管没有血流通过，加重病情。

2. **心动过速者** 如果冠心病患者合并心动过速，硝酸甘油会反射性地加快心率。心率越快，心肌耗氧量越大，血供则越差，从而加重病情，加大心肌梗死面积。

3. **严重贫血者** 贫血患者不但心脏血氧供应差，大脑供氧也不好。如果血压突然降低，再加上体位变化，可能导致大脑供血突然减少，引起晕厥甚至发生意外。

4. **青光眼和颅内压增高者** 硝酸甘油具有扩血管作用，会明显增加青光眼患者的眼压。颅内压增高的患者，由于用硝酸甘油后颅内动静脉扩张，会进一步增高颅内压，引起生命危险。

5. **硝酸甘油过敏者** 在临床上的确存在对硝酸盐成分过敏的患者，非常罕见。这类患者使用硝酸甘油后，会引起严重的过敏反应甚至导致过敏性休克。

五十七、β受体阻滞剂适用于哪些冠心病患者？

β受体阻滞剂在冠心病二级预防及稳定型心绞痛、不稳定型心绞痛、急性心肌梗死的治疗中已广泛应用，并被各类指南推荐为一线用药。

1. 慢性稳定型心绞痛 除非有禁忌证，稳定型冠心病患者均应长期使用β受体阻滞剂，以控制心肌缺血、预防心肌梗死和改善生存率，而且不论既往有无心肌梗死病史均应长期服用。慢性心绞痛或心肌缺血伴高血压、既往有心肌梗死或左心室功能低下的患者应首选β受体阻滞剂。

2. ST段抬高的心肌梗死 在ST段抬高的急性心肌梗死急性期口服β受体阻滞剂的方法适用于无禁忌证的所有患者。静脉应用β受体阻滞剂适用于较紧急或严重的情况如急性前壁心肌梗死伴剧烈缺血性胸痛或显著的高血压，且其他处理未能缓解的患者。患者急性期后仍应长期口服β受体阻滞剂；无论是否进行纤溶治疗还是直接经皮冠状动脉介入治疗（PCI），只要没有禁忌证，患者应立即口服β受体阻滞剂，并长期服用。

3. 非ST段抬高的急性冠脉综合征 非ST段抬高的急性冠脉综合征在无禁忌证的情况下，β受体阻滞剂应及早口服应用；急性期后患者均应作为二级预防给予β受体阻滞剂长期治疗。急性期一般不静脉应用β受体阻滞剂，但如果有剧烈的缺血性胸痛或伴血压显著升高，其他处理未能缓解且无禁忌证的患者，可静脉应用β受体阻滞剂。

五十八、使用β受体阻滞剂治疗冠心病的原则是什么？

β受体阻滞剂是治疗冠心病非常重要的药物，主要通过抑制交感神经兴奋而降低心肌收缩力、降低血压及减慢心率，从而降低心肌耗氧量，减少发生心肌缺血的时间。另外，β受体阻滞剂还可以减少心肌再梗死及猝死的发生，这与β受体阻滞剂能够降低恶性心律失常发生率有很大关系。因此，对冠心病患者而言，如无禁忌证，都可以使用β受体阻滞剂，它不仅可以改善患者的症状，提高生活质量，还可以降低心肌再梗死率和死亡率。

五十九、冠心病患者常选用哪些β受体阻滞剂？

β受体阻滞剂是能选择性地与β肾上腺素受体结合，从而拮抗神经递质和儿茶酚胺对β受体的激动作用的一种药物类型。肾上腺素受体分布于大部分交感神经节后纤维所支配的效应器细胞膜上，其受体分为3种类型，即β_1受体、β_2受体和β_3受体。β_1受体主要分布于心肌，可激动引起心率增快和心肌收缩力增加；β_2受体存在于支气管和血管平滑肌，可激动引起支气管扩张、血管舒张、内脏平滑肌松弛等；β_3受体主要存在于脂肪细胞上，可激动引起脂肪分解。这些效应均可被β受体阻滞剂所阻断和拮抗。β受体阻滞剂根据其作用特性不同而分为三类：第一类为非选择性的，作用于β_1和β_2受体，常用药物有普萘洛尔（心得安）；第二类为选择性的，主要作用于β_1受体，常用药物有美托洛尔（倍他乐克）、阿替洛尔（氨酰心安）、比索洛尔（康忻）等；第三类也为非选择性的，可同时作用于β受体和α_1受体，具有扩张外周血管作用，常用药物有阿罗洛尔、拉贝洛尔。β受体阻滞剂还可以划分为脂溶性或水溶性，以及具有内在拟交感活性或不具有内在拟交感活性等类型。

六十、β受体阻滞剂有哪些不良反应？如何避免或减轻？

β受体阻滞剂可降低心脏排血量与抑制交感神经活性，具有降低血压、抗缺血、抗心律失常、抑制心肌重塑的作用，临床上常用于治疗高血压、冠心病、心力衰竭等心血管疾病。其常见的不良反应及对策如下。

1. 支气管痉挛 所有的β受体阻滞剂对支气管哮喘甚至支气管炎患者，有诱发支气管痉挛的副作用，即使具有内在拟交感活性或选择性β_1受体阻滞剂（吲哚洛尔或美托洛尔）也应慎用。当服用选择性β_1受体阻滞剂而发生支气管痉挛时，给予β_2受体激动剂（沙丁胺醇），支气管很容易扩张，而服用普萘洛尔的患者却无此效果。而对于一些肺部疾病较轻，而同时具有β受体阻滞剂治疗的强烈适应证（如慢性左心室功能不全、急性心肌梗死）时，可以考虑小剂量试用对β_1受体选择性较高的药物如比索洛尔，用药后应密切观察患者症状，如无不适，可以进行长期用药。这种对 β_1 受体的高选择性是相对的，在使用剂量较大时，仍然可以表现出对 β_2 受体的阻断作用。

2. 心动过缓及传导阻滞 近年来有学者认为，β 受体阻滞剂引起心动过缓是药物发挥作用的表现形式，应根据心率的下降程度来决定 β 受体阻滞剂的用量。临床上理想的治疗目标是用药后患者在白天清醒，安静时心率维持在 50～60 次/分。在患者心率较慢时，必要时可以做有关的检查，如果不存在 RR 长间歇且心率在 70 000 次/24 小时以上，可以考虑继续原剂量维持用药。用药后出现明显的窦房传导阻滞或窦性停搏，应考虑停用或减量使用 β 受体阻滞剂；使用后若出现二度或二度以上的房室传导阻滞，应停用或减量。

3. 直立性低血压 β 受体阻滞剂可降低交感神经张力、减少心输出量、降低外周血管阻力；并抑制肾素血管紧张素系统，具有良好的降血压作用，为一线的降血压药物。它引起直立性低血压也比较常见，尤其在老年患者、用药剂量比较大时。为避免其发生，应嘱患者在体位变化时动作应缓慢，必要时减少用量。

4. 心力衰竭加重 目前，β 受体阻滞药已经成为治疗心力衰竭的标准用药。没有 β 受体阻滞剂应用禁忌证、心功能 II 级、心功能 III 级的心力衰竭的患者，应常规使用。但它具有潜在的加重心力衰竭症状的作用，主要在开始使用 β 受体阻滞药后的 1～2 个月之内出现。为避免其发生，特别要注意以下几点。

（1）充分利尿，达到无明显的水钠潴留。

（2）病情相对稳定，已停用静脉用药，并已开始口服 ACEI、地高辛和利尿剂进行治疗，维持稳定的剂量已经 2 周以上。

（3）治疗开始应采用很小剂量，如果患者对小剂量药物耐受良好，以后逐渐增量（通常每 2 周增加剂量 1 次）至目标剂量或最大耐受剂量。

（4）注意可能发生的不良反应包括低血压、水钠潴留、心力衰竭恶化或心动过缓和传导阻滞。

（5）对症状不稳定或需要住院治疗的心功能 IV 级患者，不推荐使用 β 受体阻滞药。

（6）急性左心衰患者禁用 β 受体阻滞药。

5. 脂质代谢异常 一般来说，与药物对 β_2 受体的阻滞作用有关。其表现为血三酰甘油、胆固醇升高，高密度脂蛋白降低。其在大剂量长期用药时易发生。建议选用对 β_1 受体有高选择性的药物。必要时可考虑加用调血脂药物治疗。

6. 掩盖低血糖症状 由于药物对 β_1 受体的阻断作用而使心率下降，易掩盖早期的低血糖症状，这是 β 受体阻滞剂长期以来不用于糖尿病患者的主要原因。但近年来大量的临床研究证实，β 受体阻滞剂用于冠心病和心力衰竭患者可以显著改善预后，它为糖尿病患者带来的效益，远远大于这种副作用所引起的后果。

7. 其他 在应用 β 受体阻滞剂时应防止发生首剂综合征和停药综合征。β 受体阻滞剂尚有加重外周循环性疾病、中枢神经系统反应、勃起功能障碍（较利尿剂少见）、白细胞和血小板减少、血尿酸升高、胃肠道反应、失明、耳聋、口鼻干燥、乏力的不良反应，小剂量时此类不良反应少见。

六十一、应用 β 受体阻滞剂须注意哪些问题？

β 受体阻滞剂是一类特殊药物，在心血管多个治疗领域都有其适应证，而针对不同疾病和不同治疗对象，β 受体阻滞剂的初始剂量和目标剂量都不尽相同，存在显著的个体差异。但应注意以下几点。

1. 应用 β 受体阻滞剂应从小剂量开始 初用 β 受体阻滞剂时剂量一定要小，应从小剂量开始应用。

2. 应用 β 受体阻滞剂应尽量达到靶剂量或最大耐受剂量 在应用 β 受体阻滞剂过程中，初始剂量要小，如果患者血流动力学稳定，则可逐渐递增剂量，以每 2～4 周剂量加倍为宜，直至达靶剂量或最大耐受剂量。

3. 尽量避免突然更改剂量甚至停用 β 受体阻滞剂 在应用 β 受体阻滞剂过程中，停用 β 受体阻滞剂要慎重，因在心力衰竭治疗期间一旦停用 β 受体阻滞剂可增加临床失代偿的危险，并且可加重心肌缺血，使心力衰竭进一步恶化或致心血管事件发生。

4. 选择合适的 β 受体阻滞剂治疗十分重要 临床常用的 β 受体阻滞剂为：第一类为非选择性的 β_1 和 β_2 受体阻滞剂，如普萘洛尔（心得安）；第二类为选择性的 β_1 受体体阻滞剂，如美托洛尔（倍他乐克）、比索洛尔（康忻）等；第三类也为非选择性的兼有 β_1 和 β_2 及 α_1 受体阻滞剂，具有扩张外周血管作用，如阿罗洛尔、拉贝洛尔。各类 β 受体阻滞剂的临床疗效在有不同合并症人群中的治疗效益不尽相同。

六十二、什么是血脂异常？有什么危害？

血脂异常是一类较常见的疾病，是人体内脂蛋白的代谢异常，主要包括总胆固醇和低密度脂蛋白胆固醇、三酰甘油升高和（或）高密度脂蛋白胆固醇降低等。血脂异常是导致动脉粥样硬化的重要因素之一，是冠心病和缺血性脑卒中的独立危险因素。在我国血脂异常的发生率高，还有逐渐上升的趋势，这与我国人民的生活水平明显提高、饮食习惯发生改变等原因有密切关系。

六十三、什么是调脂治疗？适合哪些冠心病患者？

传统意义上的降脂治疗已被现代医学的调脂治疗所取代。调脂治疗对于脂血症的干预不单纯是为了降脂而降脂，而是为了降低高脂血症的危险水平。因此，调节血脂水平，使其处于合理分布状态和保持正常血清浓度，才是要达到的真正目的。如果只考虑血脂是否降下来，而不注意血脂的分布状态，那么就会好坏不分，使得具有血管保护作用的脂蛋白如高密度脂蛋白也一起被降下来，结果反而对降低心血管发病率十分不利。也就是说，强调对血脂的干预不只是降低胆固醇，更重要的是降低其危险因素水平，并将调脂治疗作为防治心血管病的预防措施之一。

对于血脂异常甚至是在正常参考值范围之内的冠心病患者，不管通过何种途径（药物治疗或非药物治疗）的调血脂治疗，都能有效降低冠心病及其他心脑血管事件的发生。

六十四、调脂治疗的目标值是多少？

降低低密度脂蛋白胆固醇水平是调脂治疗的首要目标，控制血脂目标值的确定，要对患者进行危险分层，因人而异。

《2011 年欧洲心脏病学学会/欧洲动脉粥样硬化学会血脂异常防治指南》取消了"血脂合适范围"的描述，LDL-C 达标值更趋严格，对极高危患者（冠心病、糖尿病、中重度慢性肾脏病）应<1.8 mmol/L（70 mg/dl）和（或）下降 50%（而不是美国胆固醇教育计划中的 30%～40%），高危患者为<2.5 mmol/L（100 mg/dl），中危患者为<3.0 mmol/L（115 mg/dl）。

六十五、血脂不高，为什么医生也给开调脂药？

这是因为血脂与冠心病的关系极为密切，在相当宽的范围内血脂水平与冠心病的发病呈连续性正相关。临床研究也表明，血浆胆固醇水平每下降 10%，冠心病的死亡率降低 20%，而胆固醇水平升高 1%，冠心病发病率增加 2%，从而确定了降低胆固醇可使冠心病危险性相应降低"1:2"的规律，并且无论采用哪种方式只要使胆固醇水平降低，均可获益。临床研究还表明，对于冠心病及其他高危者，无论胆固醇水平增高还是处于人群均值，积极调节血脂均可显著减少心血管事件发生。

六十六、为什么停用调脂药后血脂又会出现反弹？

人们都希望血脂异常尽快好转，少服药物，但是血脂异常导致动脉粥样硬化是缓慢形成的，因此调脂治疗也是一个长期的过程。在人体血脂代谢出现问题时，服用调脂药物来协助人体调节异常的血脂，短期用药后因为血脂好转而认为疾病已经治愈，或担心副作用而停止服用调脂药，调节异常血脂的作用就会消失，但人体血脂的异常代谢情况还存在，结果就是被抑制的异常血脂会回到服药前的情况甚至异常的程度会更高，就像去掉压力的弹簧一样反弹，停药后一段时期内更容易发生心脑血管事件，严重程度超过了不服药的时候，停药前所服用的调脂药所带来的疗效也就前功尽弃了。

六十七、长期服用调脂药安全吗？

在纠正不良饮食习惯的基础上，血脂水平仍未能达到理想状态时，提倡长期甚至终身服用调脂药物。但是不少人提出，调脂药有副作用，可能会给身体带来伤害，因此大家对长期服用调脂药是有顾虑的。大量临床研究证据表明，调脂药物可使心脑血管高危人群获得更多益处，长期使用总体上是安全的。降脂药物的主要代谢器官是肝脏和肾脏，长期使用的患者应定期监测肝功能及肾功能的变化，如出现监测指标异常或出现不相符疾病的相关临床症状，应减量或停药观察。

六十八、调脂药有哪些类型？

目前临床上常用的调脂药主要有以下几类。

1. 他汀类 他汀类是目前应用最为普遍的一类调脂药物，主要用于高胆固醇血症的患者，还能降低低密度脂蛋白和轻度增高高密度脂蛋白在血中的含量，但对降低三酰甘油的作用较弱。其包括阿托伐他汀、洛伐他汀、辛伐他汀、普法他汀、氟伐他汀、瑞舒法他汀。

2. 贝特类 主要包括非诺贝特、苯扎贝特。此类药物降低总胆固醇及低密度脂蛋白的能力稍逊于他汀类，但对降低三酰甘油的作用较强，且还能升高高密度脂蛋白。

3. 烟酸类 此类药物包括烟酸和阿西莫司。它们能降低总胆固醇、低密度脂蛋白和三酰甘油，并有升高血液中高密度脂蛋白的作用。但相对而言，此类药物的副作用较大，常常不能被患者接受。

4. 胆酸螯合剂（树脂类） 此类药物也具有降低总胆固醇及低密度脂蛋白的作用，效果与他汀类相近，但往往患者服药后不能耐受，因此用药剂量宜偏小。其包括消胆胺、降胆宁。

5. 其他 包括弹性酶、普罗布考、泛硫乙胺、鱼油制剂等。

六十九、如何根据脂血症类型，选择调脂药？

1. 从临床角度来说，一般可将脂血症分为以下五种类型

（1）高胆固醇血症：表现为血清胆固醇（TC）水平增高。

（2）高三酰甘油血症：表现为血清三酰甘油（TG）的含量增高。

（3）混合型脂血症：即血清中胆固醇与三酰甘油的水平均增高。

（4）低密度脂蛋白（LDL-C）血症：表现为 LDL-C 含量增高，LDL-C 是一种对人体不利的脂蛋白。

（5）低高密度脂蛋白血症：表现为对人体有利的高密度脂蛋白（HDL-C）在血中的含量降低。

2. 在具体选择调脂药物时，可根据以下情况

（1）总胆固醇或低密度脂蛋白增高者：可用他汀类与胆酸螯合剂合用治疗。

（2）单纯三酰甘油增高者：如采取控制饮食、减轻体重、减少饮酒等措施，仍不能使三酰甘油降低时，可选用贝特类药物等。

（3）混合型脂血症者：治疗上要根据病情来决定用药，如以胆固醇及低密度脂蛋白增高为主，应选用他汀类药物；如以三酰甘油增高为主时，则需首选贝特类药物；如胆固醇、低密度脂蛋白和三酰甘油均显著升高时，需采用联合用药治疗，即贝特类加胆酸螯合剂，或胆酸螯合剂加烟酸。但需注意的是，慎用他汀类加贝特类或他汀类加烟酸类进行组合治疗。

七十、服用调脂药有什么注意事项？

第二次中国临床血脂控制状况调查结果显示，高危和极高危心血管疾病患者血低密度脂蛋白达标率仅为 31%和 22%，提示加强调脂治疗力度、提高达标率是今后调脂治疗努力的方向，而正确使用调脂药物才能保证调脂治疗的安全性和有效性。

1. 加强患者教育 非药物治疗和生活方式改善是针对血脂代谢异常的基础治疗，应向患者充分强调增加活动、减轻体重、低脂和低胆固醇摄入在血脂代谢异常治疗中的作用。

2. 提高患者调脂治疗的依从性　目前我国高危和极高危患者低密度脂蛋白胆固醇达标率低的主要原因之一，就是患者对长期治疗的依从性差。因此在调脂治疗中，应提高患者对血脂异常和相关疾病的认识水平，了解药物治疗的长期性甚至终身性，了解常用调脂药物的作用及不良反应，调动其治疗的积极性，应用调脂药物使血脂达标后应坚持长期服药，并根据血脂水平调整治疗。

3. 服用调脂药前，患者应该清楚自己的血脂异常类型，选择合理的调脂药物。

4. 应从常规调脂药物剂量开始，然后根据低密度脂蛋白胆固醇水平、治疗目的和患者治疗的效果进行剂量的个体化调整。

5. 注意观察药物的不良反应，一旦怀疑发生了与调脂药物相关的不良反应，就应该及时到医院咨询医生。

七十一、防栓抗栓对控制冠心病有什么作用？

当冠状动脉粥样硬化斑块破裂后，血小板就会在破裂处聚集形成血栓。血栓的形成使得动脉的管腔狭窄而引发冠心病。为了防止血小板凝聚而使血栓形成，就需要服用抗血小板凝聚的药物，这就是防栓抗栓。防栓抗栓可以减少冠心病的发生和复发，以及冠心病引起的死亡。

七十二、为什么说阿司匹林是治疗冠心病的"基石"？

阿司匹林是目前世界上应用最多的抗血小板凝聚药物，能够有效防栓抗栓，被世界卫生组织推荐为预防心脑血管疾病的首选药物，被誉为治疗冠心病的"基石"。长期服用阿司匹林可以保护特别容易患心血管疾病的人，包括大多数容易患心肌梗死、脑卒中、心绞痛、脑缺血的人。长期服用阿司匹林能减少心血管疾病的发生和复发以及心血管疾病引起的死亡。长期服用阿司匹林能使发生心肌梗死的危险性下降约1/3，使发生脑卒中的危险性下降约1/4，使因血管疾病而死亡的危险性下降约 1/6。

七十三、什么样的人群需要长期服用阿司匹林？

1. 高血压患者。

2. 糖尿病患者及糖耐量异常者。

3. 具有血脂异常、肥胖、心血管病家族史、不良生活习惯等 3 项以上与冠心病的发生有关系的危险因素者。

4. 急慢性冠心病患者无论有无症状均应使用。

5. 接受过冠心病手术治疗的患者应长期服用。

七十四、服用阿司匹林最合适的剂量是多少？

专家在临床观察、统计、对比后得出：100mg/d 可能是理想分界点。服用阿司匹林剂量大一点，确实对预防血栓更有保障，但同时副作用也随之加大。临床证明，100mg/d 这个剂量标准可以满足大多数成年人群，可以保证体内 70%～80% 的血小板受到抑制，也就是说，可以比较稳定地控制。因为患者病情不同、体质不同、危险因素及程度不同，不能一概而论而全都实施 100mg/d。在剂量上，目前，原则上国际通行 75～325mg/d，在这个范围内都是可行且比较安全的。

七十五、什么样的人群不能服用阿司匹林？

1. 患有胃及十二指肠溃疡、肝硬化和脑出血者，禁服阿司匹林。

2. 近期内有手术史，特别是做过眼科、内脏、颅脑手术者禁服。

3. 平时有出血倾向者，如牙龈或皮肤出血者，不宜服用。

4. 对阿司匹林和含水杨酸的物质过敏，尤其是出现哮喘、神经血管性水肿或休克者，应禁用。

5. 70 岁以上的老年患者多有凝血功能障碍，容易发生出血，不宜服用。

6. 痛风患者慎用阿司匹林。

7. 孕妇、哺乳期妇女不宜服用。

七十六、服用阿司匹林需要注意哪些事项？

1. 长期服用阿司匹林的最佳剂量是每日 1 片（100mg）。

2. 采用饭后吞服的方法服用。

3. 阿司匹林单独服用为好，有一些药不可与阿司匹林同时服用。所以，在服用阿司匹林时，要向医生说明自己目前正在服用的其他药物，问清楚哪些正在服用的药物不可与阿司匹林同时服用。常见的不宜与阿司匹林同时服用的药物有碱性药物（如小苏打）、使尿液酸化的药物（如依他尼酸、吡嗪酰胺）、降压药（如地尔硫䓬）等。

4. 患有一些疾病的人不宜服用阿司匹林。常见的不宜服用阿司匹林的疾病包括血小板减少症、胃溃疡或十二指肠溃疡、血友病、肝肾功能不全、痛风等。

5. 高血压患者应在血压控制后开始服用阿司匹林，否则有发生脑出血的危险。

七十七、氯吡格雷是如何防治冠心病的？

抗血小板药在冠心病治疗中占重要地位。氯吡格雷是血小板聚集抑制剂，选择性地抑制二磷酸腺苷（ADP）与血小板受体的结合及抑制 ADP 介导的糖蛋白 GP Ⅱ b/Ⅲa 复合物的活化，而抑制血小板聚集。氯吡格雷还能抑制非 ADP 引起的血小板聚集。它对血小板 ADP 受体的作用是不可逆的，其抗血小板聚集的药效强于阿司匹林，氯吡格雷的应用，使冠心病患者大大获益。

七十八、氯吡格雷适用于哪些冠心病患者？

1. 适用于经皮冠状动脉介入术后植入支架的患者。一般可与阿司匹林合用或单独使用。

2. 氯吡格雷是冠心病一、二级预防时对阿司匹林过敏者的替代药物。

3. 可用于从几天到<35d 的心肌梗死患者、急性冠脉综合征的患者等。

七十九、哪些患者应禁用、慎用氯吡格雷？

1. 对活性物质或药物本身任何一种成分过敏者，都应禁用此药。

2. 有严重的肝脏损害、出血性疾病或明显的出血倾向的患者也应禁用。

3. 禁用于孕妇、哺乳期的妇女。

4. 接受阿司匹林、非甾体抗炎药、华法林、溶栓药物及应用活血化瘀中药治疗的患者，应慎用。

八十、使用氯吡格雷时有哪些注意事项？

1. 氯吡格雷导致的消化道溃疡及出血的副作用并不少于阿司匹林，阿司匹林直接损伤黏膜，氯吡格雷的抗血管生成作用会延缓溃疡的愈合。使用氯吡格雷也需要注意有出血和血液学不良反应的危险性。服用氯吡格雷期间，医生要密切随访，患者也要注意出血包括隐性出血的任何体征。在治疗的过程中，一旦出现出血的临床症状，应及时报告给自己的经治医生，考虑进行血细胞计数和其他合适检查。

2. 氯吡格雷与华法林合用，可能会使出血加重，所以服用本药时不推荐同时使用华法林。若必须联合应用，一定要遵医嘱，不得随意加量或漏掉监测出血情况。

3. 患者应该知道服用氯吡格雷后止血时间可能比往常长，服用其他新药前患者应告知医生正在服用氯吡格雷。

4. 应用氯吡格雷出现消化道出血时，需要加用 H_2 受体拮抗剂或泮托拉唑。

5. 氯吡格雷一般在终止治疗后 5d 内，血小板聚集和出血时间逐渐回到基线水平。患者在使用此药期间，应注意保持和医生联系，在医生指导下，合理用药。

6. 有急性心肌梗死的患者，在急性心肌梗死最初几日不推荐进行氯吡格雷治疗。

八十一、钙通道阻滞剂适用于哪些冠心病人群？

钙通道阻滞剂是治疗冠心病的常用药物。但是，其并非对各种冠心病都适合。目前，钙通道阻滞剂主要用于变异型心绞痛、冠心病合并高血压和多数劳累型心绞痛患者；它不适合不稳定型心绞痛和心肌梗死的治疗。

1. 变异型心绞痛表现为心绞痛发作时间长，发作时患者胸痛症状重，持续时间一般较劳累型心绞痛长，发作多在安静时，尤其是凌晨。其心绞痛的发生主要与冠状动脉痉挛有关。因此这类患者主要采用药物治疗，而不主张进行介入治疗。钙通道阻滞剂可使冠状动脉扩张并解除痉挛，增加冠脉血流，故对变异型心绞痛是首选药物。如果效果不好，可以加用第二种钙通道阻滞剂，或其他药物（如 a 受体阻滞剂）。

2. 劳累型心绞痛是指患者在劳累或情绪激动的情况下发生的心绞痛。一些研究显示，氨氯地平用于治疗稳定型心绞痛具有良好效果。尽管如此，劳累型心绞痛患者应首选 β 受体阻滞剂（如倍他乐克、阿替洛尔），效果不好时再选用或加用钙通道阻滞剂。如果合并高血压，或有 β 受体阻滞剂的相对禁忌证时，可首选钙通道阻滞剂。

3. 对于无症状性心肌缺血发作，钙通道阻滞剂均不如 β 受体阻滞剂有效。因此，钙通道阻滞剂也应作为二线药物。但对 β 受体阻滞剂有使用禁忌时，钙通道阻滞剂可作为首选药物。

4. 短效钙通道阻滞剂会造成血压急剧下降，诱发心肌缺血，所以急性心肌梗死和不稳定型心绞痛不主张使用钙通道阻滞剂。

5. 地尔硫草和维拉帕米（异搏定）能减慢房室传导，常用于伴有心房颤动或心房扑动的心绞痛患者。不应用于已有严重的心动过缓、高度房室传导阻滞和病窦综合征的患者。

6. 合并高血压的冠心病患者可将长效的钙通道阻滞剂作为初始治疗药物。

八十二、钙通道阻滞剂有哪些不良反应？

1. 由于其扩张血管作用而引起的水肿、头痛、低血压

（1）水肿：轻者足、小腿肿胀感，重者出现胫前、踝部压之有凹陷性水肿，晨起水肿较轻，下午及午夜水肿明显。减少剂量或停用药物，水肿可消退。

（2）头痛、头胀、眩晕、乏力、颜面潮红、嗜睡等：一般均可耐受，随用药时间的延长症状经血管自动调节机制可逐渐减轻或消失。

（3）低血压：主要在与其他降压药物合用时发生，多发生于老年患者。用药后变换体位时速度应慢，可以减少这种不良反应的发生。

2. 心律失常

（1）心动过速：为药物扩血管时反射性激活交感神经系统所致。必要时可以与 β 受体阻滞剂合用以减少其发生，但应该注意的是避免将非双氢吡啶类的钙通道阻滞剂与 β 受体阻滞剂合用，以免加重或诱发对心脏的抑制作用。

（2）心动过缓或传导阻滞：多见于非双氢吡啶类钙通道阻滞剂，如维拉帕米、地尔硫草有降低心率和抑制心肌收缩力的不良反应，可以引起减慢心率。在与 β 受体阻滞剂合用或存在基础的窦房结、房室结功能障碍时易发生，一旦出现应停药或减少用药剂量。对存在窦房结、房室结病变的患者，禁止使用非双氢吡啶类钙通道阻滞剂。

3. 消化系统 偶有胃不适、便秘、腹痛、食欲缺乏、恶心和呕吐等。

4. 其他 关节痛、皮疹、过敏反应等。

八十三、为什么治疗冠心病不宜单独用普通硝苯地平（心痛定）？

硝苯地平也叫心痛定，是一种短效钙通道阻滞剂类药物。不少人在发生心绞痛时都盲目地服用该药来缓解症状，但往往事与愿违。临床实践证明，心绞痛患者若单独服用心痛定进行治疗，不但难以见效甚至还会使心绞痛的症状加重。心绞痛主要是由心肌缺血、缺氧和心肌耗氧量增加等因素引起的。控制该病发作的最佳药物应是既能够增加心肌的供血和供氧量，又能降低心肌耗氧量的药物。尽管心痛定能较好地扩张动脉血管，增加心肌的供血和供氧量，但它同时也可引起反射性的心率加快及心肌收缩力的增强，促使心肌的耗氧量增加。这在很大程度上会抵消其扩张血管所增加的心肌供血量。因此，单独应用该药治疗心绞痛的效果有限甚至还会加大心肌供氧和需氧之间的矛盾，从而使心绞痛的症状更加严重。在心绞痛发作时，尤其是劳力性心绞痛发作时，患者不能单独使用心痛定，而需要把心痛定和其他药物联合起来使用。目前一般主张将心痛定与硝酸甘油或将心痛定与β受体阻滞剂（如心得安等）合用。后两种药物可对抗心痛定的副作用，有助于恢复心肌供氧与需氧之间的平衡，从而可收到更好的治疗效果。

八十四、冠心病患者为什么选用"普利类"/"沙坦类"药物？

因为血管紧张素转换酶抑制药（ACEI）的英文通用名都以"pril"结尾，音译为"普利"，故称"普利类"药物；同样醛固酮受体拮抗剂（ARB）以"sartan"结尾，音译为"沙坦"，而称之为"沙坦类"药物。

这两类药物均具有以下作用：①预防硝酸酯类药物的耐药性；②预防动脉粥样硬化；③心血管保护作用，能够预防心肌梗死后的左心室重构，减轻冠状动脉内皮损伤，促进血管扩张、抗血栓、抗凝集等作用。

对于急性心肌梗死或近期发生心肌梗死合并心功能不全患者，更应该应用此两种药。中国慢性稳定型心绞痛治疗指南中指出：稳定型心绞痛患者，合并糖尿病、心力衰竭或左心室收缩功能不全的高危患者均应应用血管紧张素转换酶抑制药。故建议冠心病患者在可以耐受的情况下，应用血管紧张素转换酶抑制药。

八十五、服用"普利类"/"沙坦类"药物有哪些注意事项？

1. 一般认为，治疗冠心病时建议最初剂量一定要小，结合患者体质逐渐加量，这样可以减轻此类药物所致低血压的副作用。

2. 此类药物常引起血钾增高，与保钾利尿剂合用时，应注意监测血钾。建议患者不要合用保钾利尿剂，一般合用利尿剂可选用袢利尿剂，如呋塞米或氢氯噻嗪。每3个月检查1次电解质较为适宜。

3. 其常引起尿酮体检查假阳性。有糖尿病的患者要注意，尿酮体意味着有可能出现糖尿病酮症，如果患者服用"普利类"药物，出现尿酮体阳性，要及时检查血酮体、血糖等生化项目以排除假阳性。

4. 服药期间应随访检查血常规，监测白细胞。最初3个月每2周检查1次，此后每个月定期检查，有感染倾向者随时检查。若白细胞计数过低，停用本药，逐渐可以恢复。尿蛋白每月检查1次，如蛋白尿增多，应减少用量或停药。

5. 其可使血肌酐、尿素氮浓度暂时性增高，肾病或长期严重高血压患者，血压迅速下降后更容易出现，偶有导致转氨酶增高的情况。建议患者在允许的条件下，每3个月检查1次肝功能，如出现异常情况，应及时就医处理。

6. 严重肝功能障碍者慎用。

7. 严格低盐饮食或透析者，首次使用本药可突发严重的低血压。

8. "普利类"/"沙坦类"药可能会加强酒精的效应，故患者服用时，应忌酒。

八十六、如何选择中成药治疗冠心病？

中医药是我国的医学瑰宝，作为中国传统医学的中成药，在改善冠心病临床症状方面的疗效已得到广泛认可，具有其他治疗方法不可替代的优势。目前，用于治疗冠心病的中成药主要可以分为两大类，即活血化瘀类、芳香温通类，其中又以活血化瘀类中成药治疗冠心病最为广泛。

1. 活血化瘀类药 从现代药理角度来看，活血化瘀类药具有降低血黏度、调节血脂、抑制血小板聚集、改善微循环、抗氧化等作用，主要针对"血液"起作用。常用的有复方丹参滴丸、冠心丹参滴丸、心通口服液等。

2. 芳香温通类药 代表药是麝香保心丸，含有麝香、苏合香、肉桂、人参、蟾酥等，具有保护血管内皮、阻止动脉粥样硬化进展、稳定血管斑块等作用，近年研究发现，麝香保心丸能够促进缺血性血管新生，通俗称为"药物搭桥"。

八十七、使用中成药治疗冠心病有哪些注意事项？

治疗冠心病的中成药临床疗效确切，毒副作用小，价格适中，所以使用中成药的患者越来越多。既往的调查研究结果表明，超过半数的冠心病患者长期使用中成药治疗。但是，随之而来的盲目用药、用药不合理现象也越来越多，以致不良反应发生率不断上升。为此，特别提醒冠心病患者使用中成药要注意以下方面。

1. 发作期用药 心绞痛发作时，多属于邪实，闭阻心脉，"不通则痛"，治疗当"急则治其标"，给予吸收快、起效迅速的滴丸之类的制剂，行气通脉，"通则不痛"。而片剂、胶囊之类的药物，吸收较慢，不适宜作为急症用药。

2. 缓解期用药 "缓则治其本"，当辨证用药。不同的中成药治疗的是不同证型的冠心病。如果不是在中医辨证指导的基础上对证用药，有时还可能带来一些不良反应。忌自行购买中成药服用；更忌听信广告中的中成药，不管是否与自己的病情对证，就随意服药。

3. 忌中西药联用 如果将中西药同时合用，由于其相关作用十分复杂，可能出现严重的毒副作用。如果联用，应在医生指导下合理用药。

4. 注意不良反应 每种药都有一定程度的不良反应及潜在的危险性。中成药也存在一定程度的不良反应及潜在的危险性，不可随意乱用。

所以说，中成药治疗冠心病亦应遵循中医治疗疾病原则，体现中医整体观念和辨证施治的特色，否则不但不能治好病，有时反而延误病情，使疾病加重。

八十八、治疗冠心病的中成药能长期服用吗？

有些患者认为冠心病是慢性病，需要长期吃药，而中成药大多数副作用小，长期服用不会对身体产生任何伤害。但事实上，凡是治疗冠心病、心绞痛的中成药都尽可能不要长期服用。这是因为：

1. 久积而偏 如冠心苏合丸中有苏合香、冰片、乳香、檀香、土木香等成分，复方丹参滴片则由丹参、三七、冰片组成，其是行气、活血之品，久用必会耗气伤阴血，患者可出现乏力、口干等症状，影响生活质量。

2. 病久证变 在不同的病程阶段、不同的饮食生活环境等的情况，疾病可能表现为不同的证型，证变后再继续用药，则是药不对证，治不得效甚至造成机体阴阳平衡失调，更不利于疾病的治疗。

如病情需要长期服药，可以在治疗冠心病的相关中成药中，依据不同的时期、不同证型，随时在医生指导下增减或交叉配伍选择使用。

八十九、什么是冠心病的三级预防？

冠心病是当今社会的一种可致残或致命的严重疾病，因此需要在还没有得冠心病时、已经得了冠心病时、反复发作严重的心绞痛或心肌梗死的三个阶段，采取强有力的防治措施，这就是冠心病的三级预防。冠心病的三级预防就像垒起的三道强大的防御冠心病的"防洪堤"，针对不同人群、不同时段，采取不同的措施进行预防，如早发现、早治疗、防止病情恶化、有效控制冠心病、降低患冠心病的可能和因冠心病造成的死亡。

九十、冠心病的一级预防包括哪些策略？

冠心病的一级预防包括两方面：第一，面向全人群的，即人群策略；第二，是针对高危人群的，即高危策略。前者主要通过卫生宣教和具体指导实施，目标是普遍降低人群的危险因素水平，提高人群的健康水平和自我保健意识，从而预防和减少冠心病。后者是将筛选出的处于高危因素的人，除对其进行卫生宣教和具体指导外，必要时采用适当的治疗措施。

九十一、冠心病的二级预防包括哪些内容？

冠心病的二级预防主要是针对已经确诊冠心病的人群。积极给予针对危险因素的干预治疗，以防再次复发冠心病事件（如心肌梗死、心绞痛、心源性猝死），并减少不稳定型心绞痛患者发展为心肌梗死。其治疗对策如下。

1. 一级预防的各项措施仍然要坚持，二级预防强度应高于一级预防的干预强度。

2. 按照医生的要求，根据个体情况使用有科学依据、有预防作用的药物，如服用小剂量（75～100mg/d）的阿司匹林预防血栓，服用他汀类药物降低血脂。不要自己随便服药，更不能自己购买药物和保健品进行治疗，纠正不坚持服药、不按医生要求服药、麻痹轻敌不服药、不就医的错误做法。

3. 对冠心病危险因素给予不同强度的干预治疗，将血压、血脂、血糖、体重等各项指标控制在相应的目标范围内。即使各项指标控制在目标范围内了，也不能停减药物，要长期坚持治疗。

4. 定期复查，及时得到医生的指导和治疗。

九十二、冠心病的三级预防包括哪些内容？

冠心病的三级预防主要是针对病情严重，如反复发作的严重心绞痛、心肌梗死的人群，目的是通过包括手术治疗在内的各种治疗，防止这些患者的病情继续恶化，保证患者的生活质量，延长其寿命。在冠心病的三级预防中，急性心肌梗死的心脏康复是很重要的内容。心脏康复的核心内容是在医生指导下改变不良生活习惯、控制冠心病的危险因素。例如，进行有处方的运动锻炼；在医生指导下合理饮食；通过向医生咨询和自我调理解决存在的心理问题等。这样，患者可以通过自己的努力，减轻症状，阻止病情发展，尽可能地在身体、心理、生活、职业和娱乐等方面重新达到或接近正常人水平，重新融入社会。急性心肌梗死的康复治疗包括住院期康复、出院至病情稳定期的康复和病情稳定期的康复。

九十三、为什么冠心病预防的重点应放在一级预防？

冠心病一级预防是指未患冠心病的人群，通过公共保健预防冠心病的各种危险因素及其冠心病的发生。近年由于国家卫生部门重视冠心病的防治，组织流行病学调查及医生治疗抢救技术不断提高，使冠心病死亡率逐年下降。但目前我国冠心病发病率仍有继续增加的趋势。国内外多中心大系列研究结果表明，只有一级预防才能从根本上降低冠心病发病率。由不良生活方式使冠状动脉粥样硬化发展成为临床表现的冠心病，至少需要5～10年，死亡率的增高则更晚。冠心病虽然多见于老年人，但危险因素水平的增高趋势和早期动脉硬化病变常在青少年时即出现。因此，预防措施应从儿童时期开始，从小培养健康的生活习惯。以上说明一级预防在冠心病的预防中具有特别重要的意义。

九十四、冠心病为什么需要终身预防？

冠心病并不只是老年人才得的病，不良的生活习惯使很多人从儿童青少年期就开始发生了动脉粥样硬化，经过青中年期漫长的发展过程，往往到了老年期才表现出冠心病的症状。因而，虽然冠心病被认为是老年病，但其实病根——动脉粥样硬化早在18岁以前的青少年期就出现了。在我国40岁以后的人发生动脉粥样硬化的为70%以上，但30～39岁的中青年人也已有60%的人患有动脉粥样硬化，20岁以下的也有17%的人发生了动脉粥样硬化，而动脉粥样硬化者是冠心病的后备军。所以，在儿童时期、中青年时期、老年时期，也就是终身都要注意冠心病的预防，才能真正降低患冠心病的危险性。

九十五、中年人如何预防控制冠心病？

中年时期是干事业的黄金时期，同时也是冠心病发展的关键时期。在中年时期积极强化冠心病的预防，及时改变不良生活习惯，对冠心病的预防会起到很好的作用。具体措施如下。

1. 中年人要掌握预防疾病的知识，培养健康意识，定期检查血压、血糖、血脂。在日常生活中，中年人要控制冠心病的危险因素，纠正不良生活方式，并使血压、血脂、血糖、体重等各项指标达到正常水平。

2. 如果已患有冠心病，还应遵照医生的嘱咐服用有证据表明有预防作用的药物。不要从事压力太大的工作。平时尽量把烦心的事当天就忘掉，减轻工作和心理压力，学习宽宏大度、心平气和的处事方法。

九十六、老年人如何预防控制冠心病？

如果中年时期没有做好冠心病的预防，动脉硬化的程度会随着年龄的增长而加剧，老年人就成了容易患冠心病的人群。因此，老年人应格外爱护自己的心脏。老年人往往有或轻或重的动脉硬化，但老年人控制危险因素仍可使硬化斑块停止发展甚至减轻。老年人应改变不良的生活习惯，按照医生的要求服用他汀类药物，把"坏"胆固醇控制在目标范围内。老年人在心理情绪上要多加注意，一定要学会制怒，做到心态平和、心情愉快，并做一些适当的体育运动。

九十七、发生心绞痛怎么办？

1. 患者和周围人都应保持镇静，不要慌乱，以免因情绪紧张而造成患者需氧量增加，加重心绞痛的病情。

2. 不论在何种场合，患者都应停止正在进行的活动，原地休息，不可再增加活动量。

3. 立即找出常备的或随身携带的急救药物，舌下含服 1～2 片硝酸甘油，一般 1～3min 内即可缓解。若未能缓解，隔 5min 再含服 1 次，可连服 3 次。也可使用治疗心绞痛急性发作的其他类型药物，如使用硝酸异山梨酯气雾剂、将 300mg 阿司匹林嚼碎服下。如患者烦躁不安，可口服 1 片地西泮（安定）。

4. 周围人可用手轻轻按摩患者前胸部，或用热水袋热敷前胸；患者可做几次深呼吸，对改变身体的缺氧状态有帮助。

5. 心绞痛如在室内发生，家属应立即开窗通风，保持室内空气新鲜充足。解开患者衣领，去除领带。家中有氧气的立即给患者吸氧。

6. 必要时（疼痛发作持续时间超过 30min，服用 2 次硝酸甘油不能缓解疼痛者，应考虑可能发生了心肌梗死），必须紧急拨打急救电话呼救或迅速将患者送往医院急救。

7. 疼痛缓解后，若以往尚未经医生诊断，或既往从未发作过心绞痛，或本次发作的感觉与以往的发作明显不同，患者都应立即去医院看病；已经医生诊断为冠心病的患者，应找出引发本次心绞痛发作的诱因，如爬坡、情绪激动等，在今后的生活中注意避免这些诱因。

九十八、急性心肌梗死发生后怎么办？

急性心肌梗死发生时，要紧急拨打急救电话呼救。呼救的同时应采取以下急救措施。

1. 患者立即停止一切活动，原地坐下或躺下安静地休息，也可原地蹲下。不要紧张，精神要放松。切忌他人扶着患者走动。更禁止患者自行奔走呼救或步行、骑自行车、自行乘车去医院。他人不要搬动患者，即使患者倒在地上也不要将其搬到床上。

2. 患者舌下含服 1～2 片硝酸甘油，若无效 3～5min 后再次使用，并每 3～5min 服用 1 次。同时将 300mg 阿司匹林嚼碎服下。对精神紧张、恐惧或焦虑不安的患者，可给其口服 1 片地西泮（安定）。

3. 家属立即开窗通风，保持室内空气新鲜。同时解开患者的衣领、裤带、胸罩等。家中有氧气袋的要先给患者吸氧。

4. 随时注意患者的心搏和呼吸情况，如果患者出现心搏呼吸骤停，应立即进行心肺复苏，并一直坚持到救护人员到来。

九十九、发生心源性猝死怎么办？

要立即进行心肺复苏，做心脏按压，同时紧急拨打急救电话呼救。应争分夺秒，时间就是生命。

1. 胸外心脏按压 按压时，双手交叉扣紧，两肘关节伸直，着力点在两乳头连线中点上。按压用力均匀、平稳，速率为 100～120 次/分；按压幅度 5～6cm。

2. 开放气道 用仰头提颏方法开放气道，清理呼吸道分泌物及异物，保持气道通畅。

3. 辅助呼吸 按压 30 次后，开放气道，进行口对口、口对面罩辅助呼吸 2 次。

4. 按照 30∶2 的按压-通气比率持续抢救 直至专业救护人员到来。

一百、如何正确判断及使用心肺复苏？

急性心肌梗死患者或心源性猝死者心搏骤停时需进行心脏按压，也就是心脏复苏。这种情况下只有进行心脏复苏才有可能延迟死亡，争取获得除颤，从而挽救生命的机会。评估环境、判断意识、判断呼吸和脉搏、呼救和启动急诊医疗服务体系（EMSS）、胸外心脏按压、开放气道、辅助呼吸、继续心肺复苏（CPR），直至专业急救人员到来。

一百零一、如何正确服用硝酸甘油等急救药物？

正确服用硝酸甘油的方法是将药片咬碎放在舌下含服，而不应是吞服，也不应是舌上含服，因为舌上面有舌苔和角化层，难于吸收药物。若口中唾液少，服药前可先喝点水。含服时应采取靠坐在沙发或靠背椅上的姿势，不要站着含服，以防突然晕倒，也不要平躺着含服。此外，心绞痛容易发生在运动、赶路、参加活动、排便、性生活等情况下，可在从事这些活动前半小时服用硝酸甘油以预防心绞痛的发生。

第二章 高 血 压

一、血压的概念是什么？影响因素有哪些？

血压是指血液在血管内流动时对血管壁产生的侧压力。血管又分为毛细血管、动脉、静脉，故而也就有毛细血管压、动脉压、静脉压之分。而我们现在在临床上所指的血压，均为动脉压。

影响血压的因素有以下几个方面。

1. 回心血量 心输出量增多，射入主动脉的血液就增多，压力也会增大，致使血压升高。反之，心输出量减少，射入主动脉的血液减少，压力减小，血压也会随之降低。

2. 血管阻力 血管阻力的改变对血压有明显的影响，尤其对舒张压的影响，阻力增加时舒张压升高，脉压减小。血管阻力减小时舒张压降低，脉压加大，由此可见，舒张压的高低可反映外周阻力的大小。

3. 大动脉弹性 动脉弹性有缓冲血压的作用，它使心脏在射血时，血压不会过高，心脏在舒张时也不会过低，这对健康成人维持血压是一种保护作用。老年人的动脉弹性往往减退，血管的弹性纤维与平滑肌被胶原蛋白取代，所以常发生收缩压升高，而舒张压不高甚至是偏低的情况。

4. 心率 每搏输出量不变，心率增加时，血压明显上升，一般对舒张压影响大，心输出量增加时使舒张期缩短。

5. 有效循环血量 回心血量不足，血压降低，如严重的失血。

二、什么是原发性高血压？有何特点？

原发性高血压是一种危害极大的疾病，也称高血压，是指尚未完全研究清楚发病机制且以动脉血压增高为主要表现的一种疾病，临床上约 95%的高血压患者为原发性，以周围小动脉阻力增加为主要表现。原发性高血压常常表现为以下特点：早期无症状或症状轻微，不易察觉，有部分患者有头晕、头胀、头痛等症状；心脑肾损害为常见的并发症；心脏的损害早期可出现左心室肥厚，晚期出现全心扩大、心力衰竭的表现；肾脏的损害早期可有蛋白尿、红细胞和管型出现，进一步发展至晚期可出现氮质血症、尿毒症；神经系统的并发症常为脑梗死或脑出血，这两种疾病死亡率致残率极高。患病年龄越小，预后越差。此病需要长期合理治疗。

三、什么是收缩压？什么是舒张压？什么是脉压？什么是平均动脉压？

1. 收缩压 是指心脏在收缩时把血液射入主动脉时产生的压力。

2. 舒张压 心脏舒张时，主动脉的弹力回缩产生的压力，称为舒张压，它能使血液继续向前流动。

3. 脉压 是指收缩压与舒张压之间的差值，脉压=收缩压−舒张压。

4. 平均动脉压 是舒张压+1/3 脉压。

例如，一个人血压为 140/80mmHg，那他的收缩压是 140mmHg，舒张压是 80mmHg，脉压是140−80=60mmHg，平均动脉压是 80+60×1/3=100mmHg。

四、高血压的诊断标准是什么？

高血压的诊断主要根据所测量的血压值，同一个体在不同时间、不同季节测量的血压值也不尽相同，24h 内也会有生理节奏性的波动，另外情绪、运动、饮食都可以影响血压，所以我们应该了解血压的水平状态，而非了解 1 次血压数值即诊断高血压，在诊断之前，至少应测量 3 次非同日血压，最好每次测量 3 次，取其平均值，如果均≥140/90mmHg，即可诊断高血压。诊断内容应包括：确定血压水平及高血压分级；无合并其他心血管疾病危险因素；判断高血压的原因，明确有无继发性高血压；评估心、脑、肾等靶器官情况；判断患者出现心血管事件的危险程度。

五、高血压的发病因素有哪些？

高血压的发病因素目前还不完全清楚，一般认为是多个因素引起的，各种内在的或者外界的不良刺激，长期反复的作用于大脑皮质，可使皮质、皮质下中枢作用失调从而发病，外界的因素很多：如遗传、环境、肥胖、超重、高盐饮食、酗酒等。

六、高血压怎样分级？

高血压分级见表2-1。

表 2-1　高血压分级　　　　　　　　　　　　（单位：mmHg）

分类	收缩压		舒张压
正常血压	<120	和	<80
正常高值血压	120～139	和（或）	80～89
高血压			
高血压 1 级	140～159	和（或）	90～99
高血压 2 级	160～179	和（或）	100～109
高血压 3 级	≥180	和（或）	≥110
单纯性收缩期高血压	≥140	和	<90
当收缩压与舒张压分属不同的级别时，以较高的为准			

七、什么是肾素-血管紧张素-醛固酮系统？

肾素-血管紧张素-醛固酮系统（RAAS）是治疗心血管疾病的靶点之一，RAAS 的阻断药目前已经在高血压及冠心病的治疗中占主要地位。RAAS 是人体内重要的体液调节系统。其既存在于循环系统中，也存在于血管壁、心脏、肾脏和肾上腺等组织中，共同参与对靶器官的调节。在正常情况下，它对心血管系统的正常发育、心血管功能稳态、电解质和体液平衡的维持，以及血压的调节均有重要作用。经典的 RAAS 途径为：肾素大部分由肾小球旁细胞分泌，当心输出量减少而引起肾血流灌注减少时，肾素分泌就增多；当血浆中 Na^+ 浓度降低时，肾素分泌也增加。肝脏产生的血管紧张素原，被释放入血后的肾素水解为血管紧张素 I，经肺循环时，在血管紧张素转换酶（ACE）的作用下转化为血管紧张素 II，血管紧张素 II 是 RAAS 的主要效应物质。在循环系统中，它的生理作用几乎都是通过激动 AT_1 受体产生的。

血管紧张素 II 的主要作用有：①可直接促进全身微动脉收缩，使血压升高，也可促进静脉收缩，使回心血量增多。②使交感神经末梢释放递质增多。③可通过中枢和外周机制，使外周血管阻力增大，血压升高。④可强烈刺激肾上腺皮质球状带细胞合成和释放醛固酮，醛固酮可促进肾小管对 Na^+ 的重吸收，并使细胞外液数量增加。血管紧张素 II 还可引起或增强渴觉，并导致饮水行为。

RAAS 被激活早期对人体有利的一面：心肌收缩力增强，周围血管收缩从而维持血压，调节血液的再分配，保证心脑等重要器官的血液供应，同时促进醛固酮分泌，使水钠潴留，增加总体液量及心脏前负荷，对心力衰竭起代偿作用。

RAAS 被激活对人体的不利影响：血管紧张素 II 及醛固酮分泌增加会使心肌、血管平滑肌、血管内皮细胞发生一系列的变化，称为细胞或组织的重塑。在心肌上表现为使新的收缩蛋白合成增加，细胞外的醛固酮刺激纤维细胞转变为胶原纤维，促使心肌间质纤维化，同时降低内皮细胞分泌一氧化氮的能力，使血管舒张功能受影响，加重心肌损伤与心功能恶化，从而形成恶性循环，使病情加重。

八、糖尿病患者为什么容易发生高血压？

糖尿病患者往往伴有高血压，这是因为糖尿病对心血管系统有极强的危害性。糖尿病容易发生高血压原因如下。

1. 由于糖代谢紊乱，加速了肾动脉与全身小动脉的硬化，导致血管外周阻力增加，血压升高。

2. 血糖升高导致血容量增加，水钠潴留，引起血压增高。

3. 反过来高血压又加重了糖尿病引起的损害，包括糖尿病对小血管及肾脏的损害，所以，为防止病情加重要积极地控制血糖，提高组织对胰岛素的敏感性，同时有效地控制血压，另外，适当的运动与减重也是防止高血压与糖尿病的重要措施。

九、高血压有哪些临床表现?

部分高血压患者早期表现为头痛、头晕、耳鸣、心悸、眼花、记忆力减退、手足麻木、易烦躁等症状，这些症状的轻重与血压增高的程度并不成比例。高血压持续到后期可伴心脑肾等靶器官的损害，这些受损的靶器官在早期可无症状，晚期可导致功能障碍，如对心脏的影响早期表现为心脏增大，晚期可发生心力衰竭；对肾的影响，早期表现为夜尿增多，严重时发生肾衰竭；对脑的影响，早期可引起短暂的脑血管痉挛，使头痛加重，严重时出现脑出血。

十、高血压患者应进行哪些检查?

临床上对已经确诊为高血压的患者，除了详细地询问病史外，还要进行体格检查，尤其是一些辅助检查，这些检查的目的有两个：一个是区别原发性高血压与继发性高血压；另一个就是判断高血压对靶器官的损害程度。除常规检查，如肾功能、糖代谢、脂代谢、电解质、心电图、肾脏 B 超检查外，对于可疑为继发性高血压的患者还需要做特殊检查，如疑为原发性醛固酮增多症的患者，可测定醛固酮、血浆肾素活性，做肾上腺 CT 和 MRI 及肾静脉造影等检查；疑为嗜铬细胞瘤的患者可检测血尿儿茶酚胺及代谢产物；疑为皮质醇增多的患者可测定血尿皮质醇及尿 17-羟皮质类固醇等。

十一、什么是高血压急症?

高血压急症是指高血压患者血压突然显著增高（一般超过 180/120mmHg）同时伴有心、脑、肾、视网膜等重要器官损害的一种危及生命的临床综合征。高血压急症常引起靶器官功能的严重障碍甚至衰竭。所以治疗高血压急症应迅速采取有效措施，将血压降至安全范围，使衰竭器官的功能得到恢复或改善，高血压急症若不及时处理，预后不佳。

十二、高血压心脏病发生左心衰有哪些表现?

高血压心脏病的病情再进一步发展，心脏功能就会逐步减退，最后导致左心衰，此时患者有明显的自觉症状。患者早期在劳累饱食时容易发生心悸、气促、咳嗽，随着病情发展，无明显诱因时，也可发生上述症状甚至在夜间睡眠中因呼吸困难而被迫坐起。其病情严重时可发生肺水肿，表现为患者呼吸极度困难、咳粉红色泡沫痰，查体双肺闻及湿啰音或哮鸣音，心尖冲动减弱，心界向左下扩大，可闻及奔马律。

十三、高血压的治疗原则是什么?

高血压患者的发病年龄、病变性质、严重程度各不相同，有部分患者甚至伴有其他并发症，治疗方案也就不完全相同，所以，治疗方案也没有一个固定的模式，在治疗上只能遵循以下基本原则。

1. 对血压进行评估，将血压控制在适当的水平。

2. 高血压目前尚无根治办法，但是可以尽量地减少高血压对心脑肾重要器官的损伤，并尽可能地逆转对靶器官已经造成的损害。

3. 使用药物治疗时，治疗方案要尽可能的简单、易记，使之容易被患者接受，能够利于坚持长期治疗。

4. 加强高血压知识普及，加强健康指导，要求高血压患者配合达到良好的生活方式：包括坚持运动，减重，保持正常的体重，戒烟，不酗酒，改变膳食结构（如限制钠盐及脂肪的摄入，多吃新鲜的蔬菜水果等），保持情绪平和，讲究心理卫生。

针对不同患者坚持个体化治疗。根据患者个体情况不同，视具体情况，制订治疗方案，不管是药物治疗还是非药物治疗，均应如此。

十四、什么是左心室肥大？

高血压患者由于外周血管阻力增加或血容量增加，加重心脏负荷，心肌发生肥厚，继而心腔扩大，影响心脏功能，所以左心室肥大是指左心室面积增加，而不是心肌细胞增多所致的心腔扩大及左心室重量增加。当患者出现左心室肥大时，发生猝死、心力衰竭与室性心律失常的危险性明显增加，高血压患者一旦出现左心室肥大时，应积极治疗高血压，使肥大的心室得以逆转。左心室肥大的诊断主要依靠 X 线、心电图、心脏超声，其主要表现如下。

1. X 线检查 胸部平片测量心胸比例，正常应小于 0.5，若大于 0.5 则提示心脏增大，再看心影外形，心影向左下扩大，也提示左心室扩大。

2. 心电图检查 主要表现在胸前导联，V_5 导联 R 波增高，V_1 导联 S 波加深，$RV_5+V_1 \geqslant 40mV$。标准肢 I 导联 R 波增高，III 导联 S 波加深，$RI+SIII \geqslant 2.5mV$，单极肢体导联 $aVLR>1.2mV$，aVF 或者 aVLR 波增高 $\geqslant 2.0mV$，电轴左偏。

3. 心脏超声 主要是测量室间隔、左心室后壁厚度、左心室舒张末内径、左心室收缩期末内径，计算出射血分数，测定左心室舒张顺应性。

十五、高血压伴左心室肥大有什么危险？

左心室肥大时，心肌细胞的血液供应并不增加，但其心室壁的张力增加引起耗氧增加，从而加重心肌缺血，最终可导致心力衰竭的发生，所以高血压患者要尽可能地预防与延缓心室肥大的发生、发展。临床研究表明，血管紧张素转换酶抑制药（ACEI）能够有效地延缓或逆转左心室肥大，β受体阻滞剂也有此功效，曾经有人对伴有左心室肥大的患者随访 5 年，其发生心力衰竭、脑卒中、心肌梗死的风险是无左心室肥大患者的 4 倍，所以，是否有左心室肥大对判断高血压患者的预后有很大的临床意义。

十六、高血压与脑血管病有何关系？

高血压是脑血管病的首要危险因素。高血压引起脑血管病的机制主要是加速脑动脉硬化引起的，有效地控制血压可明显降低脑血管病的发病率。高血压患者是否患有此类疾病是反映高血压发展程度的依据，有研究表明，高血压患者与正常血压人群相比，发生出血性脑卒中、缺血性脑卒中的相对危险分别为 5.44% 和 5.25%。高血压引起的脑部血液循环障碍，通常称为高血压性脑卒中，包括脑出血、蛛网膜下隙出血、短暂脑缺血发作、脑梗死、高血压脑病。

1. 脑出血 最主要的病因是高血压，占全部脑卒中的 20%～30%，急性期病死率为 30%～40%。脑出血早期死亡率很高，幸存者中多数留有不同程度的运动障碍、认知障碍、言语吞咽障碍等后遗症。

2. 蛛网膜下隙出血 高血压动脉硬化是老年人发生蛛网膜下隙出血的重要原因，常见的症状为剧烈头痛，伴恶心、呕吐，可有脑膜刺激征。

3. 短暂脑缺血发作 好发于 50～70 岁男性，患者常伴高血压病史。

4. 脑梗死 高血压与动脉粥样硬化是发生脑梗死最常见的病因，同时高血压还可以加速动脉粥样硬化的发展。

5. 高血压脑病 是指当血压突然升高超过脑血流自动调节的阈值（中心动脉压>140mmHg）时，脑血流出现高灌注，毛细血管压力过高，渗透性增强，导致脑水肿和颅内压增高甚至脑疝形成，从而引起的一系列暂时性脑循环功能障碍的临床表现。高血压脑病是高血压病程中一种危及患者生命的严重情况，是内科常见的急症之一。其起病急，进展快，及时治疗其症状可完全消失，若治疗不及时或治疗不当则可导致不可逆脑损害及其他严重并发症甚至死亡。

十七、什么是主动脉夹层？

主动脉夹层是指血液渗入主动脉血管壁中层，并使中层与外层分开从而形成的夹层血肿。其是心血管疾病中的灾难性危急重症，不及时救治，死亡率极高。一般为急性起病，突发剧烈胸痛、休克，当血肿压迫主动脉分支血管时，可出现相应的脏器缺血症状。常用 De Bakey 分型系统，根据夹层的起源及受累的部位分为三型。

1. Ⅰ型 夹层起源于升主动脉，向远端扩展可超过主动脉弓到降主动脉甚至延伸至腹主动脉，此类型最多见。

2. Ⅱ型 夹层起源于升主动脉，并局限在升主动脉。

3. Ⅲ型 起源于降主动脉，在左锁骨下动脉开口以下，并向远端扩展，可至腹主动脉。

De Bakey Ⅰ型、De Bakey Ⅱ型也称 Stanford A 型，此类型涉及主动脉病变，约占全部病例的 2/3。De Bakey Ⅲ型也称 Stanford B 型，此类型约占全部病例的 1/3。

十八、主动脉夹层与高血压有什么关系，如何确诊主动脉夹层？

研究表明，64.2%～72.3%的主动脉夹层患者合并高血压。主动脉中层退行性变或中层囊性坏死是主动脉夹层的发病基础，高血压增加主动脉壁应力，促进中层坏死发展，是主动脉夹层最重要的危险因素。主动脉壁应力受心室收缩速率、心率和血压的影响。因此，高血压、动脉粥样硬化和增龄为主动脉夹层的重要促发因素。

突发胸背部剧烈的疼痛，常呈撕裂样持续疼痛，是本病突出而有特征性的症状，心电图检查无明显异常且心肌酶化验无增高，患者伴有休克症状，但是血压不低甚至增高，此时可以运用超声、CT、MRI 检查明确诊断，心脏超声可识别真假或查获主动脉的内膜裂口下垂物。CT、MRI 检查具有很高的诊断价值。

十九、什么叫原发性醛固酮增多症？

原发性醛固酮增多症是由于肾上腺皮质增生或肿瘤（腺瘤）分泌过多醛固酮所引起的一种临床综合征。原发性醛固酮增多症是继发性高血压的病因之一，好发于 30～50 岁的女性，有些患者手术切除肾上腺腺瘤后，此病可治愈。但是，如果早期没有积极的治疗，长期的血压增高可导致心脑肾等靶器官的严重损害。原发性醛固酮增多症的主要表现如下。

1. 高血压 这是最早和最主要出现的症状，一般使用降压药物疗效欠佳，部分患者可出现心血管病变、脑卒中，呈现为难治性高血压。

2. 低血钾综合征 表现为肌无力、周期性瘫痪、肌肉麻痹、心律失常、心悸，阵发性室上性心动过速较为常见。

3. 失钾性肾病及肾盂肾炎 由于长期的失钾，肾小管功能紊乱，水重吸收减弱，浓缩功能减退，导致多尿，尤其夜尿增多，尿比重偏低，患者常易并发感染、肾盂肾炎。

二十、什么叫嗜铬细胞瘤？

嗜铬细胞瘤是指发生于肾上腺髓质、交感神经节、旁交感神经节或其他部位的嗜铬组织中的肿瘤，可持续或间断地释放大量儿茶酚胺（去甲肾上腺素、肾上腺素、多巴胺），从而引起以发作性高血压伴交感神经兴奋为主的临床表现，本病可有家族史，称为家族性嗜铬细胞瘤，在临床上鉴别良性、恶性比较困难，主要取决于是否有淋巴结、骨、肺、肝等远处转移。嗜铬细胞瘤一旦确诊并定位，应及时切除肿瘤，否则有肿瘤突然分泌大量儿茶酚胺而引起高血压危象的潜在危险。近年来，随着生化试验及显像技术的发展，嗜铬细胞瘤的定性和定位诊断技术大为提高，因此术手术成功率得以提高。术前应采用 α 受体阻滞剂使血压下降，减轻心脏负荷，并使原来减少的血管容量扩大，以保证手术的成功。

二十一、什么叫妊娠高血压综合征？

妊娠高血压综合征是指妊娠 20 周以后或产后 2 周首次出现血压≥140/90mmHg，典型表现为高血压、水肿、蛋白尿，严重时可出现抽搐、昏迷，常合并感染、产科出血，其是孕产妇及围产儿死亡主要原因之一。我国把子痫、先兆子痫统称为妊娠高血压综合征。

1. 妊娠高血压综合征的基本病理变化 为全身小动脉痉挛，病因目前尚未明确，一般认为与以下因素有关。

（1）子宫胎盘缺血：由于多种原因（如多胎妊娠、羊水过多）使子宫压力增加，导致胎盘血流量减少，引起缺血缺氧，血管痉挛，导致血压升高。

（2）免疫与遗传：临床研究发现，患过妊娠高血压综合征的女性，其女儿患妊娠高血压综合征的概率比正常人高，所以，有人认为这与产妇的隐性基因或隐性免疫反应有关。

（3）前列腺素缺乏：前列腺素类物质可使血管扩张，妊娠高血压综合征时血压升高，可认为是机体为克服微循环障碍以增加血管灌注的代偿机制。

2. 妊娠高血压综合征的临床表现

（1）高血压：收缩压≥140mmHg 或舒张压≥90mmHg，或血压比孕前增加 30/15mmHg，即可诊断为妊娠高血压综合征。

（2）水肿：表现为体重增加过多，每周＞0.5kg，下肢与腹壁水肿，经休息后仍不能消退，若水肿局限于膝以下时，则不能作为诊断妊娠高血压综合征的依据。

（3）蛋白尿：尿蛋白≥+或 24 小时尿蛋白＞5g。

（4）抽搐昏迷：这是最严重的表现，产前、产中、产后均可发生。

（5）其他表现：头痛、头晕、视物模糊、恶心呕吐等。

妊娠高血压综合征的治疗原则一般为降压、解痉、控制水肿、防止抽搐、适时终止妊娠。

二十二、常用的降压药分哪几类？

常用的降压药物分为六大类，分别为：

1. 利尿剂 包括噻嗪类、袢利尿剂及保钾利尿剂。

2. β受体阻滞剂 包括非选择性（既阻滞 β_1 受体又阻滞 β_2 受体）和选择性（即只阻滞 β_1 受体），另外，还有一种既阻滞 α_1 受体又阻滞 β 受体的 β 受体阻滞剂。

3. 钙通道阻滞药（CCB） 包括二氢吡啶类及非二氢吡啶类。

4. 血管紧张素转换酶抑制药（ACEI）。

5. 血管紧张素Ⅱ受体拮抗剂（ARB）。

6. α受体拮抗剂。

另外，临床上常用的降压药物还有上述几类药物的复方制剂，如安博洛，安博洛为利尿剂与血管紧张素Ⅱ受体拮抗剂的复合制剂，总之，一个理想、正确的降压药，除了降压效果确切之外，还应该具备有效的保护靶器官、逆转靶器官的损害的作用，如逆转左心室肥大，增加冠状动脉血流，改善肾功能，纠正心力衰竭。此外，还应该有能够预防并发症、副作用小、不因为连续用药而产生耐药性、降压效果平稳、改善患者生活质量、不增加各种危险性的特点，如不影响脂质代谢及糖代谢、水电解质平衡等，最后，服用要简便，以增加患者依从性。

二十三、利尿剂的降压机制是什么？

作为一线降压药物之一——利尿剂，在临床上已被广泛的使用，利尿剂通过抑制肾小管对水和钠的吸收，使机体的水和钠的排出量多于摄入量，达到排钠利尿的作用。

临床上所有利尿剂的降压效果均始于排钠利尿的增加，从而使血容量、细胞外液容量下降，回心血量及心输出量降低。在持续用药 3～4 周后，血容量与心输出量已逐渐恢复，而血压仍持久降低，这是由于此时机体内轻度缺钠，小动脉细胞壁也缺钠，降低了动脉平滑肌对去甲肾上腺素等受缩血管物质影响的反应性，从而引起血管扩张，降低外周血管的阻力，促使血压下降。

二十四、常用的利尿剂有哪些特点？

利尿剂在 20 世纪 50 年代开始在临床应用，此类药物价格低廉，大规模的临床试验证实，除了降压外，还能减少高血压的心血管病总死亡率和脑血管病的发病率与死亡率。利尿剂降压的作用缓和，服药 2~3 周后作用达到峰值，适用于轻度高血压，美国高血压防治指南（JNC）中特别强调要首先考虑应用利尿降压药物。利尿剂也被视为是高血压治疗中的基础治疗药物，与 ACEI、CCB、ARB 及 β 受体阻滞剂合用，能加强这些药物的疗效。

二十五、服用利尿剂应该注意什么？

一般首选中效利尿剂，如噻嗪类，若无效或患者伴有慢性肾功能不全、高血压急症时则宜选用强效利尿剂。在服用利尿剂时限制饮食中的盐的摄入量可增加利尿剂的降压效果，因此，限钠在降压治疗中很重要。初始剂量应小，并与其他药物合用，治疗期间，应监测血钾浓度，因为噻嗪类利尿剂及吲哒帕胺均可引起低血钾，而保钾利尿剂则可引起高血钾，强效利尿剂单独使用时应注意补钾，与 ACEI 合用时无需补钾，另外，利尿剂一般不宜应用于有痛风的高血压患者或孕妇。

二十六、常用的利尿剂有哪些？

常用的利尿剂根据利尿作用的强弱分为 3 类，如下。

1. 强利尿剂（袢利尿剂） 常用的药物如呋塞米，有针剂与片剂 2 种，针剂、片剂剂量均为 20mg，主要通过抑制髓袢升支对钠离子和氯离子的重吸收而发挥作用的，另外，还可使钙离子、镁离子排出增加，而使尿酸排出减少。此类药物降压作用较噻嗪类短暂，故一般每日需 2 次给药。

2. 中效利尿剂（噻嗪类利尿剂） 如双氢克尿噻片，剂量通常为 12.5mg/片，它主要抑制远曲小管对钠离子和氢离子的重吸收，减少钙离子与尿酸排出，使镁离子的排出。

3. 弱效利尿剂（保钾利尿剂） 如氨苯蝶啶，剂量为 25mg/片，螺内酯，剂量为 20mg/片，此类药物主要作用于远曲小管和集合管，抑制钠离子主动重吸收，使细胞内钠离子浓度降低。

二十七、噻嗪类利尿剂的不良反应有哪些？

噻嗪类利尿剂作为一线降压药物，应用甚广，此类药物毒性较低，但长期应用也可引起不良反应，其主要不良反应如下。

1. 低血钾 此为常见的不良反应，长期使用噻嗪类利尿剂降压，多数患者会出现一定程度的低血钾，此时，患者常表现为全身乏力、肌张力降低、腹胀、消化不良、食欲缺乏等症状，出现以上症状时，可减少药量，或改用其他降压药，或与保钾降压药物合用，则可防止低血钾。同时使用治疗心力衰竭的药物，如洋地黄，或在心肌激惹性增加的情况下，必须确保食物中有足够的钾摄入，以免造成严重低血钾致心搏骤停。

2. 高血糖 长期大剂量使用噻嗪类利尿剂可使糖耐量降低，血糖水平升高，诱发糖尿病，这种情况可能与此类药物抑制胰岛素的释放相关，所有糖尿病患者应慎用此类药物。

3. 高血脂 噻嗪类利尿剂可以使三酰甘油、低密度脂蛋白升高及高密度脂蛋白降低，而此类脂质的变化是冠心病的危险因素。

4. 高尿酸血症 使用利尿剂时由于血容量降低，细胞外液浓缩，肾小管对尿酸的重吸收增加，所以，使用此类利尿剂时可导致高尿酸血症甚至急性痛风发作。

5. 低钠血症 利尿剂引起的钠排泄过多，导致低钠血症，表现食欲缺乏、尿素氮升高，因此，肾功能不良者慎用。

二十八、保钾利尿剂的不良反应有哪些？

保钾利尿剂最常见的不良反应为高血钾，临床上最常用的是螺内酯和氨苯蝶啶，其发生高血钾的机制：螺内酯为醛固酮受体拮抗剂，而氨苯蝶啶则直接抑制钾离子的排出。醛固酮的生理作用是排钾保钠，螺内酯与醛固酮的作用相似，但无醛固酮的生理作用，双方同时竞争同一受体——醛固酮受体，从而使醛固酮与受体结合的数量减少，减弱其生理作用。此外，长期使用螺内酯还可引起男性乳房发育、疼痛，女性月经不调等。

二十九、吲达帕胺是什么药？

吲达帕胺商品名又叫钠催离，为长效口服降压药，剂量为1.5mg/片，吲达帕胺既有利尿作用也有扩张血管的作用。它对血管平滑肌有较高的选择性，可使外周血管扩张，阻力下降，它对血管平滑肌的作用大于利尿剂，降压作用明显强于利尿剂。它在小剂量使用时有降压作用，大剂量使用时有利尿作用。吲达帕胺的利尿与降压作用是分离的，对血糖、血脂无不良影响，也不会引起低血钾，适用于伴有肾功能不全、糖尿病、高血脂的高血压患者。其与培哚普利合用治疗脑卒中后的高血压患者，可减少脑卒中的再发。

三十、β受体阻滞剂的降压机制是什么？

β受体阻滞剂目前已经成为一线常用的降压药物之一，其不良反应小，易为患者接受。β受体存在于心血管系统的各个部位，β受体兴奋时，心率增快，房室传导加速，心肌收缩力加强，冠状动脉扩张，静脉、皮肤与黏膜的血管收缩，支气管平滑肌松弛，血压升高，而β受体阻滞剂可使心脏、周围血管、呼吸道及其他组织上的β受体阻滞，降低β受体的亢进，使血压下降，具体表现在以下几方面。

1. 抑制心脏的β受体后，可使心率减慢，心肌收缩力降低，心输出量减少，心肌耗氧量减少，房室传导延长，从而起到降压的作用。

2. 肾脏近球旁细胞的β受体兴奋后肾素分泌增加，肾素-血管紧张素-醛固酮系统激活，血压升高，而β受体阻滞剂阻滞肾脏近球旁细胞的β受体后，可使肾素分泌减少，从而达到降压的目的。

3. β受体阻滞剂还可以阻滞中枢与血管平滑肌上的β受体，使神经元兴奋减弱，外周交感神经张力降低，神经末梢释放肾上腺素、去甲肾上腺素减少，血管阻力下降，从而血压降低。

三十一、β受体阻滞剂有哪些特点？

β受体阻滞剂在20世纪60年代开始应用于临床，其名字通常以"洛尔"二字结尾，如美托洛尔、比索洛尔等。单独使用β受体阻滞剂降压，其降压作用可能并不理想，更换另外一种β受体阻滞剂，疗效可能也不会有很大改变，但是如果合并其他降压药使用，疗效则增强。其与血管扩张剂合用，可以减少血管扩张剂引起的反射性心率加快、心肌收缩力增强及肾素的释放；其与利尿剂合用，可减轻血容量减少而引起的肾素活性增加等。

三十二、服用β受体阻滞剂要注意什么？

1. 由于β受体阻滞剂可延长房室传导、减慢心率，故在应用本药之前，应当注意监测心率，同时心动过缓、病态窦房结综合征及心脏传导系统障碍的患者不宜使用此类药。

2. 长期服用β受体阻滞剂的患者，如果突然停药，容易出现交感神经元亢进的停药反应，故不可突然停用，要逐渐减量直至停药。否则可致血压反跳性增高、心率增快，可诱发或加重心绞痛甚至心肌梗死。

3. β受体阻滞剂禁用于有支气管哮喘与肺源性心脏病的高血压患者，因为它可诱发或加重支气管痉挛。

三十三、常用的β受体阻滞剂有哪些？

β受体阻滞剂包括非选择性β受体阻滞剂、选择性β受体阻滞剂及阻滞$\alpha_1+\beta$受体的阻滞剂三种类型。

1. 非选择性β受体阻滞剂（同时阻滞β_1、β_2受体） 常用的药物为普萘洛尔，又叫心得安，剂量通常为10mg/片，属于第一代β受体阻滞剂，长期口服，可使收缩压及舒张压平稳下降，无直立性低血压发生，适用于高动力循环或心动过速的高血压患者，但此药影响脂质代谢和糖代谢，近年来已经甚少用于高血压的治疗。

2. 选择性β受体阻滞剂（阻滞β_1受体） 常用的药物有美托洛尔，也叫倍他乐克，有短效制剂与缓释剂两种剂型，短效制剂为20mg/片，缓释剂为47.5mg/片；还有比索洛尔，商品名叫康忻，剂量通常为 5mg/片。倍他乐克与康忻均为第二代 β 受体阻滞剂，在临床上使用十分广泛，在治疗高血压、心绞痛、心肌梗死、心律失常方面均取得了确切的疗效，尤其是在急性心肌梗死后立即使用美托洛尔可减少猝死的发生率。

3. 阻滞 α$_1$+β 受体的 β 受体阻滞剂　临床上常用的有拉贝洛尔与卡维地洛，均属于第三代 β 受体阻滞剂，卡维地洛除了用于 1、2 级原发性高血压患者之外，还用于治疗心绞痛和局部心肌缺血，对充血性心力衰竭、原发性扩张型心肌病的血流动力学指标有一定改善，治疗心肌缺血的患者不可突然停药，应逐步停用，卡维地洛还具有很强的抗心律失常作用，它可以清除缺血再灌注所产生的氧自由基所诱发的心律失常，其不良反应主要有头晕、乏力、嗜睡，但比较轻，一般可耐受。

三十四、β 受体阻滞剂常见的不良反应是什么?

1. 减弱心肌收缩力，可加重心力衰竭患者的病情程度，所以不宜用于合并心功能不全的高血压患者。

2. 影响脂质代谢与糖代谢，对血糖、糖化血红蛋白、三酰甘油、低密度脂蛋白和高密度脂蛋白均有不利的影响。

3. 可诱发与加重哮喘，所以肺源性心脏病、支气管哮喘患者禁用。

4. 延长房室传导，所以可引起心率减慢及房室传导阻滞。

5. 突然停药，可使冠心病患者诱发心绞痛甚至心肌梗死。

三十五、哪些高血压患者应选用 β 受体阻滞剂?

1. 高血压合并冠心病患者　β 受体阻滞剂具有降低心肌耗氧量、减慢心率、减弱心脏收缩力的作用，故有抗心绞痛，防止心肌梗死的功效，可用于心肌梗死后的二级预防。

2. 高血压合并快速型心律失常患者　尤其是心房颤动及室性期前收缩的患者。

3. 高动力循环状态的高血压患者　此类患者常有患病年龄小、心率快、心输出量大的特点，使用 β 受体阻滞剂可以抑制肾素分泌。

4. 合并妊娠的患者。

三十六、CCB 降压机制是什么?

CCB 即为我们常说的钙拮抗剂，也称为钙通道阻滞药，顾名思义，也就是作用于细胞的钙通道，阻滞钙离子进入细胞，发挥降压作用的药物。钙离子在体内对于维持内环境稳定、调节心血管收缩与舒张方面有重要意义，离子能够顺利进入细胞，是由于细胞壁上具有一种不同结构的蛋白质，这种蛋白质称为离子通道。离子通道为专属通道，一种离子通道只允许一种离子通过，只允许钙离子通过的，称为钙离子通道。所以钙拮抗剂的主要作用机制表现在：其抑制钙离子内流，降低血管平滑肌的张力，尤其是对冠状动脉与脑血管的舒张作用较强，当血管处于痉挛状态时这种舒张作用更为明显，从而达到降压与增加冠状动脉血流，改善侧支循环的作用。其抑制钙离子进入心肌细胞，使胞质内的游离钙离子浓度降低，心肌收缩力降低，呈负性肌力作用，减少心肌耗氧量，对缺血的心肌起到保护作用。其抑制支气管、尿道、肠道平滑肌收缩，长期应用可减少钙离子沉积，防止血管硬化。其抑制血小板聚集，改善低氧血症时细胞变性。

三十七、CCB 有什么特点?

CCB 主要通过扩张外周血管，降低心输出量来达到降压效果的，在 20 世纪 70 年代以后已广泛地应用于治疗高血压，成为降压药的一线药物。应用 CCB 类药物降压，有起效快、持续时间长、降压平稳的特点。其在降压的同时，不影响重要器官的灌注，如心脑肾的灌注。长期使用此类药物与短期使用此类药物治疗均有效，可以改善左心室肥大并防止动脉粥样硬化。长效的 CCB 每日只要服用 1 次即可控制 24h 血压，患者服用简单，从而提高患者服药依从性。

三十八、常用的 CCB 有哪些?

目前把临床上使用的 CCB 根据其化学结构与药理作用分为两大类。

1. 二氢吡啶类 这类药物通常以"地平"二字坠尾,常用的有硝苯地平、氨氯地平、非洛地平等,常有短效的与缓释的两种剂型,短效的硝苯地平又叫心痛定,一般 5mg/粒。缓释的硝苯地平又叫拜新同,30mg/片。氨氯地平也叫络活喜,剂量为 5mg/片。非洛地平也叫波依定,5mg/片。此类药主要作用于血管平滑肌的 L 型钙通道,起到舒张血管与降血压的作用。

2. 非二氢吡啶类 常用的药物有维拉帕米、地尔硫草,维拉帕米俗称异搏定,地尔硫草商品名也叫合心爽或恬尔心。此类药对心肌和血管的 L 型钙通道作用程度相同,但是对窦房结和房室结处的钙离子通道有选择性,故而,维拉帕米与地尔硫草在扩张血管的程度上不及二氢吡啶类,但是,它降低交感神经的活性是二氢吡啶所不具备的,临床上使用维拉帕米治疗高血压的已经非常少,而是更多地应用在治疗室上性心动过速与心动过速上,地尔硫草在治疗合并心绞痛的高血压患者上应用广。

三十九、CCB 常见的不良反应有哪些?

1. 头痛、面部潮红,这主要是由于 CCB 扩张血管引起来的,另外,部分患者常有足踝部水肿,这类不良反应多见于短效的 CCB,长效的 CCB 较少见。

2. 反射性的心率增快、心输出量增加,也反射性的增加肾素活性,合用 β 受体阻滞剂可减轻此反应,并可增加降压作用。

3. 非二氢吡啶类还有负性肌力作用,故病态窦房结综合征和房室传导阻滞者不宜选用。

四十、服用 CCB 要注意什么?

1. 合并陈旧性心肌梗死的患者慎用,因为 CCB 可反射性引起心率加快,加重心脏负担,诱发心肌缺血,但高血压合并心绞痛的患者可用。

2. 心力衰竭患者慎用,基础心率较快或合并有快速心房颤动及其他心率快的患者,在合用 β 受体阻滞剂的基础上可选用非氢吡啶类 CCB。

3. 伴有心脑肾血管疾病的患者或老年收缩期高血压的患者可选用 CCB。

四十一、ACEI 降压机制是什么?

ACEI 全称为血管紧张素转换酶抑制药。肾素-血管紧张素-醛固酮系统(RAAS)是重要的加压机制之一,RAAS 既存在于循环系统中,也存在于血管壁、心脏、中枢、肾脏和肾上腺等组织中,共同参与对靶器官的调节。在正常情况下,它对心血管系统的正常发育、心血管功能稳态、电解质和体液平衡的维持及血压的调节均有重要作用。当肾血流量不足或血钠降低时,肾小球会分泌出一种物质——肾素,肾素将血液中血管紧张素原分解为血管紧张素 I,血管紧张素 I 在经肺循环时被血管紧张素转换酶转换成血管紧张素 II,血管经张素 II 是一种强有力的收缩血管的物质,而血管紧张素转换酶抑制药则使血管紧张素转换酶失去活性,从而血管紧张素 I 不能变成血管紧张素 II,解除了 RAAS 的收缩血管效应,达到降压目的。ACEI 能减少醛固酮的释放,减少水钠潴留和血容量,加强其降压作用;其还能舒张心脑血管,增加冠状动脉和脑血流,降低脑血管阻力,增加脑血管的顺应性,且对肾小球的出球动脉有明显的舒张作用,增加肾血流,降低肾血管阻力,降低肾小球内的毛细血管压力;ACEI 还可以保护血管内皮细胞和抑制心室重构,增加胰岛素的敏感性等。

四十二、常用的 ACEI 有哪些?

ACEI 在 20 世纪 80 年代开始应用于临床,是降压的一线药物,这类降压药的一个显著特征就是药物名称结尾均有"普利"二字,根据药动学主要有 3 类:第一类为活性化合物,常用的药物有卡托普利,又叫开博通,剂量为 25mg/片,由于含有巯基,所以常见的不良反应为咳嗽,另外,由于它作用时间短,所以每日需要服用 2~3 次,目前临床上已经较少用。第二类为前体药物,需经肝脏代谢后才有药物活性，由于结构中无巯基，所以半衰期长，不良反应小，但是起效较慢，持续时间长。其常用的药物有依那普利、贝那普利、雷米普利、福辛普利等。第三类药物是本身具有活性的水溶化合物，不经肝脏代谢，其血浆浓度主要与口服剂量、吸收率及肾脏的清除率有关，适用于高血压伴肝功能不全的患者，常用的药物为赖诺普利。

四十三、ACEI 的不良反应有哪些？哪些高血压患者宜选用 ACEI？哪些不宜选用？

ACEI 是较为安全的降压药，其不良反应与用药剂量相关，小剂量用药时不良反应发生率较低，其不良反应主要表现在以下几个方面。

1. 干咳 可能与循环中缓激肽增加有关，是 ACEI 常见的不良反应，常为规律或偶有间歇的干咳，服用止咳药物无效，此种不良反应女性的发生率大于男性，一般停药后症状消失。

2. 低血压 常常发生在联合使用利尿剂后血容量减少的患者，表现为眩晕、头痛，大剂量使用后发生率较高，所有宜从小剂量开始服用。

3. 足踝部水肿 这可能与局部血管的通透性增加有关。

4. 骨髓抑制 反应较轻，一般停药后 2~4 周恢复正常。

5. 其他 如皮疹、口腔溃疡等，这是由于药物其中某个分子结构所致，当改用另外一种血管紧张素转换酶抑制药时，此不良反应可消除。

高血压合并心力衰竭、左心室肥大、心肌梗死、糖尿病患者宜首选此药，单独使用 ACEI 降压效果不理想时，可以与利尿剂或 CCB 合用。妊娠期高血压综合征患者禁用血管紧张素转换酶抑制药，因为在妊娠前 3 个月，胎儿暴露于 ACEI 类药物会增加严重先天畸形的风险，并且它还增加新生儿死亡的概率。高血钾、双侧肾动脉狭窄的患者也禁用，严重肾功能不全的患者也不宜使用。

四十四、ARB 的降压机制是什么？

ARB 全称为血管紧张素 Ⅱ 受体拮抗剂，已经全面介绍过 RAAS 的加压机制，血管紧张素 Ⅱ 受体是 RAAS 的主要效应物质，也是一种强有力的收缩血管的物质，目前，我们知道它的受体有 AT_1、AT_2、AT_3、AT_4 几个亚型，其中 AT_1 与血管紧张素 Ⅱ 结合后，会产生血管收缩、水钠潴留的效应，AT_2 与血管紧张素 Ⅱ 结合则产生血管扩张、促钠排泄、利尿等效应。目前临床上研发的 ARB 类降压药都是阻断与 AT_1 受体结合，使之不能与血管紧张素 Ⅱ 结合，进而阻断异常激活 RAS 系统，通过抑制血管收缩、降低外周阻力、抑制醛固酮分泌、消除水钠潴留来达到有效降压的作用，而 ARB 类药物并不阻断 AT_2 受体，使 AT_2 与血管紧张素 Ⅱ 充分的结合，进一步促进降压效应，在服药后的 3~6 周达到最大的降血压功效。

四十五、ARB 有什么特点？

ARB 目前在临床上使用非常广泛，此类药物在结尾均有"沙坦"二字，它有优良的降压效果，副作用也小，患者服用此药简单方便，所以依从性好，这类药物的作用及适宜人群大致同于 ACEI 类药物，尤其可用于不能耐受 ACEI 引起的干咳者。在降压机制方面优于 ACEI，但是 ARB 类药物价格比较昂贵。

四十六、常用的 ARB 有哪些？

1. 氯沙坦 商品名又叫科素亚，为白色椭圆形片剂，0.1g/片，此药是最早用于临床的非肽类口服的 ARB，它可明显的抑制血管紧张素 Ⅱ 的升压反应，服用剂量为 100mg/kg，作用可持续 24h 以上，科素亚对多种高血压均有效，尤其以肾素依赖性高血压的降压作用最明显，除此之外，科素亚对肾小球的出球小动脉和入球小动脉有明显的扩张作用，当肾脏灌注不足时，它能改善肾小球滤过率（GFR）。

2. 缬沙坦 商品名又叫代文，为胶囊制剂，80mg/粒，代文口服吸收快，吸收受食物影响，它是强的 AT_1 受体阻滞剂，不良反应轻，有研究表明，40 岁以上的中老年男性患者在使用缬沙坦治疗 8 周以后，性功能均有所改善。

3. 厄贝沙坦 商品名常称安博维，0.15g/片，饮食对服药无影响。一般情况下，厄贝沙坦每日150mg，每日1次比每日75mg能更好地控制24h的血压。使用厄贝沙坦每日150mg每日1次不能有效控制血压的患者，可将本品剂量增至每日300mg，或增加其他抗高血压药物。尤其是加用利尿剂（如氢氯噻嗪）已经显示出具有附加效应。在患有2型糖尿病的高血压患者中，治疗初始剂量应为每日150mg每日1次，并增量至每日300mg，每日1次，作为治疗肾病较好的维持剂量。临床研究证明，安博维使高血压合并2型糖尿病患者的肾脏受益。常见不良反应为头痛、眩晕、心悸等，偶有咳嗽，一般程度都是轻微的，呈一过性，多数患者继续服药都能耐受。

四十七、ARB 的不良反应有哪些？

与 ACEI 相比，ARB 的咳嗽及血管性水肿等不良反应发生率明显低，已报道过的不良反应有咳嗽血管性水肿、肝脏毒性、高血糖、贫血、急性胰腺炎、胎儿毒性、头痛、胃肠道反应等。

四十八、服用 ARB 要注意什么？

此类药在服用3~6周后才能达到最大的降压效应，故不适用于高血压急症的快速治疗，严重肾功能损害也不宜使用，合并妊娠高血压综合征的患者、高血钾患者及双侧肾动脉狭窄患者禁用，另外由于此类药物可引起血管神经性水肿，所以在服药过程中，身体出现水肿时要注意是否为药物引起的。

四十九、哪些高血压患者宜选用 ARB？哪些不宜选用？

明确有动脉粥样硬化，已出现蛋白尿，合并糖尿病的高血压患者，或合并心肌梗死、心绞痛、心力衰竭的患者应该首选此药，在单纯使用此药降压疗效不满意时，可与利尿剂或 CCB 联合用药，双侧肾动脉狭窄、高血钾、孕妇禁用，严重肾功能损害及血液病患者慎用。

五十、α_1 受体阻滞剂的降压机制？

血管平滑肌上有两种受体，分别命名为 α 受体与 β 受体，其中 α 受体分为 α_1 受体与 α_2 受体两种。当交感神经兴奋时，其末梢会分泌一种神经递质——去甲肾上腺素，去甲肾上腺素与 α 受体结合，引起血管平滑肌收缩，导致血压升高，而 α 受体阻滞剂能够阻滞并取消其效应，而能同时阻滞 α_1 与 α_2 两种受体的药物在降压的同时，也促进去甲肾上腺素的释放，导致心率加快，所以，临床上选择只阻滞 α_1 受体的药物来作为一线降压药，而不使用同时阻滞 α_1、α_2 受体的药物来治疗高血压，如酚妥拉明在降压的同时也促进去甲肾上腺素的释放，导致心动过速。使用利尿剂与 β 受体阻滞剂不能满意控制血压的患者，加用 α_1 受体阻滞剂可达到满意的疗效。

五十一、常用的 α_1 受体阻滞剂有哪些？

1. 哌唑嗪 商品名又称降压新、脉安平、盐酸哌唑嗪等，它对血管的接头后膜 α_1 肾上腺素受体具有高度的选择性阻滞作用，而对接头前膜或后膜的 α_2 受体几乎无亲和力，适用于轻中度高血压，尤其适用于高血压合并高脂血症的患者。嗜铬细胞瘤患者手术前亦可用本药控制血压。其也用于充血性心力衰竭及心肌梗死后心力衰竭，对常规疗法洋地黄、利尿药无效或效果不显著的心力衰竭也有效。其也可用于治疗麦角胺过量。最严重的不良反应是直立性低血压，伴心悸、晕厥，多在首次服药30~90min出现，称为首剂效应。

2. 乌拉地尔 商品名又叫压宁定，除了有外周的 α 受体阻滞剂及中枢降压的双重作用外，尚有轻度的 β 受体阻滞作用，因而具有起效快、降压作用显著、对心率无明显影响、耐受性好、适合各种类型的高血压等特点，尤其适用于重度高血压伴急性左心衰的患者，不降低左心室的射血分数，不影响心脑肾的血液供应，不引起水钠潴留，不良反应较少，偶见头痛、头晕、恶心、疲乏、心悸、心律失常、瘙痒、失眠等。直立性低血压较哌唑嗪少，无首剂效应。

五十二、α_1 受体阻滞剂的不良反应有哪些？

α_1 受体阻滞剂最突出的优点是没有明显的不良代谢作用，并对血脂有良好的影响，如能够降低低密度脂蛋白、三酰甘油，能增加高密度脂蛋白水平，并可减轻前列腺肥大的症状，但是，也有一些不良反应，表现在以下几个方面。

1. 直立性低血压　常见于首次服药的患者，表现为头晕、晕厥，在直立体位、饥饿时更容易发生，要防止此种首剂效应，可以在睡前给药，并且首次给药剂量要小些，以避免发生体位变化而引起的直立性低血压，另外在服药前可先停用 1d 利尿剂，防止血容量不足诱发低血压，引起脑供血不足及冠状动脉供血不足。

2. 水肿与体重加重　在应用此类药物过程中，有 10%～15% 的患者因不良反应停药，长期使用这类药物，其不良反应则有减轻的趋势。

3. 耐药　在使用 α₁ 受体阻滞剂较好地控制血压之后，在此后规律服药过程中，无明显诱因情况下，又发现血压升高的现象，可能与耐药有关。

五十三、联合降压有哪些优点？

高血压是由多种因素共同参与发病的疾病，发病机制也较复杂，近年来，发病率日益升高，单独使用一种降压药，检验效果往往不理想，联合用药可以根据患者的个体特点与危险分层，包括危险因素、血压水平、血压升高的机制、靶器官损害状态及患者对药物的耐受情况、经济的因素来考虑选择药物，联合用药的优点具体表现在以下两个方面。

1. 联合用药可以增加降压疗效，使血压平稳下降，如利尿剂和 β 受体阻滞剂合用，可以使降压效果加强，是比较好的配伍方案。

2. 联合用药可减少单独一种药物的剂量，从而减少药物单独使用时因为药物剂量过大而引起的不良反应，另外，还可以使药物的不良反应相互抵消，如钙通道阻滞药与 β 受体阻滞剂合用时，β 受体阻滞剂可以减轻钙通道阻滞药引起的心率加快，而钙通道阻滞药可以消除 β 受体阻滞剂轻度增加的血管外周阻力的作用。

在联合用药时还要注意到，并非所有的药物都可以联合使用，不同类的药物可以合用，同类或作用相似的不宜合用，如 ACEI 与保钾利尿剂合用，可使肾功能障碍恶化及出现高血钾；β 受体阻滞剂与非二氢吡啶类药物（如维拉帕米）合用时，由于两者都可以减慢心率，抑制心肌收缩，抑制房室传导，从而引起房室传导阻滞。

五十四、长效的降压药好，还是短效的降压药好？

长效的降压药一般是指每日需要服用 1 次的药物，短效的降压药药效一般仅可持续 4～6h，每日需要服用 2～3 次，长效的降压药可以 24h 持续平稳降压，可预防血压波动过大，防止夜间低血压、清晨高血压导致的脑血管意外，这对于中老年高血压患者尤为重要。另外长效的降压药可以使患者避免因服药次数过多导致漏服药物。一般提倡使用长效的降压药，但可以指导患者在家备用一些短效的降压药急用，如硝苯地平、卡托普利、尼群地平等，防止患者因为某种原因导致血压短期内急剧升高，而发生高血压危象或心力衰竭，这些短效的降压药均可使血压在短时间内下降，作为院前急救药还是可取的。

五十五、高血压合并心绞痛如何用药？

心绞痛之所以会发生，是因为在心肌对氧的需求增加的情况下，而冠状动脉供血达不到其需求，产生了需大于供的矛盾，从而发生心肌缺血的病症，心绞痛发生时，常常伴有血压升高，心率加快，治疗心绞痛目的是减少心肌氧耗、降低血管阻力、减慢心率、减弱心肌收缩力，以达到降低心肌耗氧的效果，使心肌对氧供求平衡，因此，在治疗高血压与治疗冠心病上很多理念是一致的。

1. 当高血压合并稳定型心绞痛时，首选 β 受体阻滞剂。β 受体阻滞剂是治疗稳定型冠心病的基石，它在降压的同时可通过降低心肌收缩力与心率达到降低心肌耗氧的目的，但要注意到此药可能掩盖低血糖的肾上腺素能兴奋的症状。其次，有 β 受体阻滞剂使用禁忌时，可选用二氢吡啶类 CCB，如氨氯地平、非洛地平，或选用非二氢吡啶类 CCB，如维拉帕米、地尔硫䓬，这些药物同样对高血压伴心绞痛有效，除了降压、抗心肌缺血外，还可以解除冠状动脉痉挛，但是要注意的是β受体阻滞剂与二氢吡啶类CCB合用可增加降压抗心肌缺血的疗效，但是与非二氢吡啶类CCB合用则可能增加严重心动过缓或传导阻滞的危险性。

2. 高血压合并不稳定型心绞痛或非ST段抬高型心肌梗死时，除了综合治疗，如卧床休息、静注硝酸酯类药物，以及应用β受体阻滞剂或非二氢吡啶类药物之外，还可以对伴前壁心肌梗死、糖尿病或左室收缩功能障碍的患者加用ACEI，对于容量超负荷的患者，往往可再加用利尿剂。

3. 高血压合并ST段抬高型心肌梗死的患者，静脉溶栓、急诊行PCI术、控制室性心律失常可能更为紧迫，此类患者，如果血压稳定，无心力衰竭或心源性休克，可以立即口服β受体阻滞剂，急性期以后的患者仍要继续口服β受体阻滞剂作为冠心病的二级预防，另外，早期使用ACEI可显著降低病死率，尤其适用于前壁心肌梗死、持久性高血压、左室功能障碍、糖尿病的患者。

4. 在治疗过程中，要注意高血压合并冠心病患者不能过度降低舒张压，因为舒张压过低会导致冠状动脉灌注压降低，冠状动脉灌注不足可引起心肌缺血诱发心绞痛或心肌梗死，舒张压一般维持在70～90mmHg比较适宜。

五十六、高血压合并左心室肥大如何用药？

高血压引起的左心室肥大是高血压预后不良的主要危险因素，也是心脏对慢性压力或容量负荷增加的一种代偿反应，左心室肥大会导致左心室充盈减少，左心室储备功能降低，常诱发室性心律失常。持久性左心室肥大还使左心室收缩功能减弱。减轻左心室肥大最重要的办法是降低患者血压，因此，在药物选择上应首选ACEI或ARB类药物，ACEI对左心室肥大有显著的疗效，它可以直接作用于RAAS，并逆转心肌肥厚；其次还可以选择CCB，如硝苯地平、维拉帕米、地尔硫草对左心室肥大也具逆转作用。

五十七、高血压合并糖尿病如何选择药物？

高血压与糖尿病是心血管疾病的主要危险因素，当高血压合并糖尿病时，对人体的心脑肾影响更为明显，因此，对于此类患者，将血糖、血压都降到理想的水平可以有效地预防心血管事件，高血压合并糖尿病的患者收缩压每降10mmHg，糖尿病相关的任何并发症风险下降12%，死亡风险下降15%，所以糖尿病患者的降压目标是<130/80mmHg，老年或伴有严重冠心病的糖尿病患者血压目标是<140/90mmHg，糖代血红蛋白应达到6%～7%，或糖代血红蛋白控制在8%～9%，空腹血糖3.9～6.1mmoL/L，餐后2h血糖要≤7.8mmoL/L，尿酮，尿糖均为阴性。

高血压合并糖尿病患者的药物选择原则是避免对糖尿病有不利影响的药物，而要选择对高血压、糖尿病引起的血管损害具有保护作用的药物，血压≥140/90mmHg的患者，应在非药物使用的基础上，立即开始使用药物治疗，伴微量蛋白尿的患者也应直接用药。首选ACEI或ARB类药物，此类药物对肾脏有保护作用，且对改善糖代谢、脂代谢均有益，也可选用利尿剂、β受体阻滞剂或二氢吡啶类药物，利尿剂、β受体阻滞剂宜小剂量使用，糖尿病患者伴有痛风或高尿酸血症时慎用利尿剂，β受体阻滞剂可使胰岛素分泌受到抑制，容易发生非酮症高渗性糖尿病昏迷，另外β受体阻滞剂还可抑制胰岛α细胞分泌胰高血糖素，故使用时要小剂量，且注意有无低血糖发作。在联合用药的方案中一定要包含ACEI或ARB。

五十八、高血压合并高血脂如何选择药物？

高血压患者常常合并脂质代谢异常：血清总胆固醇、低密度脂蛋白升高，高密度脂蛋白降低，这些都会增加高血压动脉粥样硬化，也是冠心病重要的危险因素，因此，对于合并高血脂的患者，选择降压药物的原则是既要有较好的降压效果，又不影响脂质代谢，如果能对血脂产生有利的影响最好，但至少不能有不利的影响。

1. ACEI： 此类药物长期使用对血脂无不利影响，且降压效果好，并对心脏有保护作用。

2. CCB： 也适用于合并高血脂的高血压患者，通过抑制钙离子内流，使细胞的收缩功能减弱，血管扩展，达到良好的降压作用，对三酰甘油、高密度脂蛋白均无不良影响。

3. α₁ 受体阻滞剂：此类药可降低三酰甘油、低密度脂蛋白水平，提高高密度脂蛋白水平，是治疗高血压合并高血脂的理想药物。但是要注意它的首剂效应，老年人有直立性低血压者则不宜选用它作为一线药物。

4. 利尿剂与 β 受体阻滞剂对血脂均会产生不良的影响，其中利尿剂可升高三酰甘油及低密度脂蛋白水平，对高密度脂蛋白则无影响。β 受体阻滞剂升高三酰甘油，降低高密度脂蛋白水平，对低密度则无影响，故这两类药物都不作为高血压合并高血脂患者的首选药物，但也有报道认为，小剂量的利尿剂对血糖、血脂无影响。

五十九、合并尿酸升高的患者如何选择用药？

高尿酸血症的患病率正逐年提高，高血压防治指南已把测定血液中的尿酸作为常规的检查项目。高血压常伴肾血流下降，导致近曲小管对尿酸的重吸收增加，高血压引起的微血管病变，局部组织缺血，乳酸生成增多，也可竞争性抑制肾小管排出尿酸，而局部组织缺血又造成尿酸合成增加，另外高血压常伴肥胖型胰岛素抵抗，也可导致尿酸增加，同时高尿酸血症又会导致高血压。有血尿酸升高的高血压患者，在选择降压药时必须考虑到药物对血尿酸的影响。

1. ACEI 或 ARB 可使血尿酸水平下降，尿酸排泄增加 13%～30%，二氢吡啶类 CCB 也可使血尿酸下降，这三类药物在高血压合并高血脂时均可作为首选药物。

2. β 受体阻滞剂对尿酸代谢不明显，也可以使用，噻嗪利尿剂使肾脏吸收尿酸增加，排泄分泌减少，从而尿酸升高故不宜用，吲达帕胺也可使血尿酸升高，最好不使用。

六十、高血压合并脑卒中的患者如何用药？

脑卒中也称为"中风""脑血管意外"，是一种急性脑血管疾病，是由于脑部血管突然破裂或血管阻塞导致血流不能流入大脑而引起脑组织损伤的一组疾病，包括缺血性和出血性脑卒中，缺血性脑卒中在急性期或梗死后 2～3 周，血压没有超过 160/100mmHg 的情况下，可以不用降压药，血压如果大于此水平，用药使血压维持在 140～160/90～100mmHg 即可，如果急性把血压降得太低，会使梗死范围扩大，降压药物可选用 CCB、ACEI、ARB。勿用会产生体位性低血压的药物，如哌唑嗪。出血性脑卒中急性期患者往往比缺血性脑卒中病情重，通常发病更急，常伴昏迷，此时如果收缩压＞200mmHg 或平均动脉压＞150mmHg，可以静脉使用降压药，在收缩压＞180mmHg 或平均动脉压＞130mmHg，伴有颅内高压者，在监测颅内压的同时，也应间断或持续静脉给药降压，不伴颅内高压的患者可以将血压降至 160/90mmHg 或平均动脉压 110mmHg，并密切观察病情。病情已稳定的脑卒中患者用利尿剂、CCB、ACEI、ARB 均能通过降压而发挥预防脑卒中或短暂性脑缺血发作（TIA）作用，降血压的目标一般应达到 140/90mmHg。

六十一、什么是高血压的一级预防，包括哪些内容？

一级预防也叫原发预防，是指已经有了心血管病的危险因素存在，而疾病尚未发生，或疾病处于亚临床阶段时即采取预防措施，控制或减少心血管疾病的危险因素，以减少发病率。高血压一级预防包括以下方面。

1. 减轻体重　体重指数（kg/m²）在 22 以下时，心血管病及多种慢性病的患病率、死亡率最低，体重指数＞25 称为超重，体重指数＞30 称为肥胖。

2. 改进膳食结构　首先减少钠的摄入，膳食中过多的钠盐可使血压升高，理想的摄钠标准是每日 6g 以下；其次增加钾、钙的摄入，可以食用新鲜的蔬菜水果、豆类；最后减少膳食脂肪，补充优质蛋白，限制饮酒，过量饮酒的患者高血压危险性会增加 70%～90%，每日饮酒量应限制在 10g 之内。

3. 适量运动　以不同年龄、体质、习惯选择不同运动项目，坚持三个原则：有恒、有序、有度，即长期规律、循序渐进，才能收到最大效果。

4. 注意心理卫生　是所有高血压的一级预防措施中最重要的一条，血压与情绪的关系极为密切。兴奋过度、情绪低落、焦虑不安、精神紧张、睡眠不足等都会使交感神经兴奋，分泌的激素增加，从而使血管持续收缩而引发血压升高，尤其有高血压者更为明显。反复受到不良刺激可使血压居高不下，极易诱发脑出血或冠心病猝死。因此，平时应讲究心理平衡，提高自控能力，避免过度的喜、怒、哀、乐，保持心情宽松平静，养成良好的睡眠习惯。

六十二、什么是高血压的二级预防？

高血压二级预防是指对已发生高血压的患者采取措施，进行系统的、有计划的、全面的治疗，预防高血压病情进一步发展和并发症的发生，简单来说，二级预防就是及时的、正确的治疗。由于我国患高血压的人数目庞大，每年新增大量的脑卒中患者，因而二级预防的意义重大。

1. 落实一级预防的措施。

2. 进行系统正规的抗高血压治疗，使血压降至正常范围或理想水平。

（1）通过降压治疗使血压降至正常范围内。高血压患者的血压控制到何种程度适宜，一般认为，对已有心脑并发症的患者，血压不宜降得过低，140/85mmHg 为宜，对于没有心脑并发症者，可以降得稍低一些。

（2）保护靶器官免受损害。不同的降压药物虽然都能使血压降到同样的水平，但它们对靶器官的影响却不同，如血管紧张素转换酶抑制药和 β 受体阻滞剂等，在降压的同时能逆转左心室肥大，其他降压药物就不具备这种功能；钙通道阻滞药中的硝苯地平在治疗冠心病时，可使心肌梗死复发率增加，而维拉帕米则使之减少；噻嗪类利尿剂，在降压时可引起低钾血症和低钠血症及低密度脂蛋白、三酰甘油水平升高和高密度脂蛋白降低，这些副作用均对心脏不利。

（3）强调对心血管其他危险因素的治疗。糖尿病、高血压、高血脂、吸烟均为心血管的重要危险因素，只有兼顾综合治疗，才能取得最佳效果。

六十三、高血压患者手术要注意什么？

高血压患者在手术前要进行全面的体格检查，了解血压水平与进展情况、是否伴有心脑肾的损害、是否合并其他疾病，血压水平高、重要器官损伤严重者，手术危险较大，术后并发症也较多，合并其他疾病，如冠心病、糖尿病也可加重手术的危险性。另外，应该向麻醉师告知患者病情，手术前不必停用降压药，并且要把血压降至满意的水平，药物控制血压较好的患者对麻醉的耐受性通常优于血压控制不好的患者。如果必须停用口服药者，可以考虑胃肠外用药，术后尽快恢复术前的治疗。

六十四、高血压患者怎样选择食物？

1. 确定每日的总热量，这个总热量要根据患者的身高、体重和劳动强度来决定。控制主食及脂肪摄入量，饮食中的总脂肪量不要超过总热量的 1/3，尽量少吃或不吃糖果点心、甜饮料、油炸食品等高热量食品。

2. 减少烹调用盐、油量，食用油尽量选用豆油、花生油、葵花籽油等植物油。每日食用油用量为 20~25g，每日食盐控制在 6g 以下，尽量少吃酱菜等食盐腌制类食品。

3. 少吃肥肉及各种动物性油脂，控制动物脑子、鱼籽等高胆固醇食物，多吃一些蔬菜、水果，尤其是深色蔬菜。

4. 适当增加海产品摄入，如海带、紫菜、海产鱼类等。

六十五、高血压患者如何控制体重？

肥胖作为高血压的发病原因之一，危害十分大，高血压患者在减轻体重后，血压、血脂、蛋白尿、呼吸困难都可以达到立竿见影的缓解效果，可见，控制体重十分必要。控制体重主要是控制饮食和增加体力活动，如果摄入的热量等于消耗的热量，体重就不会增加，也不会减少，如果摄入热量大于所消耗的热量，体重就会增加，反之摄入量小于消耗量，体重就减轻，可见，要控制体重，就需要摄入量低于消耗量，在计算热量时要包括零食与饮料等。控制体重是一个长期的过程，要循序渐进，忌急于求成，只有长期的坚持，才能收到较好的效果。

六十六、餐桌上有哪些"降压药"？

近年来，营养与心血管疾病的关系日益受到人们的重视，日常餐桌上许多蔬菜、水果都有类似降压的作用，我国医学对饮食治疗早有记载，食疗具有简、便、廉的特点，高血压患者可以根据自己的嗜好，选择一些具有降压作用的食物，以达到防治高血压的目的。

1. 芹菜 芹菜性凉，可清热、降血脂、降血压，炒肉片与榨汁都可以。

2. 香菇 香菇可以降低胆固醇，防止动脉硬化，是心血管疾病患者的理想食物。

3. 木耳 木耳号称血管的清道夫，它同样也是一种降血压的食物，无论是哪种食用方式，它的降血压作用都不会因此而改变。

4. 菠菜 菠菜可炒食、凉拌、作馅料或煨汤，高血压患者伴有便秘、头痛、眩晕、面赤更宜食用。

5. 绿豆 绿豆对高血压患者有很好的食疗作用，不仅有助于降压，减轻症状，而且常吃绿豆还有防止血脂升高的功效。

6. 西红柿 西红柿中含有大量的番茄柿红素等类胡萝卜素，有抗氧化、消除自由基、减缓动脉粥样硬化形成等作用，对防止心血管疾病和高血压有益。经常吃西红柿汁有缓慢降血压、利尿、消肿的作用。

7. 玉米 取玉米须煎水喝有很好的利尿消肿作用。

8. 洋葱 洋葱含有硫化物、类黄酮、苯丙素酚类、甾体皂苷类、前列腺素类等多种化学成分，具有消炎抑菌、防癌抗癌、利尿止泻及降血糖、降血脂、降胆固醇、降血压、抗血小板凝聚、预防心脑血管病、抗氧化、美容等作用，是不可多得的保健食品，常食洋葱，可长期稳定血压，降低血管脆性。

9. 苦瓜 苦瓜含胡萝卜素、烟酸、抗坏血酸、粗纤维、苦瓜素人体所需的多种营养物质。其性味苦寒，而有清热解毒、清心消暑、明目降压之功效。苦瓜可榨汁、凉拌、煮汤、炒菜食用。

10. 大蒜 每日晨起可空腹食用些糖醋蒜，同时喝些糖醋汁，可以达到降压效果，患高血压和血管硬化的人，每日喝适量的醋，可减少血液流通的阻塞。

另外，富含钾与维生素 C 的食物也有助于控制血压，如甜瓜、酸奶、土豆、柠檬等，尽量避免酗酒、饮咖啡等不良生活习惯。

六十七、高血压患者为什么要经常监测血压？

高血压是引起脑卒中的重要原因之一，大多数患者在血压升高时，会有头痛、头晕、乏力的症状，而有相当一部分患者由于身体对较高血压状态或血压波动较大的状态已经耐受，并不会有主观症状，在特殊诱因下，很容易发生心脑肾的并发症，可见，平时监测血压，按照血压水平调整用药，把血压控制在理想的水平，是多么重要，病情已经稳定，血压波动不大的患者，可以每周监测 2～3 次血压，处于药物在调整阶段的患者，监测血压的频率可以高些，每日可以测 4 次，清晨、上午、下午、晚上分别监测 1 次，对于没有高血压的患者应该每年监测 1～2 次，总之，原发性高血压大多数是不能被治愈的，只能有效控制，千万不可凭自我感觉来判断血压的高低，这样往往容易延误治疗。

六十八、高血压患者如何进行家庭治疗？

1. 注意生活起居，作息规律，遵照人体生物钟的规律，养成按时睡觉，按时起床的好习惯，不熬夜，不酗酒，不暴饮暴食。

2. 清淡饮食，限制钠盐的摄入，以低胆固醇、低脂肪食物为主，限制动物脂肪及高胆固醇的食物。少吃刺激性的食物。可以多吃富含高纤维素的食物，保持大便通畅。

3. 注意运动，控制体重，注意生活方式的改变。控制体重不能乱用减肥药物。

4. 养成良好的精神卫生，避免情绪激动。保持情绪稳定，乐观豁达，不患得患失。

5. 坚持遵照医嘱服药，调整药物应该在医生的指导下进行。

六十九、高血压患者出现鼻出血怎么办?

鼻出血是高血压患者常见的症状，尤其在干燥的秋季，有很多人出现鼻出血现象，尤其是高血压患者，出现鼻出血的情况更是频繁。其多见于中老年人，青年人也时有发生。出血多为单侧，也可为双侧，可间断反复出血，也可持续出血。高血压之所以常出现鼻出血，是因为高血压、动脉硬化患者鼻腔血管脆性增加，尤其是鼻腔后部血管弯曲度较大，经常接受血液冲击，在血压波动时，鼻腔血管就易发生破裂出血；另外，长期高血压也使鼻腔静脉系统处于淤血及扩张状态，一旦血压波动则易使鼻腔静脉破裂。一旦发生鼻出血，要注意：避免精神紧张，尤其是过度的精神紧张，会使血压升高，加重出血。控制血压，并检查出血部位，局部止血，对于鼻腔前端出血，如李氏区出血，出血量多时可行鼻腔填塞，待稳定后可行激光烧灼；对于鼻腔后端出血，前鼻孔填塞无效者，可行后鼻孔填塞；对于反复鼻出血、出血部位不能确定者，可在鼻内镜下探查出血点，电凝止血，但需注意的是，高血压患者心脏合并症多，鼻腔填塞后缺氧，容易加重心脏负担而出现意外，应注意，鼻腔填塞太紧可加重血压升高，最好采用微创填塞，如用止血绫、膨胀海绵等，如有条件，最好在鼻内镜下填塞。

七十、应如何对高血压患者进行生活方式指导?

引起高血压的发病原因复杂，遗传等先天因素没有办法改变，但是有些后天因素是可以改变。

1. 通过宣教而提高患者的知晓率、治疗率和满意控制率。让患者时时关注自己的血压，确认有高血压后，在医师的指导下开始降压治疗。

2. 高血压不能根治，但可用药物控制。高血压者要规律用药，不可随意停药或减量。高血压的治疗在于持之以恒，尤其应该注意出差、因生气情绪波动、不愉快、意外伤害或手术时的规律用药。

3. 健康的生活方式是高血压防治的基本措施。饮食总量要控制，结构要调整；戒烟少酒；适量活动，劳逸结合；积极人生，爱人爱己，心理平衡。另外在节假日注意不要暴饮暴食、酗酒、熬夜等。三餐要定时，荤素搭配，多吃新鲜蔬菜水果。不吃零食，尤其是那些"垃圾食品"。

4. 运动锻炼要持之以恒，保证充足的睡眠。

5. 不要频繁换药。降压不能过快、过猛。降压药物宜从小剂量开始，循序渐进，平稳降压，以免出现组织器官缺血或缺血加重甚至诱发脑血栓，加重肾功能损害和使心绞痛加重等。慎用广告上介绍的降压药物；中药多无明显的降压作用，广告药多有过分炒作的嫌疑，不可能有任何一种降压药物适用于所有的患者，看广告服药一是可能降压效果不好，第二可能用药不当对身体造成伤害。

第三章　心　律　失　常

一、什么是心律失常？

正常心脏的电活动起源于窦房结，并沿传导系统下传，使房室顺序、协调地收缩和舒张，完成心脏泵血功能。当心脏内冲动的发生与传导不正常而使整个心脏或其中一部分的活动变的过快、过慢或不规则，或各部分的顺序发生紊乱出现异常时，即称为心律失常。

二、心律失常的生理性病因有哪些？

心律失常的生理性病因包括运动、体位变化、情绪激动、进食、饮酒和咖啡、吸烟、睡眠、冷热刺激等。

三、心律失常的病理性病因有哪些？

1. 遗传性因素　多为基因突变导致的离子通道病。

2. 心血管疾病　包括各种功能性或器质性心血管疾病。

3. 内分泌疾病　甲状腺功能亢进或减退症、嗜铬细胞瘤、垂体功能减退症等。

4. 全身性因素　包括药物毒性作用、各种原因的酸碱失衡及电解质紊乱、神经与体液调节功能失调、交感与副交感系统平衡失调、代谢异常等。

5. 其他因素　麻醉手术、心导管检查及各种心脏介入性治疗。

6. 物理因素　电击、溺水、中暑、冷冻等。

四、心律失常应如何分类？

1. 冲动起源异常。

2. 冲动传导异常。

3. 冲动起源异常与冲动传导异常并存。

4. 人工心脏起搏参与心律。

五、冲动起源异常的分类包含哪些？

1. 冲动窦房结发出

（1）窦性心动过速。

（2）窦性心动过缓。

（3）窦性心律不齐。

（4）窦性停搏。

2. 冲动由异位节律点发出

（1）被动性异位心律：房性逸搏及心房自搏心律；房室交界性逸搏及房室交界性自搏心律；室性逸搏及心室自搏心律。

（2）主动性异位心律：期前收缩（房性、房室交界性、室性）；阵发性心动过速（室上性、室性）；心房扑动、心室扑动；心房颤动、心室颤动。

六、冲动传导异常的分类包含哪些？

1. 干扰及干扰性房室分离

2. 心脏传导阻滞

（1）窦房传导阻滞。

（2）房内及房间传导阻滞。

（3）房室传导阻滞：一度房室传导阻滞；二度房室传导阻滞；三度房室传导阻滞。

（4）室内传导阻滞：左束支阻滞；右束支阻滞；分支阻滞。

3. 各种异常旁路参与传导 预激综合征。

七、如何诊断心律失常？

心电图、24h动态心电图是主要诊断依据，心脏电生理检查、运动试验和直立倾斜试验等也是重要依据。另外，对于特殊患者，基因检测也十分重要。

八、心律失常的预后如何？

心律失常的预后与心律失常本身及其有无器质性心脏病有关。发生于无器质性心脏病基础上的心律失常包括期前收缩、室上性心动过速和心房颤动，大多预后良好。但低血钾、长Q—T间期综合征者发生室性期前收缩，易演变为多形性室性心动过速或心室颤动。发生在器质性心脏病基础上的心律失常，如本身不引起明显血流动力学障碍，预后一般良好，但如基础心脏病严重，尤其是伴心功能不全或急性心肌缺血者，预后较差。

九、心律失常应如何防治？

心律失常是否需要治疗取决于患者有无相关性症状及基础心脏疾病。其治疗包括病因治疗、发作时心律失常的控制与预防复发、去除病灶和改良基质等。

十、哪些是心律失常的常见症状？

心律失常的常见症状有突发的规律的或不规律的心悸、胸闷、胸痛、心前区不适感、气促、手脚冰凉、眩晕、乏力、黑矇、晕厥、抽搐、神志不清甚至猝死等。

十一、心悸常见的病因有什么？

心悸常见的病因有心律失常（心动过速、心动过缓、期前收缩）、心脏搏动增强及药物的应用。

十二、心悸的特点是什么？

心悸的严重程度并不一定与病情成正比，心悸一般无危险，但少数的严重心律失常可导致患者发生猝死。

十三、晕厥常见的心血管病因有哪些？

晕厥常见的心血管病因包括：心律失常造成的长时间心脏停搏或无效心输出量，急性心脏射血受阻，心肺功能不全。

十四、晕厥的特点是什么？

突发、短暂的可逆性意识丧失，心脏停搏5～10s即可发生晕厥，由于心输出量突然下降而产生的晕厥称为阿-斯综合征，是病情危重的信号。

十五、导致晕厥的心律失常有哪些？

1. 心动过速 室性心动过速、尖端扭转性心动过速、心房颤动、室上性心动过速、长Q—T间期综合征、起搏器介导的心动过速。

2. 心动过缓 病态窦房结综合征、颈动脉窦性晕厥、房室传导阻滞。

十六、血管迷走性晕厥是什么？

血管迷走性晕厥是指各种刺激通过迷走神经介导反射，导致内脏和肌肉小血管扩张及心动过缓，周边血管突然扩张，静脉血液回流心脏减少，使心脏有加快和加强收缩的反射动作，某些人会因过度激发迷走神经和副交感神经，进而引起心率忽然减慢、周边血管扩张，结果造成血压降低、脑部缺氧，表现为动脉低血压伴有短暂的意识丧失，能自行恢复，而无神经定位体征的一种综合征。

十七、血管迷走性晕厥如何分类？

血管迷走性晕厥可分为心脏抑制型（晕厥心率缓慢）、血管抑制型（晕厥伴血压下降）和混合型（两者兼有）。

十八、血管迷走性晕厥如何治疗？

对于心脏抑制型或混合型患者，当直立倾斜试验明确后，应用起搏器治疗，可有效防止心动过缓或心搏骤停，从而避免或延迟晕厥的发生。

十九、诊断心律失常的检查方法有哪些？

心律失常的检查方法有心电图、动态心电图、心电监测、植入式心电监测记录仪、食管心电图、运动试验、直立倾斜试验、阿托品试验及心脏电生理检查等。对于特殊患者，基因检测也是重要的诊断方法。

二十、什么是心电图？

心脏在每个心动周期中，由起搏点、心房、心室相继兴奋，伴随着生物电的变化，通过心电描记器从体表引出多种形式的电位变化的图形称为心电图（ECG）。

二十一、为什么要行心电图检查？

1. 帮助诊断各种心律失常；心脏疾病：心肌梗死、冠状动脉供血不足、心绞痛、心室肥大、心房扩大等；药物不良反应或中毒；电解质失调等。

2. 辅助诊断肺源性心脏病、高血压；黏液性水肿、心脏复律、人工心脏起搏、心血管造影、心导管检查。

3. 健康人、住院患者的例行体格检查、各种手术患者术前常规检查。

二十二、心电图检查的适应证有哪些？

心电图检查适应证：各种心律失常；心肌梗死，急、慢性冠状动脉供血不足及心绞痛；心室肥大，心房扩大，心包炎，心肌炎或心肌病；药物不良反应或中毒；电解质失调，肺源性心脏病、高血压；黏液性水肿、心脏复律、人工心脏起搏、心血管造影、心导管检查、外科手术的监护，健康人、住院患者的例行体格检查，各种手术患者术前常规检查。

二十三、心电图检查有什么护理措施？

对检查者解释检查的目的，告知注意事项，帮助消除思想顾虑、紧张情绪，取得合作。检查时要保持安静，勿谈话、移动体位及过度呼吸。要随时观察患者情况，危重病患者应该有医护人员陪伴。要注意保护患者隐私，冬季注意保暖。

二十四、怎样的心电图是正常心电图？

1. 其频率成人为 60～100 次/分，基本整齐。

2. 心电图上 P 波规律出现，P 波在 I、II、III、aVF、V_5 导联上直立；在 aVR 导联上倒置。

3. P—R 间期 0.12～0.20s。

4. 同一导联上 P—P 间隔相差 <0.12s。

二十五、什么是心电图分析的规则？

1. 寻找 P 波 判定 P 波的形态，以及 P 波与 QRS 波的关系。

2. 观察 QRS 波的形态

二十六、如何分析心律失常的心电图？

1. 分析 QRS 波（时间、振幅、形态）。

2. 测量心率。

3. 明确心室率（规则、相对不规则或绝对不规则）。

4. 分析 P、P′或 F 波，测量心房率，明确窦性或异位心律或绝对不规则。

5. 测量 P—R 或 R—P′间期，判断房室传导情况（1∶1 或 1∶2 或 4∶3……）。

6. 心律失常定位（房性、室性或交界性）。

7. 心律失常诊断。

8. 评价心律失常的临床意义。

二十七、长时间地记录心电图的意义是什么？

1. 有助于心律失常的定量和定性诊断。

2. 有助于解释心电变化与症状的关系。

3. 有利于评定抗心律失常药物对心律失常的疗效。

二十八、有哪些因素会干扰心电图检查的结果？

心电图机的电极摆放位置、机器自身问题、机器周围电磁干扰、受检者受寒冷刺激肌肉收缩活动等原因都可能造成干扰，可造成心电图异常。

二十九、什么是动态心电图？

24h 动态心电图是一种通过随身携带的记录器，连续不断地监测人体 24h 心电变化，再经信息处理分析系统记录的心电图。

三十、动态心电图的意义是什么？

24h 动态心电图可确定患者的心悸、头晕、昏厥等症状是否与心律失常有关，如极度心动过缓、心脏停搏、传导阻滞、室性心动过速等，也可以是监测心肌缺血的标准化方法之一。

三十一、哪些患者需要进行动态心电图检查？

1. 有异常心律、心率和传导情况需要监测的患者。

2. 用于原因不明的头晕、黑矇、昏厥患者。

3. 确定有无心肌缺血。

4. 对各种器质性心脏病患者心律失常严重程度及危险的估计，如冠心病、急性心肌梗死出院的常规检查，冠状动脉搭桥术后等。

5. 病窦综合征的诊断及决定是否安装起搏器。

6. 心脏起搏器安装后的随访及监测起搏器引起的心律失常。

7. 抗心律失常治疗的疗效观察。

三十二、行动态心电图有什么注意事项？

向被检查者解释检查目的，嘱被检查者在检查期间应经医生同意部分或全部停止应用治疗心脏病的药物，避免剧烈运动。

三十三、什么是食管心电图检查？

食管心电图是将食管导联电极从口腔送入食管，达到心脏水平时所记录到的心电图，相当于在心房和心室表面记录，对 P 波的显示尤为清楚，用于鉴别复杂的心律失常。

三十四、食管心电图的意义是什么？

食管心电图的电极与心房十分接近，P 波常常正负双向或高大直立，较常规体表心电图清晰可辨，而且该方法简便、快速、易操作，在心动过速的发生机制、诊断及鉴别诊断中发挥了重要作用。

三十五、哪些人适合进行食管心电图检查？

心动过速鉴别不明的患者适合进行食管心电图检查。食管导联心电图的电极与心房十分接近，P 波常常正负双向或高大直立，较常规体表心电图清晰可辨，而且该方法简便、快速、易操作，在心动过速的发生机制、诊断及鉴别诊断中发挥了重要作用。

三十六、行食管心电图有什么注意事项？

1. 插管注意事项 操作时动作轻柔，注意随时与患者沟通，如果患者不适时，应及时停止插管动作。

（1）一般选择从鼻孔送入电极导线，当导线经上腭部生理弯曲不易通过时，可将鼻孔外的电极导线向头顶方向上抬，即可顺利通过。

（2）如果导线送至咽部出现轻微的阻力时，可让患者做吞咽动作，随阻力消失迅速将电极导线送入食管。

（3）对一些咽部敏感的患者，插管前可让患者口里含一口水，电极导线经咽部出现轻微阻力时，令患者咽水，同时检查者迅速将电极导线送入食管，到达预期深度，或用吸管连续喝水，同时送入食管电极导线也能有效地避免电极导线误送入气管。

（4）插管中如患者出现呛咳，应立即拔出，避免电极导线误入气管。

（5）插管时，如出现明显阻力，应立即拔出，不可用力猛插。

（6）为避免反复刺激咽部引起患者紧张，最好一次插管成功。

2. 食管电极导线定位注意事项

（1）食管心电图的分区与特点：随着食管电极的深度从深到浅移动，食管心电图 P 波形态也从直立、正负双向变为倒置。

（2）最佳食管心电图 P 波的特点：P 波呈正负双向，正向波略高于负向波；最高的 P 波振幅。

（3）预测食管电极最佳深度的方法：根据患者身高推测电极导线从鼻孔到心房水平的长度，男性 35～40cm，平均 37cm；女性 33～37cm，平均 35cm。根据患者身高可快速将导线送达到预期位置并记录到最佳食管心电图。

三十七、什么是电生理检查？

心脏电生理检查是以整体心脏或心脏的一部分为对象，记录心内心电图、标测心电图和应用各种特定的电脉冲刺激，借以诊断和研究心律失常的一种方法。

三十八、电生理检查的意义是什么？

1. 提供的心律失常的机制、诊断及预后。

2. 指导筛选有效的抗心律失常药。

3. 对永久性心脏起搏器、植入型自动心律转复除颤器（ICD）、抗心动过速起搏器的适应证选择和临床的功能参数选定是必不可少的。

4. 对导管射频消融治疗心动过速更是必需的。

三十九、什么情况适合进行电生理检查？

1. 确定房室传导阻滞的精确部位。

2. 鉴别异位激动的起源（如室上性激动与室性激动的鉴别）。

3. 对预激综合征进行精确分型。

4. 检查窦房结功能。

5. 明确某些异位性心动过速的折返机制。

6. 对某些复杂的心律失常揭示发病的特殊机制及某些特殊电生理现象（如隐匿性传导、空隙现象等）。

四十、行电生理检查有什么注意事项？

1. 术前患者病情相对稳定，无不稳定型心绞痛或心力衰竭。

2. 术前应检测患者电解质、凝血功能，检查正常后方可进行。

3. 术前患者如过度紧张，可遵医嘱予镇静药物镇静。

四十一、什么是阿托品试验?

阿托品试验是鉴别病态窦房结综合征(sick sinussyn-drome，SSS)的常用方法之一。首先描计心电图作为对照，然后静注阿托品 1.5~2mg，注射后 1、2、3、5、10、15、20min 分别描计一次Ⅱ导联心电图，最终以心电图变化判别结果。

四十二、阿托品试验的意义是什么?

阿托品试验的意义是用于窦房结功能测定：如窦性心律不能增快到 90 次/分和(或)出现窦房阻滞、交界区性心律、室上性心动过速为阳性；如窦性心律大于 90 次/分为阴性，多为迷走神经功能亢进所致。

四十三、哪些人适合进行阿托品试验?

不明原因发生晕厥或怀疑病态窦房结综合征的患者适合进行阿托品试验。

四十四、行阿托品试验有什么注意事项?

1. 有青光眼或明显前列腺肥大患者慎用。

2. 不同剂量的阿托品对心脏的影响不同。小剂量阿托品可兴奋迷走神经，减慢窦性心率，P波减低，出现交界性逸搏或交界性逸搏心律，T 波增高。大剂量阿托品可解除迷走神经对心脏的抑制作用，使窦性频率加快，P 波增高，T 波降低等心电图改变。

3. 高温季节避免使用。

四十五、什么是经食管心脏调搏术?

经食管心脏调搏术是一种无创性的临床电生理诊断和治疗技术。它包括经食管心房调搏术(through esophagus atrial pacing，TEAP)和经食管心室调搏(through esophagus ventricle pacing，TEVP)。

四十六、经食管心脏调搏术的意义是什么?

经食管心脏调搏术属于无创性临床心电生理检查项目，可检测和评价某些心律失常，如病态窦房结综合征、心房颤动、预激综合征、房室结双通道及由此引起的室上性心动过速等，亦可作为非药源性治疗室上性心动过速的有效手段，为射频消融术提供了第一手资料，成功地预防了不少高危患者的心源性猝死。

四十七、什么情况适合进行经食管心脏调搏术?

1. 测定窦房结功能　主要测定窦房结恢复时间、窦房结传导时间、窦房结不应期。

2. 测定全传导系统的不应期　主要测定窦房结、心房、房室结、希-浦系统及心室的不应期。

3. 预激综合征中的应用。

4. 阵发性室上性心动过速中的应用。

5. 研究和诊断某些特殊的生理现象　如隐匿性传导、超常传导、房室结双通道及裂隙现象。

6. 药物研究中的应用　可用来研究和评价某种药物对心脏传导系统的影响，从而揭示和解释抗心律失常药物的作用机制。

7. 作为临时起搏器　用于三度房室传导阻滞和心搏骤停患者的抢救，也可作为心脏电复律术和外科危重病患者手术时的保护措施。

四十八、行经食管心脏调搏术有什么注意事项?

1. 检查前停止使用心脏活性药物 3d 以上，心脏活性药物包括多巴胺、多巴酚丁胺等。

2. 检查当日禁用咖啡饮料或油脂食物。

四十九、什么是直立倾斜试验?

直立倾斜试验是一项用于检查静脉血管是否正常的辅助检查方法。血管迷走性晕厥患者由平卧位变成倾斜位时，身体下部静脉的血流淤积程度较健康人更为显著，回心血量突然过度减少，左心室强力收缩，刺激左心室后下区的机械感受器 C 纤维，由此感受器产生强烈冲动传至脑干，反射性引起交感神经活性减低，迷走神经兴奋亢进，导致心率减慢和外周血管扩张，心输出量减少，血压下降，发生晕厥。

五十、直立倾斜试验的意义是什么？

1. 直立体位性心动过速综合征（POTS）　心率增加＞30 次/分或脉搏持续 120 次/分，多主诉有心悸、乏力、晕厥前兆。

2. 直立位低血压　收缩压降低至少 20mmHg 或舒张压降低至少 10mmHg。

3. 血管迷走性晕厥　通常表现为血压的突然下降并伴有症状，多发生于倾斜试验开始 10min 以上，常伴有心动过缓。血压下降和心率减慢可不完全平行，以心率减慢为突出表现者为心脏抑制型，以血压下降为突出表现者，心率轻度减慢为血管抑制型，心率和血压均明显下降者为混合型。

4. 自主神经功能异常　收缩压和舒张压即刻且持续降低而心率无明显增长，导致意识丧失，多伴有多汗、便秘、怕热等自主神经功能紊乱的表现。

5. 心理因素反应　有症状而没有相应的心率血压变化。

6. 脑性晕厥　在倾斜试验中脑血管超声检查提示脑血管收缩，而无低血压或心动过缓。

五十一、哪些人适合进行直立倾斜试验？

需要检查的人群：不明原因晕厥、血管异常者，还可用于评价晕厥。

五十二、行直立倾斜试验有什么注意事项？

1. 不合宜人群

（1）心脑血管病患者：主动脉瓣狭窄或左心室流出道狭窄所致晕厥者，重度二尖瓣狭窄伴晕厥者，已知有冠状动脉近端严重狭窄的晕厥患者，严重脑血管病变的晕厥患者。

（2）妊娠人群。

（3）拒绝做此试验的患者。

2. 检查前禁忌　受试前禁食 4h，备以除颤器及抢救药物。

3. 检查时要求　若为首次试验，需停用心血管活性药物 5 个半衰期以上，检查前输注普通生理盐水。若为评价药物疗效，重复试验时应安插在同一时刻，以减少自主神经昼夜变化所致的误差，并尽量保持药物剂量、持续时间等其他试验条件的一致。试验过程中，应连续监测心率血压，并进行记录。

五十三、直立倾斜试验发生紧急事件时应如何急救？

发生紧急事件时应立即放平倾斜试验床，给予吸氧。

1. 出现室性心率停搏时，应立即予胸外心脏按压进行复苏，同时使用急救药物。

2. 出现血压低时，予阿托品静脉注射，持续血压低，可配合使用升压药物。

五十四、心律失常的患者该如何护理？

1. 一般护理

（1）休息：患者心律失常发作引起心悸、胸闷、头晕等症状时应保证患者充足的休息和睡眠，休息时避免左侧卧位，以防左侧卧位时感觉到心脏搏动而加重不适。

（2）饮食：给予富含纤维素的食物，以防便秘；避免饱餐及摄入刺激性食物如咖啡、浓茶等。

2. 病情观察　连接心电监护仪，连续监测心率、心律变化，及早发现危险征兆。及时测量生命体征，测脉搏时间为 1min，同时听心率。患者出现频发多源性室性期前收缩、R-on-T 室性期前收缩、室性心动过速、二度 II 型及三度房室传导阻滞时，及时通知医生并配合处理。监测电解质变化，尤其是血钾。

3. 配合抢救　准备抢救仪器（如除颤器、心电图机、心电监护仪、临时心脏起搏器等）及各种抗心律失常药物和其他抢救药品，做好抢救准备。

4. 用药护理　应用抗心律失常药物时，密切观察药物的效果及不良反应，防止毒副反应的发生。

5. 介入治疗的护理　向患者介绍介入治疗如心导管射频消融术或心脏起搏器安置术的目的及方法，以消除患者的紧张情绪，使患者主动配合治疗。并做好介入治疗的相应护理。

五十五、出现哪六个症状应警惕心律失常？

1. 心悸　心搏异常明显时感觉心脏怦怦地搏动或前心有空落落的感觉。

2. 胸闷　胸部有无法描述的不适感觉或感觉有石头压在胸口。

3. 气短　情绪紧张和剧烈运动后发生心律失常时，原有呼吸节奏不能保证氧供，就可能有呼吸不顺畅的感觉。

4. 眩晕　脑部对血液的供应非常敏感，如果你感到眩晕，可能是脑部供血不足的信号。

5. 虚弱或疲劳　无论是肌肉，还是支配肌肉的神经，都需要血液的供养，如果供血不足，就感觉身体乏力，易疲惫。

6. 晕厥　当发生晕厥时一定要检查心脏的搏动是否正常。

五十六、心律失常患者应如何测定脉搏？

1. 测脉搏前患者情绪应稳定，避免过度活动及兴奋，如刚刚活动结束或情绪激动，应休息20min后再测。

2. 测脉搏时应使用示指、中指、无名指指端轻按于桡动脉处，压力的大小以清楚触到搏动为宜，不可用拇指诊脉，以免拇指小动脉搏动与患者脉搏相混淆。

3. 检查脉搏时，应注意数脉搏每分钟搏动多少次，脉搏搏动得是否整齐规律和强弱均匀。

4. 偏瘫患者测脉搏不宜选择患侧肢体，以免影响测量结果的准确性。

5. 脉搏短绌的患者，应由两人同时测量，一人用听诊器听心率，另一人测脉率，两人同时开始测1min。记录方法为心率/脉率/分，如心率为100次，脉率为76次则写成100/76次/分。

6. 测定小儿脉搏应在小儿安静状态下为宜，最好趁小儿熟睡时检查。

五十七、心律失常患者的饮食指导是什么？

嘱患者多食纤维素丰富的食物，保持大便通畅，戒烟酒，避免刺激性食物如咖啡、浓茶等，避免饱餐。心动过缓患者应避免排便时过度屏气，以免兴奋迷走神经而加重心动过缓。

五十八、心律失常患者的运动指导是什么？

无器质性心脏病者应积极参加体育锻炼，调整自主神经功能。器质性心脏病的患者可根据心功能情况适当活动，注意劳逸结合；最好由医生根据病情制订运动处方，选择正确的运动方式、强度、频率及时间，一般以太极拳、慢跑、步行等为主，每周3～4次，每次30min。

五十九、什么是窦性心律？

窦性心律是指激动起源于窦房结，并控制整个心脏电活动的主导节律，可分为正常窦性心律和窦性心律失常。

六十、窦性心律失常的病因是什么？

多种病变过程可损害窦房结导致窦房结起搏和（或）窦房传导功能障碍。

六十一、窦性心律失常的类型有哪些？

窦性心律失常的类型有窦性心动过速、窦性心动过缓、窦性心律不齐、窦性静止或窦性停搏、窦房传导阻滞和病态窦房结综合征。

六十二、窦性心律的心电图是怎样的？

窦性心律的心电图特征为心电图上有 P 波规律出现，P 波在 Ⅰ、Ⅱ、Ⅲ、aVF、V$_5$ 导联上直立；在 aVR 导联上倒置。

六十三、什么是窦性心动过速？

窦性心动过速是指窦性心律的频率在成人超过 100 次/分。

六十四、窦性心动过速的临床表现是怎样的？

临床上一般无症状，如心率>120 次/分，患者多感有心悸，有时可有胸闷等症状。

六十五、窦性心动过速的心电图特点是什么？

心电图上 P 波规律出现，心率>100 次/分，有时可高达 180 次/分，一般为 100～140 次/分。

六十六、窦性心动过速应如何治疗？

治疗时应以去除病因为主，如控制心力衰竭、补充血容量、控制甲状腺功能亢进、治疗发热性疾病等，必要时可给予镇静剂或 β 受体阻滞剂。

六十七、什么是窦性心动过缓？

窦性心动过缓是指窦性心律的频率低于 60 次/分。

六十八、窦性心动过缓的临床表现是怎样的？

一般无症状，如果患者心率<50 次/分或伴有严重的器质性心脏病时可以出现头晕、黑矇、乏力、胸闷、心悸甚至发生晕厥。

六十九、窦性心动过缓的心电图特点是什么？

心电图上 P 波规律出现，心率<50 次/分。

七十、窦性心动过缓应如何治疗？

对存在单纯窦性心动过缓且无症状或症状较轻的患者可以不用处理，心率缓慢显著伴相关症状者，应接受起搏器治疗。

七十一、什么是窦性心律不齐？

窦性心律不齐是指窦性心律快慢显著不等，相邻心动周期的差值≥120ms。

七十二、窦性心律不齐的心电图特点是什么？

窦性心律不齐的心电图特征：P 波为窦性；在同一心电图导联上 P—P 间期不等，相差>0.12s。

七十三、窦性心律不齐的临床表现是怎样的？

窦性心律不齐常无临床症状，经常是在患者自己测脉搏时发现心律失常，有时可有心悸的感觉。

七十四、什么是窦性停搏？

窦性停搏是指窦房结不能产生冲动，为病态窦房结综合征的主要表现之一。

七十五、窦性停搏的心电图表现是怎样的？

窦性停搏的心电图特征：长的 P—P 间期内无 P-QRS-T 波；长的 P—P 间期与短 P—P 间期不成整倍数关系。

七十六、窦性停搏的临床表现是怎样的？

心脏电活动依靠下级起搏点发出，过长时间的窦性静止如无房室交界处或心室逸搏发生则患者可出现头晕、黑矇或晕厥，严重者可发生阿-斯综合征。

七十七、窦性停搏应如何治疗？

1. 对症治疗 停搏时间较短时可无症状；时间较长时可发生昏厥，应及时抢救。治疗窦性停搏的原发病，同时输注提高心率的药物，对发作昏厥者可安装人工心脏起搏器。

2. 应用异丙肾上腺素 提高窦房结的自律性，对抗高钾血症对窦房结的抑制作用。

七十八、什么是病态窦房结综合征？

病态窦房结综合征是由于窦房结功能障碍所致的一种明显缓慢的窦性心动过缓或逸搏，常伴有房室结功能障碍，即双结病变。

七十九、病态窦房结综合征的病因是怎样的？

1. 冠状动脉供血不足或急性心肌梗死。

2. 传导系统退行性病变。

3. 心肌炎、心肌病等。

八十、病态窦房结综合征的临床表现是怎样的？

病态窦房结临床表现为头晕、晕厥、胸痛、心力衰竭、阿-斯综合征甚至发生猝死的一组综合征。

八十一、病态窦房结综合征的心电图特点是什么？

1. 明显而持久的窦性心动过缓（心率＜50 次/分），且不易用阿托品等药物纠正。

2. 多发的窦性停搏或严重的窦房阻滞。

3. 明显的窦性心动过缓伴阵发性室上性快速心律失常（如阵发性室上性心动过速、心房颤动等）。

4. 双结病变时，可不出现交界性逸搏。

八十二、病态窦房结综合征患者的检查方法有哪些？

1. 阿托品实验 静脉推注 0.04mg/kg，最快心率＜90 次/分为阳性。

2. 24h 动态心电图 最长 R—R 间期＞2.5～3.0s。

3. 食管调搏术 窦房结恢复时间＞2000ms。

八十三、病态窦房结综合征的诊断标准是什么？

在排除某些药物、神经或代谢功能紊乱等所致者外，如有下列表现可以诊断为病态窦房结综合征。

1. 显著的窦性心动过缓、窦房阻滞、窦性静止。

2. 心房颤动电击除颤，电击后有一较长时间的停搏。

八十四、病态窦房结综合征应如何治疗？

1. 病因治疗 针对不同的病因采取改善心肌供血、增加心肌营养、纠正电解质紊乱及药物过量的治疗。

2. 对症治疗 对缓慢心律失常造成的血流动力学障碍可以用山莨菪碱、阿托品、麻黄碱及异丙肾上腺素纠正，对快速心律失常一般不作处理，尽量避免使用有减慢心率及传导作用的药物。安装心脏起搏器是解决该病的最佳方法。

八十五、什么是房性期前收缩？

房性期前收缩又称房性早搏，是指冲动起源于窦房结以外心房的任何部位。

八十六、房性期前收缩的病因是什么？

1. 器质性心脏病 任何器质性心脏病均可发生，多见于冠心病、风湿性心脏病、肺源性心脏病（尤其是多源性房性期前收缩）、心肌炎、高血压心脏病、心力衰竭、急性心肌梗死等。

2. 药物及电解质　洋地黄、普鲁卡因胺、肾上腺素、异丙肾上腺素、锑剂及各种麻醉剂等的应用均可出现房性期前收缩。在酸碱平衡失调、电解质紊乱时，如低血钾、低血钙、低血镁、酸碱中毒等亦可出现房性期前收缩。

3. 神经异常状态　房性期前收缩的出现可无明显诱因，但与情绪激动、血压突然升高、过多饮酒、吸烟，喝浓茶、喝咖啡、便秘、腹胀、消化不良、失眠、体位突然改变等因素有关。

4. 内分泌疾病　甲状腺功能亢进、肾上腺疾病等。

5. 正常健康心脏　房性期前收缩在各年龄组正常人群中均可发生。

八十七、房性期前收缩是如何分类的？

1. 偶发的房性期前收缩　指房性期前收缩的次数小于心率的1/10。

2. 频繁的房性期前收缩　指房性期前收缩次数大于或等于心率的1/10。

3. 房性期前收缩成联律　如二联律、三联律，分别指第1、第2个窦性节律后有一个房性期前收缩。

4. 房性期前收缩连发　指窦性激动后连续出现2个或以上房性期前收缩。

5. 多源性房性期前收缩　房性期前收缩的期前收缩间距各不相等，房性期前收缩的形态也不完全一样。

八十八、房性期前收缩有哪些心电图特征？

1. 提早出现的 P′-QRS-T 波群，P′波形态与窦性 P 波不同。

2. P′—R≥0.12s。

3. P′波后紧跟着的 QRS 波群一般与窦性心律者相似，如无 QRS 波群时称房性期前收缩未下传，有相关的宽 QRS 波群时称房性期前收缩伴室内差异性传导。

4. 代偿间歇不完全。

八十九、房性期前收缩的危害性有哪些？

1. 大多数房性期前收缩的患者可有心悸症状。

2. 对血流动力学的影响，房性期前收缩可减少心输出量。

3. 可能诱发更严重的快速性心律失常。

九十、房性期前收缩的治疗是怎样的？

房性期前收缩通常无需治疗。当患者感觉有明显症状或从房性期前收缩发展至室上性心动过速时，应给予药物治疗。

九十一、什么是室性期前收缩？

室性期前收缩又称室性早搏，是指在窦房结冲动尚未抵达心室之前，由心室中的任何一个部位或室间隔的异位节律点提前发出电冲动引起心室的除极。

九十二、室性期前收缩的病因是什么？

1. 非器质性心脏病　包括劳累、精神创伤、浓茶、咖啡、吸烟过多、大量饮酒、睡眠不好等。

2. 器质性心脏病　包括冠心病、心肌梗死、心肌病、心力衰竭、心脏手术后、心导管操作后，洋地黄、奎尼丁、三环抗抑郁药药物中毒等。

九十三、室性期前收缩是如何分类的？

Lown 分级常用于评定室性期前收缩的严重程度，内容如下。

1. 0 级　无室性期前收缩。

2. 1 级　偶发的，单个的室性期前收缩，<30 次/分。

3. 2 级　频发的，单个的室性期前收缩，>30 次/分。

4. 3 级　多源的室性期前收缩。

5. 4A 级 连接的成对的室性期前收缩。

6. 4B 级 ≥3 次的连续的室性期前收缩。

7. 5 级 R-on-T 现象。

九十四、室性期前收缩有哪些心电图特征?

1. 提早出现的宽大畸形的 QRS 波群,时限>0.12s,ST 段和 T 波方向与 QRS 波主波方向相反。

2. QRS 波群前后无相关 P 波。

3. 代偿间期多完全。

九十五、室性期前收缩的危害性有哪些?

正常人或无器质性心脏病患者的各类期前收缩大多无临床意义。但发生于下列情况的室性期前收缩易演变为室性心动过速或心室颤动的可能大,如急性心肌梗死、冠心病心肌缺血、心肌病、低钾血症、服用洋地黄及抗心律失常等药物的毒性作用及特发或继发性长 Q—T 间期综合征等。

九十六、室性期前收缩的治疗是怎样的?

1. 对无器质性心脏病的患者,室性期前收缩不会增加其发生心源性死亡的危险性,无明显症状的患者不必予药物治疗,有明显症状的患者,应避免诱发因素,必要时予药物治疗。

2. 对于有器质性心脏病的患者,应积极治疗原发病,避免使用增加死亡风险的药物,同时注意有无洋地黄中毒或电解质紊乱。

九十七、什么是阵发性心动过速?

当心脏的异位起搏点自律性增高时,连续出现3次或3次以上的期前收缩称为阵发性心动过速。

九十八、阵发性心动过速的特点是什么?

阵发性心动过速的特点是突发突止,频率较快,常有复发的倾向,每次发作一般持续数秒、数分钟至数小时,少数可持续数日、数周甚至数月。

九十九、什么是阵发性室上性心动过速?

房性和交界性阵发性心动过速在心电图上常难以区别,异位起搏点均位于房室束(希室束)以上称为阵发性室上性心动过速(PSVT)。

一百、阵发性室上性心动过速的病因是什么?

1. 多见于无器质性心脏病者 房室折返性心动过速(AVRT)、房室结折返性心动过速(AVNRT)等。

2. 器质性心脏病 心脏瓣膜病、冠心病、高血压心脏病、肺源性心脏病、心肌病、心包疾病等。

3. 其他病因 甲状腺功能亢进、酗酒、洋地黄毒性伴低血钾。

一百零一、阵发性室上性心动过速有哪些心电图特征?

1. 持续 3 个或 3 个以上快速均齐的 QRS 波群,形态及时限正常,当伴有室内差异传导时,QRS 波群变宽。

2. 心率 160~250 次/分,节律绝对规则。

3. P'波往往不易辨认。

4. 常伴有继发性 ST-T 改变。

一百零二、阵发性室上性心动过速的症状有哪些?

阵发性室上性心动过速发病突然毫无先兆,终止也突然。其发作持续时间可为数秒、数分钟、数小时到数日。发作时重要症状为心悸、头晕、胸闷、乏力、出汗甚至发生心功能不全、休克,症状的轻重取决于发作时的心率及持续时间。

一百零三、阵发性室上性心动过速如何治疗？

1. 尝试刺激迷走神经：可以用诱导恶心、做 Valsalva 动作、按摩颈动脉窦、将面部浸于冰水内的方法尝试刺激迷走神经，从而终止阵发性室上性心动过速。

2. 首选药物为腺苷，用 6～12mg 快速静脉注射，无效时改为静脉注射维拉帕米或地尔硫草。

3. 洋地黄，如毛花苷 C 静脉注射。这种方法除伴有心力衰竭者可作为首选外，其他患者已较少应用。

4. 升压药的应用，对低血压患者，通过反射性兴奋迷走神经从而终止心动过速。

5. 以上治疗无效或当患者出现严重心绞痛、低血压、心力衰竭时应施行同步直流电复律。

6. 对长期频繁发作，且症状较重，口服药物预防效果不佳的患者，建议行射频消融术。

一百零四、常见的治疗药物有哪些？

常见的治疗药物有盐酸去氧肾上腺素、腺苷、美托洛尔、维拉帕米、地尔硫草、普罗帕酮、胺碘酮、奎尼丁、去乙酰毛花苷。

一百零五、使用三磷酸腺苷的注意事项是什么？

1. 静脉注射宜缓慢，以免引起头晕、头胀、胸闷、低血压等。

2. 治疗快速性室上性心律失常时，首剂常用 20mg 用葡萄糖液稀释至 5ml 于 20s 内快速静滴，若无效则间隔 5min，再注入 30mg，单剂注入量不超过 40mg。由于本品在终止室上性发作过程中，可发生多种心律失常和全身反应，尽管是瞬间反应，不需处理，但仍有一定潜在性危险，故使用本药时宜连续心电图监测，密切注意患者的全身反应。

3. 治疗宜从小剂量开始，无效时逐渐加量。

4. 本品对窦房结有明显抑制，故病窦综合征、窦房结功能不全、老年人慎用或不用。

一百零六、维拉帕米使用的注意事项是什么？

1. 低血压：静脉给药的主要不良反应是低血压，特别是室性心动过速的患者更容易发生低血压。

2. 注意其会诱发或加重房室传导阻滞及诱发心力衰竭。

3. 其与 β 受体阻断药或奎尼丁合用增加心脏毒性。

一百零七、洋地黄中毒应如何避免？

洋地黄轻度中毒剂量约为有效治疗量的 2 倍，以下情况用药需特别注意：心肌缺血、缺氧、低钾、肾功能不全，使用心血管药物（如胺碘酮、维拉帕米及阿司匹林等）。

一百零八、洋地黄中毒的症状有哪些？

1. 心律失常　期前收缩、反折性心律失常和传导阻滞。

2. 胃肠道反应　厌食、恶心和呕吐。

3. 神经精神症状　视觉异常（黄视、绿视）、定向力障碍、昏睡和精神错乱。

一百零九、洋地黄中毒的处理方法是什么？

1. 发生洋地黄中毒后应立即停药。

2. 单发性室性期前收缩、房室传导阻滞等停药后常自行消失。

3. 对快速性心律失常者

（1）血钾浓度低则可用静脉补钾。

（2）血钾正常可用利多卡因或苯妥英钠。

（3）电复律一般禁用易致心室颤动。

4. 传导阻滞性缓慢性心律失常：可用阿托品。

一百一十、洋地黄药物的使用注意事项是什么？

1. 个体差异大，老人及心肌缺血缺氧者慎用。

2. 定期监测血地高辛浓度，避免洋地黄中毒。

3. 测脉搏＜60 次/分或节律不规则时通知医生。

一百一十一、阵发性室上性心动过速有什么危险？

心动过速频率超过 200 次/分钟，可引起心脑器官供血不足、血压下降、晕厥、抽搐发作（阿-斯综合征）以及心绞痛、心力衰竭，甚至猝死。

一百一十二、什么是室性心动过速（PVT）？

室性心动过速简称室速，按室速发作时 QRS 波群的形态可将其分为单形性室速和多形性室速。反复持续性室速可导致严重的血流动力学的障碍，患者出现休克、晕厥，并能演变为心室颤动，是心源性猝死的重要原因。

一百一十三、室性心动过速的病因是什么？

室速常发生于各种器质性心脏病患者，最常见的为冠心病，尤其是心肌梗死患者；其次是心肌病、心力衰竭、二尖瓣脱垂、心瓣膜病等。其他病因包括代谢障碍、电解质紊乱、长 Q-T 综合征，偶可发生于无器质性心脏病。

一百一十四、室性心动过速有哪些心电图特征？

1. 房室分离。

2. 心室夺获波和室性融合波。

3. QRS 波＞0.14s。

4. 电轴显著左偏（-30° 以上）或显著右偏。

5. V_1 或 V_6 导联 QRS 波形态：单相或双相波多为室速，而三相波多为室上速伴差异性传导。

一百一十五、室上性心动过速的症状有哪些？

1. 非持续性室速（发作持续时间短于 30s，能自行终止）的患者通常无症状。

2. 持续性室速（发作持续时间超过 30s，需经药物或电复律方能终止）的患者常伴明显血流动力学障碍与心肌缺血，临床上可出现气促、少尿、低血压、晕厥、心绞痛等。

一百一十六、阵发性室性心动过速急性期应如何治疗？

1. 临床血流动力学不稳定者应立即行电复律。

2. 临床血流动力学尚稳定者可先选用抗心律失常药物治疗，无效时再选择电复律。

一百一十七、什么是心脏电复律？

心脏电复律是指在严重快速型心律失常时，用额定短暂高压强电流通过心脏，使全部或大部分心肌细胞在瞬间同时除极，造成心脏短暂的电活动停止，然后由最高自律性的起搏点（通常为窦房结）重新主导心脏节律的治疗过程。

一百一十八、心脏电复律护理应如何配合？

1. 电复律前护理

（1）向择期电复律的患者介绍电复律的目的和必要性及大致过程，并取得合作。

（2）遵医嘱做好各项术前检查及术前用药。

（3）遵医嘱停用洋地黄药物 24~48h，对出现心房颤动的患者进行抗凝治疗。

（4）电复律前禁食 4h，排空膀胱。

（5）注意备好急救药品及设备。

2. 电复律术中护理

（1）建立静脉通道，予全套心电监护、吸氧。

（2）遵医嘱使用镇静药品，至患者入睡，麻醉过程中严密观察患者的呼吸。

（3）连接除颤仪，选择同步状态，涂抹导电糊，使其处于备用状态。

（4）电击后观察患者的心律是否转为窦性心律，生命体征是否平稳，是否需要再次电复律。

3. 电复律后的护理

（1）患者卧床休息24h，清醒后2h内避免进食，以免引起恶心、呕吐。

（2）持续心电监护24h，注意心律、心率变化。

（3）密切观察病情变化，如神志、瞳孔、呼吸、血压、皮肤及肢体活动情况，及时发现患者有无栓塞征象，有无因电击而致的各种心律失常及局部皮肤灼伤、肺水肿等并发症，并协助医生进行处理。

（4）遵医嘱予抗心律失常药物使用，以维持窦性心律。

一百一十九、心脏电复律的注意事项有哪些？

1. 为保证电复律操作中的安全，尽量避免高氧环境，患者去除义齿，贴电极时要避开电复律的部位，电极片粘贴牢固，以减少信号干扰和噪声。

2. 导电糊涂抹均匀，避免局部皮肤灼伤。复律时避开溃烂或伤口部位，避开植入式起搏部位10cm。为了不损伤起搏装置，必要时采取前后位放置电极板。

3. 遵医嘱使用镇静药品，确保患者处于安静状态。

4. 电复律前，操作者要确定除颤仪处于同步电复律状态。

5. 放电时，告知所有在场医务人员严禁接触患者，病床及其他连在患者身上的任何设备避免受到意外电击。

一百二十、阵发性室性心动过速慢性期应如何治疗？

1. 抗心律失常药物的使用：常用利多卡因、普罗帕酮、美西律、胺碘酮、索他洛尔、硫酸镁、β受体阻滞剂及维拉帕米。

2. 经导管射频消融术。

3. 外科手术治疗。

4. 植入式心脏复律除颤器（ICD）。

一百二十一、什么是心房扑动？

当心房异位起搏点频率达到250～350次/分且呈规则时，引起心房快而协调的收缩称为心房扑动。

一百二十二、心房扑动的病因是什么？

心房扑动的病因多为器质性心脏病，常见于冠心病、高血压、肺源性心脏病、肺栓塞、病态窦房结综合征等。

一百二十三、心房扑动有哪些心电图特征？

1. 窦性P波消失，代之以形态、间距及振幅均整齐，呈锯齿状的扑动波F波。

2. F波频率为250～350次/分。

3. 心室律规整或不规整，取决于房室传导比例是否固定。

4. QRS波一般为室上性（窄QRS波），也可有差异性传导图形（宽QRS波）。

一百二十四、心房扑动的症状有哪些？

1. 心房扑动心室率不快时，患者可无症状。

2. 心房扑动伴极快的心室率可诱发心绞痛和心力衰竭。

3. 体格检查可见快速的颈静脉扑动。

4. 心房扑动往往不稳定，可恢复窦性心律或进展为心房颤动。

一百二十五、心房扑动如何治疗？

1. 针对原发病进行治疗。

2. 选择合适药物转复或减慢心室率。

3. 用同步直流电复律进行复律。

4. 用射频消融术治疗。

一百二十六、什么是心房颤动？

心房颤动是一种常见的快速心律失常，是指起搏点在心房的异位性心动过速，心房颤动时心房发出 350～600 次/分不规则的冲动，引起不协调的乱颤，房室传导仅能接受部分心房兴奋的传导；故心房颤动时心室搏动也呈快而不规则，频率为 120～180 次/分。

一百二十七、心房颤动的病因是什么？

无论什么性别、年龄及有无器质性疾病均可发生心房颤动，但老年人居多。心房颤动既可以是心脏疾病，又可以是全身疾病的临床表现。其常见的病因有高血压、冠心病、风湿性心脏瓣膜病、肺源性心脏病、先天性心脏病、心肌病、甲状腺功能亢进、预激综合征。

一百二十八、心房颤动有哪些心电图特征？

1. 窦性 P 波消失，代之以形态、间距及振幅均绝对不规则的心房颤动波 f 波。

2. 心房 f 波频率为 350～600 次/分。

3. 心室律绝对不规整（R—R 间期不等）。

4. QRS 波其形态和振幅与窦性基本相同或呈室内差异性传导图形。

一百二十九、心房颤动的症状有哪些？

心房颤动可有症状，也可无症状。大多数患者有心悸、气促、胸痛、疲乏、头晕或黑蒙等症状，少数患者有多尿、晕厥的症状。

一百三十、心房颤动如何治疗？

1. **药物治疗** 转复窦性节律、控制心室率、抗凝治疗。

2. **同步直流电复律。**

3. **心脏射频消融术。**

4. **外科手术。**

一百三十一、心房颤动抗凝治疗的意义？

心房颤动最大的并发症就是血栓栓塞，无论是在心房颤动时还是在药物或电复律前均需要进行抗凝治疗。血栓脱落后随血流移动导致全身不同部位的栓塞，因此应给予积极抗凝治疗。

一百三十二、心房颤动抗凝治疗的注意事项有哪些？

1. 心房颤动患者开始抗凝治疗之前应进行出血风险评估，存在出血高危的患者接受抗凝治疗应谨慎。

2. 接受抗凝治疗的患者应定期复查凝血功能，国际标准化比值（INR）推荐控制在 2～3。

3. 有抗凝药物禁忌证的患者应根据自身情况合理选择用药。

4. 特殊人群的抗凝治疗应谨慎。

（1）围术期抗凝治疗。

（2）稳定型心绞痛与外周动脉疾病。

（3）急性冠状动脉综合征和（或）经皮冠状动脉介入术（PCI）后。

（4）急性缺血性卒中。

（5）心房扑动。

（6）心房颤动复律。

一百三十三、心房颤动有哪些危害？

1. 心房颤动时心室率绝对不规则，每分输出量减少，造成患者可出现心悸、胸闷、气促、头晕等症状。

2. 心房颤动时心房失去了有效收缩，易诱发或加重心力衰竭。

3. 心房颤动时心房失去了有效收缩，可使心房内形成血栓，血栓脱落后造成脑栓塞等症状。当心房内血栓形成后，如患者恢复窦性心律，心房恢复有效收缩，此时心房内血栓更易脱落。

4. 当心房颤动伴有旁路时，可产生极快的心室率，易诱发心室颤动。

一百三十四、何谓心室颤动与心室扑动？

心室扑动简称室扑；心室颤动简称室颤，均是致命性心律失常，如不治疗，3～5min 内可致命。心室肌发生快速、不规则、不协调的连续颤动，颤动波振幅高且频率快，复律的机会较多。相反如波幅低或频率慢者，多为室性停搏的前奏。心室扑动是心室颤动的前奏，而心室颤动则是导致心源性猝死的常见心律失常，也是临终前循环衰竭的心律改变。

一百三十五、心室扑动的心电图表现是怎样的？

心室扑动心电图特点：连续而规则，宽大畸形的 QRS 波，即心室扑动波，QRS 波的时限长，在 0.12s 以上，QRS 波呈向上向下的波幅似正弦样曲线，与 T 波无法分开，QRS 波之间无等电线，QRS 波频率多在 180～250 次/分，有时可低达 150 次/分或高达 300 次/分，P 波消失。

一百三十六、心室颤动的心电图表现是怎样的？

心室颤动典型的心电图特点为 QRS-T 波群完全消失，代之以形态不同，大小各异，间距极不匀齐的颤动波（f 波），频率为 250～500 次/分，颤动波之间无等电线。

一百三十七、心室扑动与心室颤动的临床表现是什么？

心室扑动、心室颤动的临床表现主要为阿-斯综合征的表现：突然神志丧失、大动脉搏动消失、心音消失、全身抽搐、瞳孔散大、喘气性呼吸或呼吸停止，可伴有大小便失禁。

一百三十八、心室扑动与心室颤动的抢救如何进行？

1. 立即实施基础生命支持（采用 ABC 的方法）

（1）开放气道，清除呼吸道异物，维持呼吸道通畅。

（2）进行人工呼吸，频率为 16～20 次/分，建立有效呼吸。

（3）进行心前区拳击，按压心脏频率为 100 次/分，建立有效循环。

2. 建立静脉通道。

3. 迅速进行严密的心电监护 严密观察病情，及时予抢救处理。

4. 尽早进行进一步生命支持

（1）非同步直流电击除颤复律：初次复律采用 200J，争取一次成功。如未能复律，重复电击可增至 300～360J。除颤间隔期间仍要进行基础生命支持。

（2）药物复律：对电击复律疗效不佳者，或心室颤动为细颤波形，应用以肾上腺素为主的复苏药物。复苏药常与直流电复律交替使用，如电击（360J）→药物→电击→药物……。

5. 保持呼吸道通畅，吸氧 如患者自主呼吸没有恢复，应尽早行气管插管，以纠正低氧血症。

6. 纠正酸中毒 维持酸碱平衡。

一百三十九、什么是电除颤？

电除颤是以一定量的电流冲击心脏从而使心室颤动终止的方法，是治疗心室颤动的有效方法。

一百四十、进行电除颤时护理应如何配合？

1. 建立静脉通道，将急救用物准备予抢救现场。

2. 进行心肺复苏。

3. 严密进行心电监护，严密观察病情。

4. 尽量暴露患者胸前区域，尽快连接除颤仪，涂抹导电糊或准备生理盐水纱布，选择非同步状态，初次除颤采用200J，争取一次成功。如未能复律，重复电击可增至300～360J。除颤间隔期间仍要进行基础生命支持。

5. 复律同时予药物复苏。

6. 心脏复律后，除颤仪备于床边，以备患者再次发生病情变化而准备随时电除颤，除颤用物及时补充。

7. 做好记录。

一百四十一、电除颤的注意事项有哪些？

1. 若心电图显示为细颤，应坚持心脏按压或用药，先用1%肾上腺素1ml静脉推注，3～5min后可重复使用一次，使细颤波转为粗波后，方可施行电击除颤。

2. 电击时电极要与皮肤充分接触，勿留缝隙，以免发生皮肤烧灼。

3. 触电早期（3～10min内）所致的心搏骤停，宜先用利多卡因100mg静脉注射。

4. 许多患者方面的因素和操作方面的因素将影响除颤的结局。患者方面的因素包括除颤前心室颤动和心肺复苏（CRP）的时间、心肌的功能状态、酸碱平衡、缺氧和应用某些抗心律失常药。除颤成功率有时可因应用某些药物如肾上腺素而提高。操作方面的因素包括时间、除颤电极位置、电能水平和经胸阻抗等。

（1）时间影响：除颤成功最重要的因素是时间，从心室颤动开始到除颤的时间越长，成功可能越小。及早开始恰当的CRP可以增加除颤成功的可能，也可以延长除颤得以成功的时限，但CRP并不能终止心室颤动。

（2）电极位置的影响：除颤成功的第二个重要的因素是电极的位置，两个电极的安置应使心脏（首要是心室）位于电流的径路中。

（3）电能：常规的单向波除颤电能为成人首次200J，若首次除颤未能成功，则第二次除颤可用200～300J，而第三次和以后的除颤，则宜用360J；双相指数截断波（BTE）用150～200J。假如在成功的除颤后再发生心室颤动，则可用前次使患者心室颤动转复的电能。

（4）经胸阻抗（TTI）：TTI是除颤成功的第四个重要因素。成功的除颤需有足够的电流通过胸部使处于危急状态的心肌除极。TTI以欧姆表测定，表示电流通过身体的阻力，阻力越大，则电流越小，电击的能量和TTI决定确切到达心脏的电流量。虽能选择正确的电击能量，除颤技术也必须正确，以克服胸阻抗和释放的能量最大限度地到达患者。

一百四十二、如何对心室扑动和心室颤动进行预防？

心室扑动或心室颤动成功救治后，应针对病因进行治疗（如电解质的紊乱、药物中毒、其他外界因素或急性心肌梗死等），如非一过性或不可逆性疾病所致的心室扑动或心室颤动，则应该在抢救成功后及时植入心脏复律除颤器（ICD）。

一百四十三、什么是心脏传导异常？

心脏传导异常是由于解剖或功能失常而造成的持久或暂时性冲动传导异常。

一百四十四、心脏传导异常的分类有哪些？

1. 传导阻滞

（1）窦性传导阻滞。

（2）心房内传导阻滞。

（3）房室传导阻滞。

（4）心室内传导阻滞。

2. 传导加速　预激综合征。

一百四十五、什么是房室传导阻滞？

心房激动向心室传导延迟或完全不能传至心室称为房室传导阻滞（atrioventricular block，AVB），是最常见的一种传导阻滞。

一百四十六、房室传导阻滞的病因是什么？

1. 局灶性或弥漫性急性心肌炎性病变。

2. 急性心肌缺血或坏死性病变。

3. 传导系统或心肌退行性病变。

4. 损伤性病变。

5. 先天性心脏传导系统缺损。

6. 传导系统功能性病变。

一百四十七、房室传导阻滞的分型是什么？

1. 一度房室传导阻滞（传导时间延长）。

2. 二度房室传导阻滞（部分激动不能下传）。

3. 三度房室传导阻滞（传导完全中断）。

一百四十八、一度房室传导阻滞的心电图表现是怎样的？

1. P—R 间期延长＞0.20s。

2. 每个 P 波后都有 QRS 波群，房室比例为 1：1。

一百四十九、二度房室传导阻滞的心电图表现是怎样的？

1. Ⅱ度Ⅰ型房室传导阻滞

（1）P—R 间期逐渐延长，直至脱漏 1 个 QRS 波。

（2）R—R 间期逐渐缩短，直至脱漏 1 个 QRS 波时造成一长 R—R 间期。

（3）心室脱漏造成的长 R—R 间期小于任何 2 个 P—P（或 R—R）间期之和。

（4）心室脱漏后第 1 个 R—R 间期是所有短 R—R 间期中最长者，而其 P—R 间期往往正常或接近正常。

2. 二度Ⅱ型房室传导阻滞

（1）下传心室的 P—R 间期固定，可正常或延长。

（2）在同源性 P 波中有一个或占总数一半以下的 P 波未下传心室。

一百五十、三度房室传导阻滞的心电图特征是什么？

1. P 波与 QRS 波无关，各自有其规律性，即房室分离，心房率＞心室率。

2. QRS 波时限正常，频率为 40～60 次/分，提示阻滞部位较高，支配心室的起搏点在希氏束分叉以上；如 QRS 波时限增宽，频率＜40 次/分，说明阻滞部位较低，支配心室的起搏点在希氏束分叉以下。

一百五十一、房室传导阻滞应该如何治疗？

1. 去除房室传导阻滞的病因　当病因不易去除或不易很快去除时，应积极维持窦性节律。

2. 一度和二度Ⅰ型房室传导阻滞　无临床症状者，积极治疗原发病，心律失常本身不需要治疗。

3. 二度Ⅱ型和三度房室传导阻滞　心室率慢并影响血流动力学，应及时改善症状，防止发生阿-斯综合征，必要时安装永久性起搏器。

一百五十二、二度Ⅰ型房室传导阻滞、二度Ⅱ型房室传导阻滞的危险性有哪些？

此类患者有心悸症状，可诱发或加重心力衰竭，如心室率慢时或R—R间期过长，可出现头晕、黑矇、晕厥等症状，病情加重可发展成三度房室传导阻滞。

一百五十三、三度房室传导阻滞的危险性有哪些？

患者有无症状及症状的严重程度与有无室性逸搏节律及室性逸搏节律的快慢有关。如果室性逸搏节律较慢，可出现头晕、黑矇、晕厥等症状，也可诱发或加重心力衰竭；如果无室性逸搏节律，相当于心室停搏，可发生猝死；当室性逸搏节律不稳定，可逐渐减慢或突发停止，导致死亡。

一百五十四、什么是心室内传导阻滞？

心室内传导阻滞是指房室分支以下的传导阻滞。

一百五十五、心室内传导阻滞的病因是什么？

1. 右束支较粗分支较晚　右束支阻滞远较左束支阻滞常见，其最常见的病因为冠心病，也可见于高血压病、风湿性心脏病、急性和慢性肺源性心脏病、心肌炎、心肌病。这种孤立的右束支传导阻滞常见，其发病率随年龄而增加。

2. 左束支较粗分支也早　左束支阻滞常表示有弥漫性的心肌病变。最常见的病因为冠心病、高血压性心脏病或两者并存。

3. 左束支又分为左前分支及左后分支两支　左前分支较细，仅接受左前降支的血供，故易受损，而左右分支较细，接受左冠前降支及右冠后降支的双重血液供应，不易发生传导阻滞，如出现多表示病变严重。主要病因为冠心病，亦可见于高血压病、心肌病、主动脉瓣狭窄等。

一百五十六、心室内传导阻滞的心电图特征是什么？

1. 完全性右束支传导阻滞

（1）V_1导联QRS波呈rSR′型 R′>r；V_5、V_6导联呈qRs型或Rs型，s波宽钝。

（2）Ⅰ导联有终末宽钝S波，aVR导联有终末宽钝的R波。

（3）QRS波群时限≥0.12s。

（4）继发性ST-T改变：T波与QRS波主波方向相反。

2. 完全性左束支传导阻滞

（1）V_5、V_6导联出现R波增宽，其前无q波，V_1导联呈rS或QS型，S波宽钝。

（2）Ⅰ导联R波宽大或有切迹。

（3）QRS波群时限≥0.12s。

（4）继发性ST-T改变：T波与QRS波主波方向相反。

3. 不完全性左束支或右束支传导阻滞　图形与完全性束支传导阻滞类似，但QRS波群时限<0.12s。

一百五十七、心室内传导阻滞应如何治疗？

房室束分支以上阻滞形成的一度房室传导阻滞至二度房室传导阻滞，主要针对病因治疗。房室束分支以下阻滞者，应根据临床表现进行治疗。

1. 病因治疗　针对疾病发生的原因进行针对性治疗。

2. 药物治疗　一般用于临时紧急处理。

（1）拟交感神经药物（沙丁胺醇、异丙肾上腺素）。

（2）阿托品。

（3）碱性药物（碳酸氢钠、乳酸钠）。

一百五十八、什么是预激综合征？

预激综合征是指在房室传导系统之外存在附加连接组织（房室旁路束），使部分或全部心室或心房肌在正常传导系统顺传或逆传的激动传至心室或心房之前，提早出现心电激动，是一种房室传导异常的现象。

一百五十九、预激综合征的病因是什么？

预激综合征的病因是在正常房室传导系统外尚有先天性附加通道（旁路束）连接心房与心室肌，患者大多无器质性心脏病，少数有先天性心脏病和后天性心脏病。

一百六十、预激综合征有哪些心电图特征？

1. P—R 间期缩短<0.12s。

2. QRS 波起始部粗钝，称预激波或 δ 波。

3. QRS 波群增宽。

4. P—J 间期正常。

5. 继发性 ST-T 改变：主波向上的导联 ST 段下降、T 波倒置；主波向下的导联则相反。

一百六十一、预激综合征的症状有哪些？

单纯预激综合征并无症状，并发室上性心动过速时与一般室上性心动过速相似。并发心房扑动或心房颤动者，心室率多在 200 次/分左右，除心悸等不适外，尚可发生休克、心力衰竭甚至突然死亡。

一百六十二、预激综合征应如何治疗？

1. 单纯预激综合征本身不需特殊治疗。

2. 预激综合征并发其他心律失常时可对症进行药物治疗。

3. 对于药物不能控制，经常发作室上性心动过速，症状明显者，宜行电生理检查，以明确旁道部位后用电消融术、射频消融术或外科手术治疗。

第四章　心　力　衰　竭

一、什么是心力衰竭?

心力衰竭简称心衰,是指由于心脏的收缩功能和(或)舒张功能发生障碍,不能将静脉回心血量充分排出心脏,导致静脉系统血液淤积,动脉系统血液灌注不足,从而引起心脏循环障的综合征,此种障碍综合征集中表现为肺淤血、腔静脉淤血。心力衰竭并不是一个独立的疾病,而是心脏疾病发展的终末阶段。

二、心力衰竭的发病率高吗?

我国于 2000 年进行了中国心血管健康多中心合作研究,应用四阶段整群随机抽样方法在我国 10 省市抽取具有代表性的 35～74 岁成年人样本 15 518 人,调查了包括心力衰竭在内的多种心血管病及其危险因素水平。我国成人心力衰竭患病率为 0.9%,约 400 万患者,流行特点为女性高于男性,北方明显高于南方,城市高于农村,随着年龄增高,心力衰竭患者患病率显著上升。人群中心力衰竭患病人数不断扩大,对我国心血管病和老年病防治领域构成新的重要挑战。

三、心脏的解剖结构是怎样的?

心脏是人体最重要的器官之一,全身所有组织、器官的供血都由心脏来推动,心脏就像一个昼夜不停的泵,推动血液循环流动。心脏位于我们胸腔的最中央,由胸骨、肋骨和脊柱组成一个安全的“房子”,心脏就位于这个“房子”的中央,左右两侧是肺,后面有食管、大血管,心脏的外面包了两层很薄而又光滑的膜,叫作心包膜。两层心包膜之间有一空隙,称为心包腔,其中含有少量淡黄色液体,约 20ml,称为心包液。心包液在心脏搏动时起着滑润的作用,可以减少摩擦和阻力。心包膜在心脏的外围,有保护心脏不致过度扩张的功能。正因为这些结构的存在,因此,我们的心脏受到了很好的保护。整个心脏的外形像一个倒置的圆锥形,心脏的大小和我们自己的拳头大小差不多,重量约 260g,这个圆锥形不那么规则,略向左倾斜,我们的心脏约有 2/3 在胸骨正中线的左侧,1/3 在胸骨正中线的右侧,心脏搏动最明显的地方位于心尖部,当把手放在左侧乳头的稍下方的位置时就可以感受到他的搏动,正是因为心脏在不停歇的搏动,人的生命才得以延续,所以,正确认识并保护好心脏是件多么重要的事。

四、什么是急性肺水肿?

急性心衰又称为急性肺水肿,是指急性发作或加重的左心功能异常所致的心肌收缩力降低、心脏负荷加重,造成急性心输出量骤降、肺循环压力升高、周围循环阻力增加,引起肺循环充血而出现急性肺淤血、肺水肿并可伴组织、器官灌注不足和心源性休克的临床综合征,以左心衰竭最为常见。急性心衰可以在原有慢性心衰基础上急性加重或突然起病,发病前患者多数合并有器质性心血管疾病,可表现为收缩性心衰,也可以表现为舒张性心衰。急性心衰常危及生命,必须紧急抢救。

五、什么是舒张性心衰?

舒张性心衰是指在心室收缩功能正常的情况下,由于心室充盈异常和充盈压的升高而导致的肺循环或体循环淤血的一组临床综合征。其病理机制主要是由于舒张期心室的主动松弛能力受损和心室顺应性降低导致心室在舒张期的充盈障碍、左心室舒张末压增高而发生的心衰。2004 年统计的结果显示舒张性心功能不全占全部心衰住院病例的 34.1%。

2005 年欧洲心脏病学会慢性心力衰竭的诊疗指南中,舒张性心衰的诊断标准如下。

1. 存在充血性心衰的症状和体征。

2. 左心室收缩功能正常或仅轻度异常。

3. 有左心室松弛异常的证据,如以左心房扩大、左心室肥大、左心室无明显扩大和反映舒张充盈的舒张扩张性、僵硬度、E/A 比值等超声检查证据作为评价舒张功能损害的指标。

六、什么是心功能分级?

目前主要采用美国纽约心脏病学会（NYHA）的分级，将心功能分为四级，如下。

1. Ⅰ级 患者有心脏病，但日常活动量不受限制，一般体力活动不引起过度疲劳、心悸、气喘或心绞痛。

2. Ⅱ级 心脏病患者的体力活动轻度受限制。休息时无自觉症状，一般体力活动引起过度疲劳、心悸、气喘或心绞痛。

3. Ⅲ级 患者有心脏病，以致体力活动明显受限制。休息时无症状，但小于一般体力活动即可引起过度疲劳、心悸、气喘或心绞痛。

4. Ⅳ级 心脏病患者不能从事任何体力活动，休息状态下也出现心衰症状，体力活动后加重。

七、什么是心力衰竭分期?

心力衰竭分期是对以往 NYHA 心功能分级的补充。其是以心衰相关的危险因素、心脏的器质性及功能性改变、心衰的症状等为依据将心力衰竭分为 4 个阶段。

1. A 阶段 存在发生心衰可能的高危因素，但无心脏结构及功能异常。

2. B 阶段 存在心脏器质性结构改变，但从未有心衰的症状和体征。

3. C 阶段 存在心脏结构病变，过去和现在有心衰的症状和体征。

4. D 阶段 为器质性心脏病终末期患者。

八、心力衰竭的病因是什么?

心力衰竭几乎是所有心血管疾病发展到严重阶段的最终转归，心衰的基本病因无外乎两个方面：各种原因导致的心肌器质性病变及循环负荷过重。具体来说，心衰的主要病因包括冠心病、高血压、心脏瓣膜病、心肌疾病、肾衰竭、先天性心脏病等。

九、心力衰竭的诱因有什么?

心力衰竭的诱因最常见的为感染，尤其是呼吸道的感染。其他诱因包括过度的体力活动和情绪激动、钠盐摄入过多、快速型心律失常、用力大便、饱餐等。总之，在心源性或非心源性病因的作用下，只要影响到患者的血流动力学变化，如心室收缩和舒张功能、心室前后负荷、心率和传导、心肌血流和需氧量，就均可导致或诱发心衰。

十、左心衰竭有什么症状和体征?

1. 左心衰竭的症状 主要由肺静脉和毛细血管压升高、肺淤血所致。其主要临床表现如下。

（1）疲乏无力：系心输出量下降所致。

（2）呼吸困难：是左心衰竭最早出现和最常见的症状，呼吸困难最初仅发生在体力劳动或剧烈活动时，休息后可缓解，称作劳力性呼吸困难。随着淤血程度的加重，呼吸困难可在较轻的体力活动甚至休息时也发生，有的则表现为夜间阵发性呼吸困难。左心衰竭严重时，患者即使平卧休息也感到呼吸困难，被迫半卧或坐位，称为端坐呼吸。

（3）咳嗽、咳痰及咯血：痰呈白色泡沫样，小血管破裂时可出现粉红色泡沫样痰。

（4）其他症状：肾入球动脉供血减少可出现少尿甚至肾功能不全，还可出现食欲缺乏等消化道症状。

2. 体征 除原有心脏病的体征外，左心衰竭的体征还有以下两个方面。

（1）心脏方面体征：一般有心腔扩大，以左心室增大为主，左心室极度扩张时，可发生相对性二尖瓣关闭不全从而出现心尖区收缩期吹风样杂音。其常伴心率快，心尖区可闻及舒张期奔马律，肺动脉瓣区第二音亢进，部分患者可出现交替脉。

（2）肺脏方面体征：夜间阵发性呼吸困难发作时两肺有较多湿啰音，并可闻及哮鸣音干啰音，吸气和呼气均有明显困难。约有25%左心衰竭的患者产生胸腔积液，以右侧多见。

十一、右心衰竭有什么症状和体征？

1. 症状 主要由慢性持续性体循环淤血引起各脏器功能改变所致，如长期胃肠道淤血引起食欲缺乏、恶心、呕吐等；肾淤血引起尿量减少、夜尿增多、蛋白尿和肾功能减退；肝脏淤血引起上腹饱胀、肝区疼痛，长期肝脏淤血可引起心源性肝硬化。

2. 体征 除原有心脏病体征外，右心衰竭的体征还有以下几个方面。

（1）心脏体征：因右心衰竭多由左心衰竭引起，故右心衰竭时心脏增大较单纯左心衰竭更为明显，呈全心扩大。右心室显著增大，可引起相对性三尖瓣关闭不全，在三尖瓣听诊区可闻及收缩期吹风样杂音。

（2）颈静脉充盈：颈静脉充盈为右心衰竭的早期表现，严重时呈颈静脉怒张。

（3）肝大和压痛。

（4）身体下垂部位水肿：早期右心衰竭的水肿常不明显，多在颈静脉充盈和肝大较明显后才出现。先是皮下组织水分积聚，体重增加，到一定程度后才出现凹陷性水肿。皮下水肿先见于身体的下垂部位，病情严重者可发展到全身水肿。

（5）胸腔积液、腹水、心包积液。

十二、心衰患者为什么会呼吸困难？

心衰患者的心脏泵血能力减弱，大量的血液存积在心脏和静脉。另外通过循环进入其他组织器官的血液少，器官和组织所获得的氧减少，为了代偿，那么就会导致呼吸急促和诱发呼吸困难。

1. 劳力性呼吸困难 首先出现。这是随患者体力活动而发生的呼吸困难，休息后可减轻或消失。造成劳力性呼吸困难的原因如下。

（1）体力活动时机体需氧增加，但衰竭的左心不能提供与之相适应的心输出量，机体缺氧加剧。

（2）体力活动时，心率加快，舒张期缩短，一方面冠状动脉灌注不足，加剧心肌缺氧，另一方面左心室充盈减少加重肺淤血。

（3）体力活动时，回心血量增多，肺淤血加重，肺顺应性降低，通气做功增加，患者感到呼吸困难。

2. 夜间阵发性呼吸困难 指患者夜间入睡后因突感气闷被惊醒，在端坐咳喘后缓解，称为夜间阵发性呼吸困难，这是左心衰竭的典型表现。其发生机制如下。

（1）患者平卧后，胸腔容积减少，不利于通气。

（2）入睡后，迷走神经相对兴奋，使支气管收缩，气道阻力增大。

（3）入睡后由于中枢神经系统处于相对抑制状态，反射的敏感性降低，只有当肺淤血使血氧分压（PaO_2）下降到一定程度时，才刺激呼吸中枢，使通气增强，患者也随之被惊醒，并感到气促。若发作时伴有哮鸣音，则称为心源性哮喘。

3. 端坐呼吸 指心衰患者平卧可加重呼吸困难而被迫采取端坐或半卧体位以减轻呼吸困难的状态，称为端坐呼吸。出现端坐呼吸提示心衰已引起明显的肺循环充血。端坐体位可减轻肺淤血，从而使患者呼吸困难减轻，原因如下。

（1）端坐时部分血液因重力关系转移到躯体下半部，使肺淤血减轻。

（2）端坐时膈肌位置相对下移，胸腔容积增大，肺活量增加；特别是心衰伴有腹水和肝脾大时，端坐体位使被挤压的胸腔得到舒缓，通气改善。

（3）平卧时身体下半部的水肿液吸收入血增多，而端坐位则可减少水肿液的吸收，肺淤血减轻。

十三、心衰患者为什么会水肿？

水肿是右心衰竭的患者的主要体征，右心衰竭时水肿的发生与多因素有关：

1. 最重要的首推水钠潴留和毛细血管流体静脉压增高。右心衰竭时体液总量明显增多，体液增多是由于水钠潴留。但血清钠的浓度可不增高，甚至偏低，这是因为过多体液的稀释作用、低钠饮食或服用利尿药而造成利钠的缘故。当患者摄入较大量的钠盐时体液潴留迅速加快，临床症状加重；而当控制钠盐摄入时水肿就明显消减。

2. 体静脉血压和毛细血管流体静脉压增高　心衰时体静脉血压增高由下述三个因素所引起。

（1）心收缩力减弱致排血量减少，不能适应静脉回流。

（2）静脉紧张度增高：心输出量减少通过颈动脉窦压力感受器反射地引起静脉壁紧张度升高，小静脉收缩使回心血量增加和静脉血管容量减少，从而导致静脉血压升高。因此用血管扩张药能使静脉血压下降和改善心衰症状。

（3）水钠潴留使血容量增多。

上述三因素的作用引起静脉血压升高，后者又引起毛细管流体静压增高。

十四、心衰患者为什么会乏力？

心衰患者通常会觉得疲乏无力甚至有患者描述感觉整个人都是软绵绵的、没有力气。这是因为心衰导致心输出量下降，各脏器和四肢缺血的缘故。心衰患者的低血压状态也是引起乏力的原因之一。在心衰患者的治疗中，常会用到利尿剂，利尿剂如果导致低钾血症，也会出现乏力的现象。心衰患者感觉乏力时应注意做好防跌倒的宣教，尤其在起床活动、如厕后等体位改变的瞬间。

十五、心衰患者为什么会尿少？

急性心衰尤其是心源性休克时，心功能的急剧恶化，可引起急性肾损伤，从而导致尿少。慢性心力衰竭时，心输出量降低可引起肾动脉灌注不足，静脉压力增加，肾小球滤过率降低，出现尿少甚至逐渐出现蛋白尿、肾衰竭。

十六、心力衰竭患者为什么会有腹水？

正常状态下，人体腹腔内有少量液体（一般少于 200ml），其对肠道蠕动起润滑作用，在任何病理状态下导致腹腔内液体量增加超过 200ml 时，称为腹水。右心衰竭的患者出现腹水的原因主要是下腔静脉回流受阻，导致肝静脉压力增高，肝内毛细血管压力增加，静水压增加，血浆成分外渗，导致腹水形成。心源性的腹水属于漏出液。

十七、大量腹水的患者护理需要注意哪些方面？

1. 卧床休息　休息环境应安静、舒适，尚能下床活动者，应按时做轻微的活动，以增强体力和消化功能。大量腹水影响呼吸者应卧床休息，取半卧位。

2. 饮食护理　控制钠盐摄入，少尿时减少饮水。若同时用利尿剂者应注意进食柑橘、西瓜汁等含钾离子食物。粥、汤、藕粉、饼干可调配供给，目的是增进患者食欲，保证营养成分摄入。

3. 精神护理　对患者关心、体贴，生活上多加照顾，精神上多加安慰，以树立加强治疗疾病的信心，使疾病早日康复。

4. 皮肤及口腔护理　保持床铺平整干燥，因臀部、阴囊、下肢、足踝部水肿，可用棉垫垫起，长期卧床的患者，每 2h 翻身 1 次，身体受压部位给予热敷和按摩，以促进血液循环，预防压疮发生。在进餐前注意口腔护理。

十八、心力衰竭患者为什么会觉得心率很快？

1. 心力衰竭时，心输出量减少，动脉血压下降，对颈动脉窦和主动脉弓血管壁压力感受器的刺激减少，反射性地使心率加快。

2. 严重心力衰竭时，心室舒张末期容积和压力增高，使静脉回血血量减少，导致右心和腔静脉淤血，刺激该处的压力和容量感受器，冲动沿迷走神经传入中枢，使迷走神经紧张度降低，交感神经兴奋，心率加快。

3. 缺氧刺激呼吸中枢，使呼吸加深加快，呼吸的改变可反射性地影响循环功能，一般表现为心率加快。

十九、心力衰竭患者为什么会腹胀、食欲差？

胃肠道及肝淤血引起腹胀、食欲缺乏、恶心、呕吐等是右心衰竭最常见的症状。右心衰竭会导致体循环淤血，腔静脉及毛细血管血液积聚，血液积聚于胃肠道，从而导致一个胃肠道淤血的症状，从而引起胃肠道消化功能不佳，胃胀、食欲差等不适的症状。

二十、心力衰竭患者为什么会出现室性心律失常？

心力衰竭患者由于心肌缺血、心室重塑导致结构异常、心肌肥厚扩张，极易发生室性心律失常。发生室性心律失常的原因主要有以下几个方面：

1. 血流动力学异常 致心肌触发活动及自律性增强。心室扩张时，不同部位的电生理变化存在非均一性，电活动不均匀，复极不均匀，心肌自律性增强，诱发室性心律失常。

2. 心肌缺血 心肌纤维化致心肌细胞电生理变化。心力衰竭时，由于长期心肌缺血及炎症反应等因素，致心室肌细胞肥厚及心室肌细胞间纤维化形成，使心肌细胞间缝隙连接的表面区域及偶联变少，从而改变了心肌的传导性能，使心肌电传导缓慢，导致"传导延迟"和"单向阻滞"发生，形成折返机制产生室性心律失常。

3. 神经内分泌过度激活 肾素-血管紧张素-醛固酮系统（RAAS）及交感神经系统是其主要神经内分泌因子，RAAS及交感神经系统不仅在心力衰竭的发生发展中起到主要作用，而且在室性心律失常发生中也起到关键作用。RAAS能增加血管、心室的容积和压力致心室扩张，使心肌触发活动及自律性增加，促发心律失常。

4. 电解质紊乱 尤其是低钾、低镁血症。心力衰竭时，尤其是心功能Ⅲ级及Ⅳ级的心力衰竭患者，胃肠淤血较重，加之感染等因素影响下，患者消化功能差，不思饮食，此时如果不适当利尿，可致低钾血症、低镁血症。低钾血症、低镁血症时使心肌细胞4相自动除极速度增快，增加了心肌细胞自律性，并引起早期后除极而引发触发活动，导致室性心律失常发生。

二十一、心力衰竭患者为什么会出现心房颤动？

心力衰竭时，由于心输出量的下降，左心室舒张末期容积增加，心房内血液淤滞，心房内压力升高，心房内径增大，心房结构的变化，增加了复极和除极的自主性和不均匀性，也易诱发折返的形成，从而诱发心房颤动的发生。而心房颤动发生后，由于心房快速而不均匀的除极，使心房肌收缩极不协调，导致心房向心室排血功能丧失，不能有效地将心房内血液排入心室，舒张期心室充盈不足，心输出量下降，也会进一步促进心力衰竭的发生。

二十二、心力衰竭患者为什么要做心电图检查？

心力衰竭的病因十分复杂，病程进展也非常迅速，为了及早明确病因和采取最适合的治疗措施，常常需要做各种辅助检查来帮助医生作出准确的判断。心电图就是其中非常重要的检查手段之一。通常把心力衰竭看作是各种心脏病发展的严重和最终阶段。因此，不同原因的心脏疾病导致的心力衰竭，不同类型的心力衰竭，在心电图上可以提供不同的信息。例如，左心衰竭在心电图上通常表现为左心室肥大伴劳损，左心房增大；右心衰竭在心电图上通常表现为右心室肥大伴劳损，右心房增大；冠心病心肌梗死导致的心力衰竭，心电图上会有相应梗死区域心肌缺血坏死的特征性改变；扩张型心肌病导致的心力衰竭，可能会出现心室束支传导阻滞的图形；肺源性心脏病导致的心力衰竭，在心电图上可能会呈现一个广泛的低电压状态等。心力衰竭相关的心电图表现虽无一定特异性，但紧密结合临床基础心脏病，评估心力衰竭原因及寻找加重心力衰竭的诱因有一定帮助。

二十三、心力衰竭患者为什么要做心脏超声检查？

临床上用于心力衰竭的无创影像学检查手段，包括心脏超声检查、心肌核素显像、心血管系统磁共振（CMRI）等。其中，心脏超声检查是应用最广泛，且简便、经济、有效的无创影像学检查手段。心脏超声检查是能动态显示心腔内结构、心脏的搏动和血液流动的仪器，对人体没有损伤。心脏探头就像摄像机的镜头，将探头放在胸前来回移动，随着探头的转动，心脏的各个结构清晰地显示在屏幕上。通过心脏超声检查，可以更直观地看到心脏的结构、各腔室的大小、室壁的运动、瓣膜的开放等，很好地评价心脏的整体功能。

二十四、心力衰竭患者为什么要做胸部 X 线检查？

通过胸部 X 线检查，可查见心影大小及外形，为心脏病的病因诊断提供重要的参考资料，根据心脏扩大程度的动态改变也可间接地反映心脏功能状态。例如，左心室增大心影可呈"靴形心"，左心房增大心影呈"梨形心"。心胸比例是指心脏横径在 X 线片的投影与胸廓相应位置的最大横径相比的比例。正常心胸比例不大于 0.5。通常认为心胸比例大于 0.5 为心脏影扩大，多与心力衰竭有关。若有肺淤血，主要表现为肺门血管影增强，由于肺动脉压力增高可见肺动脉增宽，进一步的间质性肺水肿可使肺野模糊，Kerley B 线是在肺野外侧清晰可见的水平线状影，肺小叶间隔内积液的表现，是慢性肺淤血的特征性表现。

二十五、心力衰竭患者为什么要做六分钟步行试验？

运动耐力下降是心力衰竭的主要特征之一，呼吸困难、气短、乏力是衡量心力衰竭患者运动耐力下降的最主要的客观标准。六分钟步行试验简单、易行、安全、重复性好，作为评价心力衰竭患者运动耐力的指标被广泛运用。具体方法是选择安静、通风的长 30m 左右的平坦走廊，在地面画一条直线，每 5m 作一标记，走廊两头及中间均各安放椅子一把以供患者休息时用。试验前告知患者目的、方法及注意事项，试验前后均测量患者的血压、心率、呼吸频率，试验中可佩带遥测心电监测仪以检测患者心电图。试验时患者尽可能地在指定距离内来回行走，并详细记录 6min 内所行进的最大距离，六分钟步行试验可以评价心力衰竭患者的心功能，并且有益于评估心力衰竭患者的预后，还可用于心力衰竭患者的运动疗法，有益于心力衰竭患者运动耐量的提高及心功能的恢复。

二十六、心力衰竭患者为什么要反复抽血？

1. 心力衰竭患者的诊断除了可能引起心力衰竭的病史和心力衰竭的临床症状以外，很重要的一个方面就是化验、检查的结果。其中，化验结果就是通过抽血来检查的，对心力衰竭患者而言，医生比较关注的指标是脑钠肽（BNP），可以反映心功能。对于心肌梗死导致的心力衰竭，血中心肌酶、肌钙蛋白的水平，可以反映出心肌细胞受损的程度，反映出心力衰竭的水平及预后。

2. 抽血查肝肾功能，查血糖、血脂水平等，全面了解心力衰竭患者有无其他合并症、并发症，为临床医生选择治疗方案及药物提供参考依据。

3. 心力衰竭患者常伴有各种电解质紊乱，其既影响治疗，又可诱发及加重心力衰竭甚至死亡。心力衰竭严重时胃肠淤血、水肿致食欲缺乏，易导致低钾血症；利尿剂导致的排钾增多，ACEI 类药物也可能引起高血钾；一些患者过分严格控制钠盐的摄入等原因也可以导致低钠血症。

4. 抽血还可以用来查某些药物的浓度，如洋地黄浓度，防止洋地黄药物中毒。长时间用硝普钠扩血管的患者查氰化物浓度，以防氰化物中毒。

二十七、什么是脑钠肽？

脑钠肽（BNP）是一种神经激素，在心脏容量扩展和压力负荷过重时由心室分泌。研究表明，BNP 浓度升高有其重要的病理生理意义，用于心力衰竭的诊断、治疗及预后的评估，已成为国际上公认的心力衰竭血浆标志物。以往对于心力衰竭的诊断主要依据患者的症状、病史、X 线片、超声心动图及医生的经验来进行判断和治疗，而且临床症状如呼吸困难、气短、下肢水肿等对于心力衰竭诊断不具特异性。因此，容易误诊，尤其对于无症状心力衰竭、老年人及肥胖患者误诊率更高。而 BNP 值主要与左心室舒张末压力有关，影响 BNP 分泌的关键因素是心室前负荷的增加。因此，BNP 有助于早期心力衰竭的诊断。BNP 在心力衰竭患者中的应用主要体现在以下几个方面：①对判断呼吸困难是心源性还是非心源性起到了重要作用；②用于无症状心力衰竭的诊断；③用于舒张性心力衰竭的诊断；④评估心力衰竭患者的预后；⑤BNP 对心力衰竭有治疗作用。BNP 已被开发成一类治疗失代偿性心力衰竭的新药，用以改善心力衰竭患者的血流动力学状况，显著降低患者肺毛细血管楔压、肺动脉压力、心房压和体循环血管阻力，减轻心脏前负荷，减轻心力衰竭患者临床症状。

二十八、什么是瓣膜反流？

人体的心脏分为左心房、左心室和右心房、右心室四个心腔，两个心房分别和两个心室相连，两个心室和两个大动脉相连。心脏瓣膜就生长在心房和心室之间、心室和大动脉之间，起到单向阀门的作用，以保证血流单方向运动，在保证心脏的正常功能中起重要作用。人体的四个瓣膜分别称为二尖瓣、三尖瓣、主动脉瓣和肺动脉瓣。二尖瓣由前（大）瓣和后（小）瓣两叶组成。三尖瓣由前、后、隔瓣三个瓣叶组成。主动脉瓣和肺动脉均由三个瓣叶组成。瓣叶正常时是非常薄的、光滑的、富有弹性的。随着心力衰竭进展，心脏各腔室明显增大。瓣环被动牵拉扩大，使得瓣叶相对缩小。瓣叶不能闭合，导致瓣膜反流。当然，瓣膜反流的原因还可以是多方面的：如冠心病心肌缺血导致乳头肌功能障碍，或心肌坏死导致腱索断裂，进而发生反流；主动脉夹层导致主动脉根部扩张、变形，主动脉瓣关闭不全，发生主动脉瓣反流；心脏肿瘤侵蚀瓣叶，破坏了瓣叶组织或机械阻挡瓣叶关闭，瓣膜反流；马方综合征升主动脉扩张，牵拉主动脉瓣环，使瓣环扩大，结构改变，导致主动脉瓣相对减小，瓣膜本身发生黏液变性，可能发生脱垂，两种因素导致主动脉瓣舒张期不能完全闭合，进而发生反流等。瓣膜反流主要可以通过听诊和超声心动图检查明确诊断。

二十九、什么是射血分数？

左室射血分数（left ventricular ejection fractions，LVEF）是指每搏输出量占心室舒张末期容积量的百分比。心室收缩时并不能将心室的血液全部射入动脉，正常成人静息状态下，心室舒张期的容积：左心室约为 145ml，右心室约为 137ml，每搏输出量为 60～80ml，即射血完毕时心室尚有一定量的余血，把每搏输出量占心室舒张期容积的百分比称为射血分数，一般 50% 以上属于正常范围，人体安静时的射血分数为 55%～65%。射血分数与心肌的收缩能力有关，心肌收缩能力越强，则每搏输出量越多，射血分数也越大。正常情况下左室射血分数为≥50%，若小于此值即为心功能不全。

三十、什么是心室重构？

心力衰竭发生的基本机制是心室重构。心室重构是指心室由于心肌损伤或负荷增加所产生的大小、形状、室壁厚度和组织结构等一系列变化。它的特征如下。

1. 伴有胚胎基因表达的病理性心肌细胞肥大，导致心肌细胞收缩力降低，寿命缩短。

2. 心肌细胞凋亡是心力衰竭走向失代偿的转折点。

3. 心肌细胞外基质过度纤维化或降解增加。临床表现为心肌肌重、心室容量的增加和心室形状的改变。初期心肌损伤以后，代偿机制激活，心室的负荷加重，此时，心脏的功能尚可调节至生理范围或只有轻微降低，患者的自我感觉症状不明显，或仅有劳动性气促、阵发性夜间呼吸困难、容易疲劳、咳嗽等症状，属于心力衰竭的早期。随着心室的不断肥大，心功能会不断恶化，左心室无法再排出足够的动脉血来满足身体的需要，心力衰竭的症状就越来越明显，患者出现呼吸困难、不能平卧、心慌气短、疲劳乏力、尿少水肿等症状，劳动后更加明显甚至有些患者无法进行体力活动。当心室的结构形状及大小发生显著变化以后，心肌收缩能力下降，尤其是由椭圆形逐渐变为球形以后，导致二尖瓣关闭不全，心室排血量更无法满足机体的需要。这是因为二尖瓣位于左心房和左心室之间，含氧动脉血经肺静脉进入左心房，然后通过二尖瓣进入左心室，当左心室收缩时，二尖瓣关闭，动脉血就被泵入主动脉，进而被输送到全身。心室球形变化以后，二尖瓣关闭不全，动脉血随着左心室的收缩会有一部分反流回心房，从而进入主动脉的血量就会减少，无法满足机体需要，心力衰竭到达晚期，上述心力衰竭症状更加明显。

三十一、什么是心排血指数？

心排血指数是以每平方米体表面积计算的心输出量，具体算法：（心率×每搏输出量）/体表面积。心脏指数可以将体型大小不一的患者进行直接比较。安静和空腹情况下的心排血指数称为静息心排血指数，其是分析、比较不同个体心功能时常用的评定指标。心输出量是以个体为单位来计算的。实际上，身体矮小和高大的人新陈代谢水平明显不同，用心输出量的绝对值进行不同个体之间的心功能比较显然不够全面。实验资料表明，人体静息时的心输出量与个体表面积成正比。因此，以每平方米体表面积计算的心输出量，即心排血指数，是比较不同个体之间心脏泵血功能的较好指标。

三十二、什么是心输出量？

心输出量是指每分钟一侧心室射出的血液总量，又称每分输出量。左心室、右心室的输出量基本相等。心室每次搏动输出的血量称为每搏输出量，人体静息时约为70ml（60～80ml），如果每分钟心率平均为75次，则每分钟输出的血量约为5000ml（4500～6000ml），即每分输出量。通常所称的心输出量，一般都是指每分输出量。心输出量是评价循环系统效率高低的重要指标。心输出量在很大程度上是和全身组织细胞的新陈代谢率相适应。

三十三、什么是前负荷？

前负荷又叫容量负荷，是心室收缩之前的阻力或负荷。实际上是心室舒张末期容量或心室舒张末期室壁张力的反应，与静脉回心血量有关，在一定范围内，静脉回流量增加，则前负荷增加。如短时间内输入大量液体、甲状腺功能亢进、慢性贫血、主动脉瓣反流、房间隔缺损等均可导致前负荷增加。大汗、腹泻、失血等导致的有效循环血量减少，可使前负荷降低。

三十四、什么是后负荷？

后负荷亦称压力负荷，是指心室开始收缩射血时所受到的阻力，即室壁承受的张力。动脉血压是决定后负荷的主要因素。外周阻力增大，主动脉压力升高时，心脏需要做更多的功才能射出正常血压条件下相同的血量，否则会使心输出量减少，后负荷降低有利于心脏射血。如果动脉压（后负荷）持续增高，心室肌将因长期处于收缩加强状态而逐渐肥大，随后发生病理改变，导致泵血功能减退，于是发生心力衰竭。对左心室来说，在无主动脉瓣狭窄或主动脉瓣缩窄时，其后负荷主要取决于以下因素。

1. 主动脉的顺应性　即主动脉内容量随压力升高管壁扩张的能力，如血管壁增厚，则顺应性降低。

2. 外周血管阻力　取决于小动脉血管床的横断面积及血管紧张度，后者受血管和体液因素的影响。

3. 血液黏度　血液黏度增高，则外周血管阻力增大。

4. 循环血容量。

其中，以外周血管阻力为最重要，临床上常以此作为左心室后负荷的指标。左心室后负荷增加常见于高血压、主动脉瓣狭窄等；右心室后负荷常见于肺动脉高压、肺动脉瓣狭窄、肺阻塞性疾病及肺栓塞等。

三十五、什么是中心静脉压？

中心静脉压（CVP）是指上下腔静脉及右心房的压力，正常值为5～12cmH$_2$O。在一定程度上其反映了测压当时患者的有效血容量、心功能和血管张力等综合状况。因此，连续测定中心静脉压的改变，可动态地了解血容量的变化及判断心脏对补液的耐受能力，是调节输液治疗的一个重要参考指标。当中心静脉压和血压都低时，提示血容量严重不足，应加快补液；当中心静脉压高，血压低时，提示心功能不全，应给予改善心力衰竭的措施。

中心静脉测压操作时应注意：①必须严格无菌操作；②测压管零点必须与右心房中部在同一平

面，体位变动后应重新校正零点；③导管应保持通畅，否则会影响测压结果。

三十六、心源性哮喘与支气管哮喘如何鉴别？

心源性哮喘是急性左心功能不全时出现的喘息症状，与支气管哮喘的鉴别要点可归纳为以下几点。

1. 病史 支气管哮喘有哮喘发作史、个人或家族过敏病史；心源性哮喘则有高血压心脏、冠心病、风湿性心脏病或梅毒性心脏病病史。

2. 发病年龄 支气管哮喘多见于青少年；心源性哮喘则多见于中老年。

3. 发病季节 支气管哮喘多好发于春秋季节；心源性哮喘的发病季节性则不明显。

4. 肺部体征 支气管哮喘表现为呼气时间延长、可闻及较广泛的哮鸣音，若有痰则为白色泡沫痰；心源性哮喘在两肺可闻及较多的干性啰音，有大量粉红色的泡沫痰。

5. 心脏体征 支气管哮喘无心脏病基础者正常；心源性哮喘者可见左心增大、奔马律及病理性杂音。

6. 胸部 X 线检查 支气管哮喘肺野清晰或透亮度增高；心源性哮喘患者可见肺淤血及左心增大。

7. 有效治疗药物 支气管哮喘用 β_2 受体激动剂、氨茶碱；心源性哮喘则需用洋地黄、吗啡、利尿剂、氨茶碱。

三十七、鼾症和心力衰竭有什么关系？

睡眠呼吸暂停综合征，俗称鼾症，是一种常见的睡眠呼吸障碍性疾患。其特点是在 7h 的睡眠过程中，发生呼吸暂停和低通气 30 次以上，或每小时睡眠过程中发生呼吸暂停和低通气 5 次以上。近 10 余年来，人们研究发现睡眠呼吸暂停综合征在人群中的发病率为 1%～4%，男性多于女性，在心力衰竭患者中发病率可高达 40%～50%。睡眠呼吸暂停综合征患者反复发生呼吸暂停和低通气，导致体内低氧血症，低氧血症可使肺动脉痉挛，导致肺动脉高压，从而导致右心负荷的增加。还可通过促使儿茶酚胺类激素释放，致外周血管收缩，从而导致血压升高，左心室负荷加重。睡眠呼吸暂停综合征和心力衰竭的关系是互为因果、相互影响并形成恶性循环。鼾症合并心力衰竭的患者应特别注意氧疗。夜间经鼻低流量吸氧可以提高夜间平均血氧饱和度，减少呼吸暂停和低通气发生。而无创性正压通气是治疗鼾症合并心力衰竭的最有效方法，不仅可以减少呼吸暂停和低通气发生，改善睡眠，还可以通过减少回心血量，降低交感神经活性来改善心功能，改善心力衰竭患者生活质量及提高存活率。

三十八、心肌梗死和心力衰竭有什么关系？

心肌梗死是指心肌持久而严重的缺血缺氧直至坏死，是冠心病最严重的阶段。因为缺血导致的心肌器质性损伤，心肌梗死后常伴有心功能的下降甚至发生心力衰竭。

心肌梗死所致心力衰竭通常有以下几种情况。

1. 心肌梗死后泵功能与梗死面积大小和心肌细胞坏死量有着密切的关系。

2. 心肌梗死后心室重塑，梗死区瘢痕形成，心室壁变薄、室壁运动减弱或消失甚至室壁瘤形成而出现心肌肌重、心室容量的增加和心室形状的改变，使心脏扩大，心室球样变和心室收缩力下降而导致心力衰竭。

3. 梗死前反复的心绞痛或无症状性心肌缺血使部分或多数心肌处于缺血状态而形成冬眠心肌，心肌收缩能力减弱而导致心力衰竭发生。

4. 缺血导致的机械性损伤，如二尖瓣乳头肌功能不全或腱索断裂、室间隔穿孔、游离壁破裂等，以上情况亦是导致心力衰竭的重要原因之一。

5. 炎性细胞因子，尤其是肿瘤坏死因子、白介素等直接作用于心肌细胞，引起心肌细胞肥大、凋亡、坏死，并且炎症因子使心肌细胞外基质结构及功能发生变化，致心肌细胞外基质重构，导致心室重塑，从而心力衰竭发生。

三十九、高血压和心力衰竭有什么关系？

高血压是一种常见的心血管疾病，长时间的高血压可引起心、脑、肾等靶器官损害。而高血压对心脏的损害开始通常表现为左心室肥大。持续性高血压常并发左心室肥大，发生率可高达20%～40%。在高血压时，由于心室的后负荷增加，致心肌细胞代偿性肥大，心肌间质胶原纤维合成增加，肥大的心肌细胞合成蛋白质的能力增加，进而使室壁增厚或心腔扩大，心室重量增加，导致左心室肥大形成。高血压左心室肥大是心力衰竭发生的独立危险因素。随着左心室肥大的加重，最初表现为左心室弹性和顺应性下降，然后心室僵硬度增加，最终导致左心室舒张功能障碍。因此，高血压左心室肥大是单纯性舒张性心力衰竭最常见的病因。随着心室压力及容量负荷进一步超载可致左心室收缩功能下降，因此可以说左心室肥大是导致心力衰竭发生、发展的重要危险因素，是独立于血压之外的增加心力衰竭发病率的一个重要独立因素。高血压左心室肥大除可以导致心力衰竭发生之外，对心脏的直接危害作用还可以使冠状动脉血流储备减少及室性心律失常发生率增加。

四十、慢性肾功能不全和心力衰竭有什么关系？

慢性心力衰竭和慢性肾功能不全相互影响、互相制约。心力衰竭时由于心输出量的下降，有效循环血量的降低，肾脏灌注不足，肾小球滤过率降低致肾排钠减少引起水钠潴留；肾灌注不足，肾血管收缩，会引起肾脏缺氧，导致肾脏细胞死亡和纤维化，也会引发肾脏损伤。慢性心力衰竭是引起肾功能恶化以致发展到终末期尿毒症，导致死亡的主要原因之一。慢性肾功能不全也是导致慢性心力衰竭发生和加重的原因之一，或成为其独立因素。尿毒症对心肌有直接损害作用。其机制包括贫血、高血压、水钠潴留、同型半胱氨酸水平升高、甲状旁腺激素水平升高及氧化应激等。近些年来，人们越来越重视慢性心力衰竭、肾功能不全及贫血三者的关系，把三者关系称为心肾贫血综合征，即慢性心力衰竭可以引起肾功能损伤甚至可发生肾衰竭，心力衰竭与肾功能不全又可导致贫血发生，而贫血又可使心脏缺血、缺氧，心脏负荷增加可加重心力衰竭的恶化，并使肾功能进一步恶化，形成恶性循环。

四十一、先天性心脏病和心力衰竭有什么关系？

先天性心脏病是先天畸形中最常见的一类。根据血流动力学结合病理生理变化，先天性心脏病可分为发绀型和非发绀型，也可根据有无分流分为三类：无分流型（如肺动脉狭窄、主动脉缩窄）、左至右分流型（如房间隔缺损、室间隔缺损、动脉导管未闭）和右至左分流型（如法洛四联症、大血管错位）。简单而轻微的畸形如房间隔缺损、单纯肺动脉瓣狭窄，如缺损直径小，则对血流动力学无明显影响，可以终身不需任何治疗。一些相对较严重的畸形很早就会出现很明显的心力衰竭症状，需及时手术处理。

四十二、糖尿病与心力衰竭有什么关系？

糖尿病患者70%以上死于心血管系统疾病，是非糖尿病人群心血管系统疾病发病率及死亡率的2～3倍。美国国家胆固醇教育计划成人治疗组指南Ⅲ亦指出，糖尿病是冠心病的等危症。2型糖尿病患者经常合并高血压、心房颤动和心室顺应性降低等，糖尿病患者也通常较早出现舒张期心功能不全，因此，糖尿病的患病率逐渐升高，由糖尿病导致的心力衰竭也正受到人们的关注。有研究证实糖尿病患者发生心力衰竭的危险性会明显增加，提示糖尿病是心力衰竭的独立危险因素。心力衰竭和糖尿病往往互相影响、互为危险因素。糖尿病导致心力衰竭的具体机制未明，研究表明：交感神经系统和RAAS激活、高血糖、内皮功能异常可能是糖尿病导致心力衰竭的主要途径。

四十三、心力衰竭的妇女可以妊娠吗？

心力衰竭的妇女能否妊娠，主要取决于心功能的状况，对于心功能Ⅰ～Ⅱ级的育龄妇女，可以妊娠，但需要严密检测。心功能Ⅲ～Ⅳ级的育龄妇女，妊娠期的发病率、死亡率均较高，尤其严重的右心室高压、艾森曼格综合征、严重主动脉瓣狭窄、马方综合征、主动脉严重缩窄时，妊娠是高度危险的，建议避孕或及时终止妊娠。

四十四、孕妇伴有心力衰竭需要注意什么？

妊娠期的孕妇总循环血量于妊娠第 6 周开始逐渐增加，至 32～43 周达到高峰，比未孕时增加 35%～45%，心输出量增加 30%～40%，心率也增快。妊娠期子宫增大，体重增加，导致水钠潴留，膈肌上升使心脏向左、向上移位。分娩期，孕妇能量和消耗明显增加。产后 3d 内，子宫缩复至大量血液进入体循环，使循环血量再次增加。总之，妊娠期 32～43 周、分娩期、产后 3d 内，是患有心脏病孕妇最危险的时期，应警惕心力衰竭的发生。

1. 心力衰竭孕妇妊娠期的注意事项

（1）加强孕期保健。孕妇转入高危门诊，胎龄＜20 周时每 2 周产检 1 次；＞20 周后每周产检 1 次，评估心功能和胎儿情况，防止早期心力衰竭。

（2）保证充分休息，每日睡眠 10h 以上，宜取左侧卧位或半卧位，限制体力活动，避免劳累和精神刺激。

（3）摄取高蛋白、高维生素、含钙和铁等矿物质的食物，多食新鲜蔬菜水果，防止便秘，限制食盐＜4～5g/d，防止水肿。

（4）积极防止心力衰竭的诱发因素，包括预防感染、注意口腔卫生、纠正贫血、改善维生素缺乏等。

（5）孕妇及其家属需要掌握监护技巧，包括识别早期心力衰竭的症状，监测胎心、胎动、宫底、体重等。

2. 心力衰竭孕妇分娩期注意事项 第一产程时左侧半卧位休息，运用呼吸及放松技巧，缓解子宫收缩不适，尽量缩短第二产程，必要时由医护人员行阴道助产或剖宫产，防止急性心力衰竭的发生。胎儿娩出后立即在腹部压沙袋，防止腹压骤减而发生心力衰竭，密切观察产后出血情况。

3. 心力衰竭孕妇产褥期注意事项

（1）产后 24h 绝对卧床休息，半卧位或左侧卧位。

（2）合理饮食，预防便秘。

（3）产后心功能 Ⅰ～Ⅱ 级者，鼓励母乳喂养，心功能 Ⅲ～Ⅳ 级者给予人工喂养。保证充分的休息及充足睡眠，防止产褥感染。

四十五、利尿剂有什么作用？

利尿剂是治疗心力衰竭的主要药物之一。利尿剂可以抑制肾小管特定部位对钠、氯的重吸收，增加尿量和钠的排泄，减轻心力衰竭的水钠潴留，减少静脉回流，降低心脏的前负荷。至今利尿剂仍是唯一可以充分控制心力衰竭液体潴留的治疗药物，可尽快减轻患者的临床症状，于数小时或数日内减轻肺水肿和外周性水肿。因此，合理应用利尿剂是采用其他药物治疗心力衰竭的基础。不同的利尿剂作用于肾小管部位不同，目前用于心力衰竭治疗的利尿剂主要有三类：第一类是髓袢利尿剂，也称强效利尿剂，代表药物为呋塞米；第二类为噻嗪类利尿剂，也称中效利尿剂，代表药物为氢氯噻嗪；第三类为保钾利尿剂，也称弱效利尿剂，代表药物有螺内酯、氨苯蝶啶。

利尿剂的应用要重点监测以下几方面：①髓袢利尿剂利尿的同时也排钾，应监测血钾水平，观察有无低钾血症，及时补充钾离子；②噻嗪类利尿剂可以影响血脂、血糖、尿酸代谢，观察其有无异常；③长期应用利尿剂应监测尿量、出入液量水平，防止过度利尿导致血容量不足、血压下降、心力衰竭恶化。

四十六、血管紧张素转换酶抑制药有什么作用？

血管紧张素转换酶抑制药（ACEI）是十分重要的治疗心力衰竭的药物，它的作用是抑制血管紧张素转换酶，防止血管紧张素 Ⅰ 转化为血管紧张素 Ⅱ，从而抑制了血管紧张素 Ⅱ 与受体结合后产生的血管收缩、血管平滑肌增殖、心肌肥厚和重塑等效应。它还可以抑制缓激肽的降解，使缓激肽聚积，产生扩张血管，降低心肌氧耗的作用。因此，血管紧张素转换酶抑制药的应用，可以缓解心力衰竭患者的症状，包括呼吸困难减轻、运动耐量及生活质量提高、可显著改善左心室功能、提高左室射血分数。ACEI 不仅可用于收缩性心力衰竭的治疗，同样可用于舒张性心力衰竭的治疗，可减轻左心室肥大、延缓心室重构、改善心肌顺应性、延缓心力衰竭进展。

ACEI 不良反应大致可分为两方面：其一是与血管紧张素 Ⅱ 抑制有关，如低血压、肾功能损伤、钾潴留等；其二是抑制缓激肽的降解，使缓激肽聚积有关，如咳嗽、血管神经性水肿等。

四十七、β 受体阻滞剂有什么作用？

β 受体阻滞剂主要通过以下机制治疗心力衰竭：降低交感神经过度兴奋，降低心率、延长心室舒张充盈、降低心肌耗氧量、增加心肌血流灌注、恢复心肌舒张和收缩功能的协调性，延缓心室重塑。在应用 β 受体阻滞剂过程中，初始剂量要小，如患者血流动力学稳定，可逐渐增加剂量，以每 2～4 周剂量加倍为宜，直至达到靶剂量或最大耐受剂量。在血流动力学稳定的前提下，β 受体阻滞剂剂量越大获益越好，并存在剂量依赖性效应。在应用 β 受体阻滞剂过程中，尽量避免突然更改剂量甚至停用 β 受体阻滞剂。由于 β 受体阻滞剂存在"反跳"效应的危险，随意停用 β 受体阻滞剂可增加临床失代偿的危险，可加重心肌缺血，使心力衰竭进一步恶化或致心血管事件发生。另外，长期应用 β 受体阻滞剂时还要密切监测血脂、血糖的水平。

四十八、醛固酮受体拮抗剂有什么作用？

早在 20 世纪 70 年代，人们就发现醛固酮受体拮抗剂能和醛固酮竞争结合肾远曲小管和集合管细胞中的醛固酮受体，具有阻滞醛固酮保钠排钾及水钠潴留的作用，因此把它作为一种利尿剂，应用于慢性充血性心力衰竭的治疗。近年来人们通过对心力衰竭机制的重新认识，认识到心力衰竭发生的本质是心室重塑，其心力衰竭恶化是多种神经内分泌因子参与心室重塑的过程，并发现醛固酮不但可以影响机体水钠潴留，而且可以作用于心血管系统，有独立于血管紧张素 Ⅱ 和相加于血管紧张素 Ⅱ 对心脏结构和功能的不利作用。故近年来醛固酮受体拮抗剂在慢性心力衰竭的治疗作用又得以重新评价，认为是继 ACEI 和 β 受体阻滞剂后第三个能降低心力衰竭患者死亡的有效药物。

四十九、去乙酰毛花苷有什么作用？

去乙酰毛花苷是最常用的洋地黄类药物之一，是临床常用的正性肌力药物。其主要用于急性心力衰竭发作和心功能Ⅳ级的心力衰竭患者，可明显提高这些患者的射血分数，改善症状。尤其对于伴有快速型心房颤动、心房扑动或室上性心动过速患者效果更加明显。由于洋地黄类药物在心力衰竭治疗中治疗剂量几乎与中毒剂量相等，因此，应特别注意观察有无洋地黄中毒的迹象。其毒性反应可以有心脏方面表现，也有心脏外的表现。心脏外的表现主要为胃肠道反应（食欲缺乏、恶心、呕吐等）及神经系统不良反应（视觉障碍、头晕、头痛、失眠、定向障碍等）。心脏方面主要表现为心律失常，最常见为频发室性期前收缩，其次为房室传导阻滞。去乙酰毛花苷静脉推注过程中速度要慢，监测心率的变化，观察患者反应，如患者出现心率低于 60 次/分，或出现明显的不适反应时应立即停止静脉推药，报告医生。遵医嘱查血钾水平，因为低血钾是诱发洋地黄类药物毒性反应的常见原因，及时补钾。

五十、硝普钠有什么作用？

硝普钠作为一种强效、速效、短效的血管扩张剂，在心衰治疗尤其急性心衰的治疗中对改善心功能不全时血流动力学异常有独特的优势。硝普钠的基本药理作用是动、静脉血管扩张作用，降低心脏前、后负荷，其扩血管的机制主要是松弛血管平滑肌。硝普钠使用过程中要注意避光、现配现用、小剂量开始缓慢加量，停药时缓慢减量至停用。用药过程中注意监测血压水平。

五十一、新活素有什么作用？

新活素（冻干重组人脑利钠肽）是肾素-血管紧张素-醛固酮系统（RAAS）的天然拮抗剂，它可以拮抗心肌细胞、心纤维原细胞和血管平滑肌细胞内的内皮素、去甲肾上腺素和醛固酮。它可以提高肾小球滤过率，增强钠的排泄，减少肾素和醛固酮的分泌，亦抑制后叶加压素及交感神经的保钠保水、升高血压作用。脑钠肽参与了血压、血容量及水盐平衡的调节，增加血管通透性，降低体循环血管阻力及血浆容量，从而降低了心脏前后负荷，并增加心输出量，没有正性肌力作用，不增加心肌的耗氧。总之，新活素是具有里程碑意义的心衰治疗药物，可迅速改善心衰症状，有效阻止心室重构。

五十二、左西孟旦有什么作用？

左西孟旦为钙离子增敏剂，通过改变钙的结合信息传递而起作用。直接与肌钙蛋白相结合，使钙离子诱导的心肌收缩所必需的心肌纤维蛋白的空间构型得以稳定，从而使心肌收缩力增加，而心率、心肌耗氧量无明显变化。同时其具有强力的扩血管作用，通过激活三磷酸腺苷（ATP）敏感的钾通道使血管扩张，本品主要使外周静脉扩张，使心脏前负荷降低，对治疗心力衰竭有利。当大剂量使用时，具有一定的磷酸二酯酶抑制作用，可使心肌细胞内 cAMP 浓度增高，发挥额外的正性肌力作用。左西孟旦适用于传统治疗（利尿剂、血管紧张素转换酶抑制药和洋地黄类）疗效不佳，并且需要增加心肌收缩力的急性失代偿心力衰竭（ADHF）的短期治疗。

五十三、什么是主动脉内球囊反搏？

主动脉内球囊反搏（IABP）是指将一球囊导管置于降主动脉近端，主动脉内气囊通过与心动周期同步的充放气，达到辅助循环的作用。在舒张早期主动脉瓣关闭后瞬间立即充气于球囊，大部分血流逆行向上升高主动脉根部压力，增加大脑及冠状动脉血流灌注，小部分血流被挤向下肢和肾脏，轻度增加外周灌注。在等容收缩期主动脉瓣开放前瞬间快速排空气囊，产生"空穴"效应，降低心脏后负荷、左心室舒张末期容积及室壁张力，减少心脏做功及心肌耗氧，增加心输出量。IABP在心脏内科最主要适用于急性心肌梗死合并心力衰竭的治疗。

五十四、什么是体外膜肺氧合？

体外膜肺氧合（ECMO）是指将血液从体内引到体外，经膜肺氧合再用泵将血灌入体内，可进行较长时间心肺支持。ECMO 治疗期间，心脏和肺得到充分休息，全身氧供和血流动力学处在相对稳定的状态。膜肺氧合器可以进行有效的二氧化碳排除和氧的摄取，驱动泵使血液周而复始的在机体内流动，为肺功能和心功能恢复赢得宝贵的时间。ECMO 呼吸和循环支持的优越性体现在以下几个方面：①可以提供较长时间的心肺支持，为心肺功能恢复赢得宝贵的时间；②有效地改善低氧血症；③有效的循环支持；④避免长时间高氧吸入所致的氧中毒；⑤避免了机械通气所致的气道损伤。

五十五、什么是埋藏式自动复律除颤器？

心源性猝死是现代医学面临的一个重要问题，而心源性猝死绝大部分是由心室颤动引起，埋藏式自动复律除颤器（ICD）在这种情况下应运而生，这种装置可以对自发性心室颤动作出有效的反应，感知危及生命的恶性心律失常，通过及时的复律除颤和必要时的起搏挽救患者的生命。ICD 的基本组成包括：用于监测心电信号和释放电治疗的电极导线系统及脉冲发生器。

五十六、什么情况需要装 ICD？

已有系列研究证明，ICD 能改善心力衰竭患者的症状和预后。ACC/AHA 的 2005 年成人慢性心力衰竭诊断治疗指南中，已将恶性室性心律失常史及左室射血分数≤30%的心力衰竭患者列为ICD 的 I 类指征。

五十七、ICD 术后需要注意什么？

1. 术后短期内注意事项

（1）术后 24h 内要绝对卧床，取平卧位或低坡卧位，禁止翻身，术后第 2 日可适当术侧卧位。术后 1 周内术侧肢体制动，并加强观察心律变化。在术后恢复期进行肢体功能锻炼时要遵循循序渐进的原则，避免患侧肢体做剧烈重复的甩手动作、大幅度地外展、上抬及患侧肩部负重。

（2）术后早期应保持局部敷料清洁干燥，如敷料有碰湿或脱落的情况要及时更换。在拆线后仍要保持局部皮肤清洁，不穿过紧的内衣，若术后出现局部红肿痛甚至皮肤溃烂，此时不宜在家中自行处理。若同时伴有发热等全身症状，则要考虑感染的可能，应及时到医院检查治疗。

2. 术后康复期的注意事项

（1）一般来说安装起搏器术后患者原有的头晕、乏力等症状会随之改善，但如果术后持续出现上述症状，应到医院就诊。

（2）安置起搏器术后是否应该继续服药取决于患者原有疾病的病情。起搏器只能解决心脏传导上的问题，如果原来心功能较差或伴有其他的心脏疾病，仍应根据病情坚持服药，这样可以有效地维护心功能，降低起搏器本身对心功能的影响。

（3）术后早期进行肢体功能锻炼有利于局部血液循环，有利于切口愈合。早期可能会有轻微的切口疼痛，这属正常现象，在出院后仍应坚持下去。锻炼应循序渐进，不可操之过急，逐渐加大幅度，做抬臂、扩胸或"爬墙"等运动，直到手臂可举过头顶摸到对侧耳垂，尽早恢复正常肢体功能，是提高患者术后生活质量的保证。

（4）一般来说在患者出院后起搏器的工作已趋向稳定，但很多患者时常担心起搏器会突然故障或停止工作，实际上电池内的电是不可能突然用空的，它只会慢慢消耗。因此心脏决不会突然停搏。但有时也会发生一些意外情况，当患者无意中进入了高压电磁场或不小心超越了手提电话与起搏器的安全距离时，患者就可能出现一些全身异样的感觉。严重情况下可能会引起心律失常。此时患者不必惊慌，只要离开现场，起搏器就会很快恢复正常。在某些意外情况下，起搏器遭到严重的撞击，或肢体过度负重时，起搏器会出现工作异常甚至导线断离，此时患者可有不同程度的不适感。严重的起搏器依赖患者可能会重新出现黑矇、眩晕等症状，自测脉搏会发现心率减慢至正常以下。此时应立即停止活动，将患侧肢体制动，并携带好起搏器卡（上面记载着起搏器的植入时间，类型等重要资料），尽快赶到医院，接受医生检查。

（5）当出现恶性心律失常事件时，ICD 会放电，频发心律失常时甚至会反复放电，患者出现恐惧感，频繁放电应及时就医。

五十八、什么是心脏再同步治疗？

心脏有节律的同步收缩和舒张是实现泵血功能的必要条件。当心肌存在病变时，会出现电活动和（或）机械活动不同步，心脏在收缩时丧失了房室间、左右心室间甚至左心室局部之间的协调运动，从而导致心脏收缩功能下降、二尖瓣关闭不全，即所谓心脏失同步化。超过 1/3 的心力衰竭患者存在心脏失同步化。心脏再同步治疗（CRT）即植入右心室及左心室电机，同步起搏左右心室，恢复心室同步收缩。对于心力衰竭伴心室失同步患者，这种治疗可以改善左心室整体功能，增加左心室充盈时间，减少间隔矛盾运动及二尖瓣反流。

五十九、什么是心脏移植手术？

世界上首例心脏移植手术于 1967 年在南非开普敦完成，患者术后 18d 死于肺部感染。1868 年成功完成第二例成人心脏移植手术，从此世界各个医学中心兴起了心脏移植的热潮，随着手术方式、供心保护、术后排斥反应及免疫抑制药物等方面的改善，尤其是 20 世纪 80 年代，随着环孢素的问世，心脏移植技术越来越成熟。目前，心脏移植被认为是临床治疗终末期心脏病最为有效的方法。

心脏移植术的适应证有：经内外科治疗都效果不佳的终末期心脏病患者，无不可逆重度肺动脉高压，其他重要脏器功能正常或可逆，精神状态稳定，对术后的继续治疗和积极的生活方式有充分的信心。事实上，心脏移植具体适应证主要根据病情的发展和对预后的估计，一般认为预计患者的寿命不足半年到一年为终末期，但是作出判断有时很困难，心律失常往往诱发猝死使患者失去了手术机会。目前，缺血性心肌病和心肌病是心脏移植的两大主要疾病。

六十、心脏移植术后需要注意什么？

心脏移植术挽救了不少严重心脏病患者的生命，但是，术后的护理非常重要，主要注意以下几个方面。

1. 心脏移植术后的抗排异治疗 由于移植早期排异活性最高，随着时间推移排异活性下降，但一般不会完全消失。移植早期需要的免疫抑制剂浓度最高，以后逐渐减低至最低的维持水平以预防排异反应再发。因此，注意按时按医嘱服药，不可随意减量或停药。

2. 感染的管理与控制 患者本身抵抗力弱、营养不良、长期卧床甚至在心脏移植前已有潜在的致病菌侵入或病灶的存在；加之围术期抗生素特别是免疫抑制剂的使用；以及围术期医护人员外在的各种有创操作、管道介入、空气环境物品的无菌与洁净度，均会使感染成为心脏移植术后早期的并发症，术后应严格无菌操作、控制感染途径。

3. 心理问题及护理

（1）恐惧、焦虑、抑郁：心脏移植术后患者由于对治疗过程不了解及对第二次生命的过分重视，对自身及环境的细微变化过于敏感，容易出现恐惧、焦虑及抑郁等不良心理反应。医护人员应经常主动的与患者沟通，了解患者的顾虑，给予鼓励；在治疗及检查时多做解释工作；提供患者感兴趣的事物，使其放松心情，以乐观的情绪配合医务人员的工作。

（2）孤独、寂寞、无助感：患者虽然转入普通病房，但是由于大量免疫抑制剂的使用，患者仍需隔离，则容易产生孤独、寂寞、失落情绪。医护人员应及早向患者解释隔离的重要性，了解患者的需要，尽量按患者要求布置病房，在病情允许的情况下可安排受过简单培训的家属陪住或探视。

（3）患者角色强化：多数心脏移植患者在刚刚进入康复阶段时，强化自己患者的角色，对他人的依赖性增强。医护人员应鼓励患者进行康复训练，并提供与其相似病例康复的实例来增强其康复信心，同时还应加强家属的心理指导，共同帮助患者向健康角色的转换。

（4）精神病性症状：患者在治疗过程中，诸多心理压力及某些药物的应用都可能会引起精神病性症状，以致造成患者生理和心理的双重伤害。医护人员应经常评估患者的精神状况，与患者建立良好的护患关系，取得患者的信任，及早发现问题，及时给予帮助，必要时应用药物治疗。

4. 术后饮食及活动 应根据病情逐渐增加，每日需保持一定的热量，长期用激素时热量消耗大、食欲好，但消化功能差，应给高蛋白、高碳水化合物、多种维生素、低脂肪的饮食。特别是心、肾移植患者的饮食要少盐。活动遵循循序渐进原则，逐渐增加活动量。

六十一、心力衰竭患者为什么需要长期服药？

心力衰竭是心脏的泵血不能满足机体代谢需要，以心室重构、心腔扩大，泵血功能逐步减退为主要表现。因此，它是一个逐步恶化的过程。我们常用的抗心力衰竭治疗措施也仅是能尽可能地控制和延缓心力衰竭的进展，没有办法完全逆转心室重构。心力衰竭的治疗没有特效药，它是一个长期的过程。擅自停药和中断治疗会让心功能恶化甚至诱发急性心力衰竭发作。因此，坚持规范的抗心力衰竭治疗和自我管理，对于心力衰竭患者尤为重要。

六十二、心力衰竭患者为什么需要定期复查？

心力衰竭患者之所以需要定期复查，这是因为心力衰竭治疗是一个长期的过程，医生需要根据患者的情况，如血压、血糖、肝肾功能等水平，有无肾功能不全、糖尿病等其他合并症等情况及时调整药物的种类及剂量。另外，一些抗心力衰竭的药物有各自不同的不良反应，需要及时监测。例如，袢利尿剂导致的电解质紊乱的监测，噻嗪类利尿剂导致的血糖紊乱的监测，β受体阻滞剂、ACEI类等抗心力衰竭药物导致血压降低需要监测等。另外，通过定期复查心脏彩超、心电图等，可以了解心功能的状况，了解心力衰竭有无加重或改善，从而给医生制订治疗方案提供依据。

六十三、心力衰竭患者的自我管理为什么很重要？

心力衰竭往往是一个长期的慢性的病程，医生提供的药物治疗非常重要，但是，患者自身的配合和自我管理也同样重要。良好的遵循医嘱行为，主动积极的获取心力衰竭的相关知识，关注自身疾病的变化，监测并记录自身疾病的进展，发现心力衰竭的预警信号及时就医等，都是自我管理的内容。而自我管理不好的患者，往往不规律服药，饮食、活动不遵医嘱，很容易导致心力衰竭症状加重，加速病情进展。

六十四、心力衰竭患者为什么要限盐？

心力衰竭患者要求低盐饮食，要求每日摄入盐量少于 6g，重度心力衰竭、伴肾功能不全的心力衰竭患者，摄入盐量应更少。限制含钠高的食品如腌制品、罐头等食物摄入，可用糖、醋、蒜等调味增进食欲。限盐是因为过多的盐分会导致心力衰竭患者水分潴留在体内，加重循环负荷，加重心力衰竭进展。

六十五、心力衰竭患者为什么要限水？

心力衰竭患者应严格限制水分的摄入，这和限盐的道理是一样的，过多的水分潴留在体内，会增加循环负荷，加重心力衰竭。严重心力衰竭的患者每日摄入水量控制在前一日的尿量的基础上加500ml 左右。

六十六、心力衰竭患者怎样记出入液量？

最好仔细记录心力衰竭患者每日的液体出入情况，以便更好地监测和控制心力衰竭。可以准备一个专用的饮水用的量杯和带刻度的尿壶，每次饮水和尿量及时记录，其他的食物包括大便需要换算成含水量再记录。例如，100g 的米饭含水量约 70ml，一个 100g 的馒头含水量约 30ml。当连续多日排出明显少于摄入时，应适当减少摄入水量，以免诱发心力衰竭，并及时告知医生，调整药物。

六十七、心力衰竭患者为什么要预防血栓栓塞？

由于血流动力学的异常、神经内分泌系统的激活及凝血和纤溶系统的失衡，使心力衰竭患者处于高凝状态，易于形成血栓。根据现有的流行病学资料可以发现，与普通人群比较，心力衰竭患者的血栓事件发生率明显增高，每年的静脉血栓发生率为 0.1%，并随着年龄的增加呈正弦式增加，80 岁时发病率可达 0.5%。在心力衰竭患者中，由于急性血栓事件而诱发的心源性猝死并不少见。心力衰竭患者心源性猝死的发生率是普通人群的 6～9 倍。目前，对心力衰竭患者预防性的应用华法林的强指征仅限于那些既往发生过血栓事件病史，以及并发心房颤动的患者。因为，已有大量的临床研究证实，华法林可以明显减少心房颤动患者的卒中发生率。在患者的宣教方面：对于轻中度心力衰竭患者应鼓励适当活动；对于中重度心力衰竭患者，一旦水肿消失，症状缓解，应允许尽早下地活动；主张心力衰竭患者每日测体重及记录出入液量，作为医生调整利尿剂剂量的依据；密切注意水电解质平衡紊乱及体液丢失情况，严防过度利尿导致的血液浓缩。

六十八、心力衰竭患者为什么要特别注意防止感冒？

促发心力衰竭的诱因有很多，如感冒、发热及呼吸道感染，快速心律失常，尤其是快速心房颤动及心动过速等，过量利尿引起电解质紊乱，使用抑制心肌收缩力的药物等。其中，上呼吸道感染是心力衰竭患者最常见的诱发因素，尤其对于老年的心力衰竭患者，因此，防止感冒，防止呼吸道的感染，是防治心力衰竭的关键。感冒诱发心力衰竭的原因有：感冒伴发热可使交感神经兴奋，外周血管收缩，心脏负荷增加，引起心率增快，心肌耗氧量增加，心室充盈不足，心肌血供减少，加重心肌氧的供需矛盾，从而诱发心力衰竭；感冒伴呼吸道感染可直接损害心肌并抑制心肌收缩力；因气管与支气管收缩和痉挛，影响气道的通气和肺的换气，使心肌供氧减少，易发生低氧血症，使心肌缺氧，可促使心力衰竭的发生。

六十九、心力衰竭患者为什么要保持情绪稳定？

情绪与健康之间存在着千丝万缕的联系。无论对什么年纪的人来说，不良的情绪都是非常不利的，对于心力衰竭患者更是如此。过度紧张、情绪激动，会使得交感神经兴奋，儿茶酚胺增加，结果使心率加快，血压升高，心肌耗氧量亦明显增加，加重心力衰竭患者的病情或诱发急性心力衰竭发作。最严重的情况，这些变化有时会导致致死性的心律失常，引起心搏骤停。大喜大怒都是忌讳的。中医学认为，暴喜伤心，心气涣散，会出现一系列心气不足的症状，如心悸、乏力、胸闷气短、脉结代等症状。严重者则会出现冷汗不止，四肢不温，脉微欲绝及心悸、胸闷、胸痛等心阳欲脱的症状。此种变化类似于冠心病心律失常、心源性休克等。相反，怒则气逆，气的运行受阻。气为血之帅，气行则血行，气滞则血瘀，气滞血瘀的结局是不通，不通则痛。大怒导致的一系列反应，类似于冠心病心绞痛或急性心肌梗死等。

由此可见，保持健康的心理状态对我们每个人都是十分重要。而正确面对疾病，保持平和、愉悦、积极的心境，对心力衰竭患者是非常有益的。健康的情绪对心力衰竭患者治疗、康复有积极的正性作用。

七十、心力衰竭患者为什么不能剧烈运动？

心力衰竭患者基本的病理改变是心输出量绝对或相对不足，心脏处于超负荷状态，剧烈的运动会增加心脏负荷和心肌氧耗，加重心力衰竭进展。因此，良好的休息对心力衰竭患者至关重要。但是，心力衰竭患者不能剧烈运动不等于完全不能运动，心力衰竭患者的活动强度根据心功能的状态来衡量。一些随机研究证实，有规律的运动可以增加体力耐受性15%～20%，改善心力衰竭患者症状，提高生活质量。对于急性心力衰竭发作，心功能Ⅳ级的心力衰竭患者，要求绝对卧床休息，限制活动，床上大小便。然而，长时间卧床也存在着潜在的危险：下肢静脉血栓形成、肺栓塞、压疮、肌肉萎缩等。在心功能相对稳定的情况下，早期康复训练可减少重症心力衰竭患者长期卧床的并发症，明显改善其生存质量。对于轻中度心力衰竭患者，可以循序渐进，进行一些诸如慢步、太极等的运动，运动持续时间不宜过长，并增加运动过程中的休息时间，出现气促、心悸等不适时及时停止运动。心力衰竭的运动训练方法虽各有不同，但都主张一种症状限制性的训练，训练过程应循序渐进，避免把患者的运动能力估计得过高，应避免出现疲劳和呼吸困难。可以用6分钟步行试验作为参考，6分钟步行试验接近患者日常生活，能够很好地反映患者的运动能力和心功能状况。依据患者的实际情况制订运动方案。

七十一、心力衰竭患者为什么要保持大便通畅？

大便结于肠道内可引起腹痛、腹胀、焦虑不安，并且大便干结、排便费力可增加心脏负担，使心肌耗氧量急剧升高，严重影响心功能。同时对长时间卧床并发静脉血栓形成者具有抽吸作用，可导致栓子脱落并发肺栓塞。这些都可以造成患者死亡，其后果之严重并不是危言耸听。心力衰竭患者因长时间卧床，消化功能减退，进食少，加上常用哌替啶或吗啡等止疼剂，使胃肠道功能受抑制，所以易致便秘。所以心力衰竭患者最好养成每日排便一次的习惯，对便秘较严重，排便不畅者，应注意饮食的调节，按揉腹部，必要时可使用简易通便法通便，如使用开塞露、甘油栓等。对心力衰竭患者出现的便秘一定尽量不要超过2d才去解决，以减少患者不适感和减轻心脏的负担。心力衰竭患者便秘后可采取以下措施：了解患者排便习惯，解除其思想顾虑，尽量创造利于患者排便的环境；采取适当的体位和姿势，如患者不能坐起排便时，可垫高上身，再使臀部坐在便器上，如患者能坐起排便时，可使用坐便椅子，最好是两上肢有支托或两手有撑扶处；以顺时针方向给患者进行腹部按摩，以刺激肠蠕动，帮助排便；使用通便剂，可用开塞露、甘油栓等软化粪便，润滑肠壁，刺激肠蠕动，从而促进排便；饮食疗法：食物宜选择粗粮、纤维素多的蔬菜水果和能刺激肠蠕动的多渣食物。

七十二、心力衰竭患者为什么要控制体重？

随着人们饮食结构和生活方式的改变，肥胖的人越来越多，不容忽视的是许多人还盲目地认为自己虽然肥胖但不一定是病。据调查表明，即使是中等程度的体重超重或肥胖，也会增加心力衰竭的危险。另外，肥胖人群高血压、高胆固醇和糖尿病、睡眠呼吸暂停综合征的概率增高，这些也都对心力衰竭患者不利。因此，心力衰竭患者需要通过改变生活方式、调整饮食结构、适度锻炼等方法将体重控制在合理的区间。衡量的标准通常用体重指数：即体重（kg）/身高（m^2），18.5～23.9为正常，超过28即为肥胖，需要适度控制。心力衰竭患者需要控制体重，除了控制体脂水平、控制肥胖以减轻心脏负荷外，每日监测体重，还可以反映患者体内水潴留状况，监测心力衰竭进展，为合理使用利尿剂提供依据。并且在使用利尿剂的过程中每日监测体重变化有利于及时了解真实效果和评估病情变化。需要注意的是每日自测体重均需要在清晨空腹，排便后及穿着同样的衣物状态下进行，避免误差。

第五章　先天性心脏病

一、什么是先天性心脏病，主要发生在什么时候？

先天性心脏病简称先心病，是指胎儿时期心血管发育异常或发育障碍，以及出生以后应该退化的组织未能退化所造成的心血管畸形或功能异常。其发病率为占活产婴儿的 5‰～8‰，在早产儿中的发生率为成熟儿的 2～3 倍，国内现有先心病患者约 300 万，学龄儿童中在沿海地区为 2‰～3‰，而在高原达 10‰左右。未接受手术矫正治疗者，部分在进入成人期之前死亡。目前，随着内外科治疗的进步，已经大大改变了先心病的自然病程，心导管检查、心血管造影术和超声心动图等应用，介入性导管术及在低温麻醉和体外循环下心脏直视手术的发展，术后监护技术的提高，使许多常见的先心病得到准确的诊断，多数患儿获得彻底根治甚至包括复杂畸形的患者，大部分患儿也可存活到青春期和成年，先心病的预后大为改观。心脏胚胎发育的关键时期是胚胎的 2～8 周，在此期间如受到某些物理、化学和生物因素的影响，都容易引起心血管发育异常。

二、引起先天性心脏病的原因有哪些，如何预防？

先天性心脏病的发生有多方面的原因，任何影响胎儿心脏发育的因素都可以使心脏的某一部分出现发育异常和停滞。目前认为，先天性心脏病的致病因素主要有遗传因素，环境因素、药物因素、疾病因素、营养因素等。

遗传因素主要包括染色体异位与畸变、单一基因突变、多基因突变和先天性代谢紊乱。从遗传角度来看，有先天性心脏病家族史的父母所生育的孩子患先心病的概率比普通孩子要高。父母患室间隔缺损其子女患此病的危险性比一般人群高 20 倍，房间隔缺损患者不但有家族聚集性，且能在数代后重复出现，父母中一人患房间隔缺损，有 2.6%的子女患同样异常，比预计发病率高 37 倍。一些引起先天性心脏病的基因，可以通过显性遗传和隐性遗传的方式由父母传给孩子，父母虽然不发病，但本身带有引起先天性心脏病的隐性基因，这些父母很有可能所生育的小孩，由于接受了父母的遗传基因而发病。染色体异位与畸变所致的先天性心脏病主要有 21-三体综合征（先天愚型、唐氏综合征），18-三体综合征等。单一基因突变所致的先天性心脏病主要有马方综合征。所以，有先天性家族史的父母，更应该注重染色体检查，以及在妊娠期间注重染色体及遗传基因检查，预防及排除胎儿患先天性心脏病的可能。

环境因素主要指妊娠前和妊娠中孕妇所处的环境。有些父母并没有先天性心脏病的家族遗传史和先天性心脏病的遗传基因，但小孩仍患有先天性心脏病，很有可能就是由环境因素引起的。随着社会的发展，环境污染越来越重，对人体的基因和染色体都造成了损害。这些环境因素包括物理因素和化学因素，其中物理因素主要表现为放射线，这些放射线对人体有害，不仅致癌，而且也改变了人体基因及染色体，导致胎儿畸形，患先天性心脏病的比例也大幅度提高，所以在妊娠期间应该避免接触放射线物质。

化学因素主要表现在长期接触有害的化学制品，包括在严重污染的工业区生活或工作，长期吸入有害气体，接触重金属制品，导致人体致癌、胎儿致畸，包括先天性心脏病的发生，所以妊娠期间应该避免化学制品接触。

疾病因素主要是指母体在妊娠初期感染病毒。心血管的发生、演变及形成过程出现于妊娠的5～12 周内，特别在妊娠后第 5～9 周为心血管发育、演变最活跃的时期，如果在此时期感染病毒，如风疹病毒、柯萨奇病毒、疱疹病毒等也会导致胎儿畸形，引起先天性心脏病，因此在妊娠早期应该避免感冒和病毒的感染。

药物因素主要是指母体在妊娠初期服用可能致畸的药物，如抗惊厥药（苯妥英钠），另外还有阿司匹林、四环素类药物等，都会增加先天性心脏病的发病率。所以在妊娠早期，尽量避免服用高风险药物。

除此之外，营养因素及孕妇年龄因素也是引起先天性心脏病的原因，营养不良及孕妇高龄都会增加患先天性心脏病的风险。

三、如何及早发现先天性心脏病？

先天性心脏病是胎儿时期心脏血管发育异常所致的心血管畸形，是小儿最常见的心脏病，发病可能与遗传尤其是染色体易位与畸变、宫内感染、大剂量放射性接触和药物等因素有关。因此妊娠期间的体检尤为重要，胎儿超声心动图是筛查胎儿先天性心脏病的影像学手段。由于使用超声波获取图像，观察胎儿的心脏结构，没有放射线损害，操作安全，对孕妇和胎儿无害无创伤。而且产前超声使用的探头输出超声波功率很小，且超声无剂量累加效应，即使反复检查，也不对孕妇和胎儿造成伤害。一般对妊娠>20 周可行胎儿超声心动图检查。对于高危孕妇建议进行此检查，初次妊娠的孕妇为了明确胎儿是否存在先天性心血管畸形，也建议行此检查。妊娠24～28 周胎儿的各个脏器已发育完全，仔细的 B 超检查，可看到每一个重要的脏器有无异常，特别是心血管系统。如果发现胎儿畸形，可以决定是否及时中止妊娠，对母亲身体的影响也较小。

小儿出生后，先天性心脏病的发生给小孩的成长及健康都会带来很大的影响甚至会威胁到孩子的生命。如何尽早发现，诊断小儿先天性心脏病，对尽早确定手术时机和方式都至关重要。如果家长、老师平时能仔细观察孩子的日常活动情况，是完全有可能做到早发现、早治疗的。

1. 多数先天性心脏病患儿的发育比同龄儿童明显迟缓，体重增加慢，体形消瘦，易出汗，若排除营养缺乏或佝偻病后，就极有可能是先天性心脏病引起的心功能不全和心脏供血不足。

2. 患儿会出现呼吸急促，憋气，喂奶时常有呛咳、拒食现象，胸部左侧心前区可能有隆起，这些都是心功能不全的表现。

3. 孩子抵抗力低，常有上呼吸道反复感染发作现象，病情较重时可出现喘鸣、声音嘶哑等，这些绝不是一般感冒所引起的，而且按常规用抗感冒药治疗难以见成效。

4. 年长些的患儿易疲乏，耐力、体力均差。有些严重患儿可有口唇发绀、水肿等。

四、先天性心脏病的常见疾病有哪些？

根据左右心腔或大血管间有无直接分流和临床有无发绀，可分为 3 类。

1. 左向右分流型（潜伏型发绀）　在正常情况下由于体循环压力高于肺循环，若左右两心腔间存在异常通道血液从左向右分流则不出现发绀。当屏气、剧烈哭闹或任何病理情况致肺动脉和右心压力增高并超过左心压力时，则可使氧含量低的血液自右向左分流而出现短暂性发绀，故此型又称潜伏型发绀。常见的有房间隔缺损、室间隔缺损、动脉导管未闭等。

2. 右向左分流型（发绀型）　主要由于肺缺血引起发绀，为先天性心脏病中最严重的一组，畸形的存在导致右心压力增高并超过左心而使血液从右向左分流，或大动脉起源异常时，导致大量回心静脉血进入体循环，引起全身持续性发绀。常见的有法洛四联症、大动脉错位等。

3. 无分流型（无发绀型）　在心脏左右两侧或动静脉之间没有异常分流或交通存在，故无发绀现象，只有在发生心力衰竭时才发生发绀，如主动脉缩窄等。

五、先天性心脏病患者的日常生活需要注意什么？

先天性心脏病的患者是由于心脏血管发育畸形破坏了人体血液循环的正常途径，日常生活中应该注意以下问题。

1. 尽量让患儿保证充足的睡眠，保持安静，避免过分哭闹，适量运动，严格禁止剧烈运动，以减轻心脏负担。

2. 心功能不全的患儿往往出汗较多，需保持皮肤清洁，勤换衣裤，多喝水，以保证足够的水分。

3. 保持患儿大便通畅，避免排便时过分用力，过分用力会增加腹压，加重心脏的负担甚至会产生严重后果。

4. 保持居室内空气流通，避免在人多拥挤的公共场所逗留，以减少呼吸道感染的概率，应随天气冷暖及时增减衣服，密切注意预防感冒。

5. 定期去医院心脏内科门诊随访，严格遵照医嘱服药，尤其是强心药、利尿药，必须绝对控制剂量，按时、按疗程服用，以确保疗效。每次服用强心药前，须测量脉搏数，若心率过慢（成人心率低于 60 次/分，小儿低于 80 次/分），应立即停服，以防药物毒性作用发生，危及孩子生命。

六、先天性心脏病的症状主要表现在哪些方面？

1. 呼吸系统症状 胸闷、气促、咳嗽、咯血等，与肺淤血、血氧含量低、气管受压或心力衰竭有关。

2. 心血管和神经系统症状 心悸、乏力、头痛、头晕、晕厥、发绀、蹲踞、水肿等，与心律失常、全身及脑部血氧含量降低或心衰有关。

3. 消化系统症状 恶心、呕吐等，与充血性心衰引起胃肠道淤血有关。

4. 其他 增大的心脏或大血管压迫喉返神经引起声音嘶哑，动脉导管尾部和室间隔缺损可并发感染性心内膜炎而长期发热等。

七、小儿先心病和成人先心病在表现方面有何不同？

新生儿心脏病主要表现为发绀、心衰；婴儿表现为心衰、缺氧发作、反复肺炎；幼儿表现为蹲踞、发绀、生长发育迟缓；成人表现为心悸、胸闷、晕厥等。

八、什么是艾森曼格综合征？

室间隔缺损当肺动脉压≥体循环压时，自左向右分流量减少，出现双向分流或右向左分流，从而引起发绀，当肺动脉高压显著，产生自右向左分流时，临床出现持久性发绀，即艾森曼格（Eisenmenger）综合征。发绀症状可随着年龄的增长而愈加严重，所以在学龄前期很少出现发绀，年长后发绀逐渐明显。家长必须注意，患儿在安静休息时出现发绀，提示患儿已经失去手术时机，应该警惕。

九、什么是差异性发绀？

在先心病中动脉导管未闭的患儿，血液连续性左向右分流，由于长期大量血流向肺循环的冲击，形成肺动脉高压，当肺动脉压力超过主动脉压时，左向右分流明显减少或停止，产生肺动脉血流逆向分流入降主动脉。患儿左上肢有轻度发绀，右上肢正常，下半身发绀，呈现双下肢重于双上肢，左上肢重于右上肢，即差异性发绀。

十、什么是杵状指？

杵状指又叫槌状指，即手指外形像棒槌，指端膨大。其多因组织缺氧、代谢障碍及中毒造成指端组织增生所致，是发绀型先天性心脏病的特征，也可出现在呼吸系统性疾病、营养障碍性疾病中。其特点为末端指（趾）节明显增宽增厚，指（趾）甲从根部到末端呈拱形隆起，使指（趾）端背面的皮肤与指（趾）甲所构成的基底角等于或大于 180°，以拇指（拇趾）最为典型。本病的发病机制尚不清楚，一般认为与动脉血氧饱和度不足及血流增快等因素有关，使指（趾）末端组织缺氧，引起代偿性毛细血管增生，血管袢扩张，导致局部软组织增生。

十一、什么是蹲踞？

蹲踞是一种特殊的强迫体位，多见于先心病法洛四联症的患儿。其表现为患儿行走或游戏时，出现双腿屈曲、蹲下片刻的特殊体位，之后又恢复正常行走，蹲踞反复出现。此种患儿在婴儿期卧床时，喜欢采取四肢屈曲体位侧睡。蹲踞体位开始出现在 1～2 岁会行走时。根据动脉血气分析观察，患儿于行走稍久后动脉血氧饱和度明显下降，经蹲踞后又恢复到原有水平，而久站不蹲的患儿，则需经过较长时间恢复动脉血氧饱和度。蹲踞发生机制尚不明确，可能是采取蹲踞体位，压迫了局部（腿部）的静脉血管，使下肢低含氧的血液暂缓回流到心脏而减轻心脏负荷；同时因下肢的股动脉也被扭曲，流向下肢的动脉血阻力增高，使全身动脉压力增高，于是，含氧量低的右心室血液流向含氧量高的左心室减少（也就是分流减少，分流是因为间隔缺损造成的），然后更多的右心室血就可经肺动脉到肺交换气体，获取氧气，使机体缺氧情况有所改善，所以蹲踞是先心病患儿的一种自发保护动作。

十二、为什么先天性心脏病患儿生长发育迟缓？

心脏缺损发生左向右分流时，一方面过多的血液流入肺循环，另一方面心脏排入体循环的血液量必然减少，全身组织血液供应减少，导致患儿营养不良、运动耐力降低、容易疲乏，从而影响生长发育。心脏负荷加重而导致心功能不全也会使运动耐力降低，稍活动即具有呼吸急促、疲乏，故婴儿常不爱动，显得文静。气促影响吸奶，往往摄入的奶量不足，得到的营养不够机体的需要，不能满足机体生长发育的需要，这也是导致生长迟缓的重要因素。发绀型先天性心脏病患儿，由于全身组织缺氧、运动耐力较健康小儿差，因此生长发育也会落后于同年龄的健康小儿。一般情况，经过手术治疗后，体重则会渐渐达到正常标准。

十三、为什么先天性心脏病患儿容易发生肺炎？

部分先天性心脏病患儿由于存在大量左向右分流，静脉回流梗阻，或心功能不全，使肺血流量增多，所以患儿处于肺淤血状态，遇到轻微的上呼吸道感染就容易引起支气管炎或肺炎。在心衰控制不理想的情况下，抗生素治疗的效果也不明显。

十四、为什么先天性心脏病患儿容易发生感染性心内膜炎？

先天性心脏病由于存在心内分流或血流增快，心内膜因湍流冲击损伤，该处表面粗糙，血小板和纤维素聚集，形成赘生物，血流中的致病菌就可以在赘生物中生长繁殖。

十五、为什么先天性心脏病患儿容易咯血？

先天性心脏病患儿咯血的原因很多，咯血多见于二尖瓣狭窄、房间隔缺损、左向右分流并发肺动脉高压者，如伴有急性左心力衰竭发生肺水肿，可咳出大量粉红色泡沫痰，合并细菌性心内膜炎时细菌栓子造成肺动脉栓塞，可以咳出红色血痰，发绀型法洛四联症的患者年长后由于支气管动脉和肺动脉侧支循环建立，这些代偿的血管支丛破裂而大量咯血；部分先天性心脏病患者可伴有凝血功能障碍，有出血倾向，所以容易发生咯血。

十六、先天性心脏病患儿手术越早越好吗？

从严格意义上来说，先天性心脏病应该早期手术，但由于先天性心脏病畸形的复杂程度和患儿的年龄、体重、发育及营养状态等因素，手术治疗时要综合考虑，选择最佳时期。例如，室间隔缺损患儿可在3～4个月即可手术，可避免因肺动脉高压导致的一系列不良并发症。小的房间隔缺损、室间隔缺损的部分患儿随着年龄的增长可以自愈，如果3～5岁仍然没有自愈可考虑手术；如心脏大血管畸形等合并严重的并发症就需要立即手术。

十七、先天性心脏病患者手术前是否应再做心血管造影检查？

近年来，对部分先天性心脏病的诊断，如常见的室间隔缺损、房间隔缺损、动脉导管未闭等，利用超声心动图检查已取代了心导管检查和心血管造影。但在诊断某些先天性心脏病或复杂型先天性心脏病时，要求医生的诊断更为精确，以便为外科手术提供依据，此时必须做心导管检查和心血管造影检查。

1. 心导管检查　分为右心及左心导管检查两种。右心导管检查是经皮穿刺股静脉后，将心导管经下腔静脉送至右心房、右心室及肺动脉。左心导管检查则是经皮穿刺股动脉，导管经降主动脉逆行至左心室。心导管检查的作用在于：右心导管检查能了解右侧心脏、血管有无异常通道，心脏血流动力学改变等，但不能直接反映左心病变。同样左心导管检查主要了解左心房、左心室及主动脉压力等病理生理改变情况。总之，心导管检查有助于明确先天性心脏病的诊断，并能准确地提供血流动力学资料。近年来通过心导管检查还可进行心内膜心肌活体组织检查，安装心脏临时或永久性起搏器等，并开展了某些先天性心脏病的介入疗法，也就是利用心导管检查达到治疗先天性心脏病的目的，这是一种非开胸矫治先天性心脏病的方法，为先天性心脏病的诊断及治疗开辟了新途径。

2. 心血管造影检查术　此项检查是借助于心导管（一般在心导管检查后再换造影导管）将造影剂直接快速注入选定的心脏某一部位或大血管进行电影摄片，可清楚地显示心脏房室、大血管、瓣膜及心脏内部结构有无异常；心脏与大血管间是否有异常通道；还可反映心脏的功能状态，因而大大提高了先天性心脏病特别是复杂型先天性心脏病的确诊率并可为外科手术矫正畸形提供可靠的依据。

由于心血管系统疾病严重影响小儿的健康甚至生命，使患儿的生活质量大大下降，作为家长应充分理解，对病情严重的复杂型先天性心脏病患儿只有进行有创伤性的心导管检查及心血管造影，才能做出精确的诊断，进而决定手术根治的策略，使患儿重新获得健康。

十八、心导管检查和心血管造影后的护理有哪些？

患儿术后让其平卧，检查伤口有无渗血，沙袋压迫穿刺处。股静脉穿刺患者应卧床 12h，股动脉穿刺患者应卧床 24h，防止血肿形成。观察生命体征，观察足背动脉搏动情况，观察术侧肢体皮温、颜色变化。按医嘱给药，补足液体，心功能正常者嘱其多饮水，促进体内造影剂的排出。

十九、先天性心脏病的常规检查有哪些？

1. X 线检查　有肺纹理增加或减少、心脏增大，但是肺纹理正常并不能排除先天性心脏病。

2. 超声检查　对心脏各腔室和血管大小进行定量测定，用以诊断心脏解剖上的异常及其严重程度，是目前最常用的先天性心脏病的诊断方法之一。

3. 心电图检查　能反映心脏位置，心房、心室有无肥大及心脏传导系统的情况。

4. 心脏导管检查　是先天性心脏病进一步明确诊断和决定手术前的重要检查方法之一，通过导管检查了解心腔及大血管不同部位的血氧含量和压力变化，明确有无分流及分流的部位。

5. 心血管造影　通过心脏导管检查仍不能明确诊断而又需考虑手术治疗的患者可作心血管造影，将含碘造影剂通过心导管在机械的高压下迅速地注入心脏或大血管，同时进行连续快速摄片或拍摄电影观察造影剂所示心房心室及大血管的形态、大小位置及有无异常通道或狭窄、闭锁不全等。

二十、什么是室间隔缺损？缺损可分为几种类型？

正常人左心室和右心室被室间隔分开，互不相通，如在胎儿时期室间隔发育不全使左右心室间隔的完整性遭到破坏，导致左右心室的异常交通，称为先天性室间隔缺损。室间隔缺损发病率占小儿先天性心脏病的 25%～40%，是最常见的先天性心脏病，与房间隔缺损、动脉导管未闭和肺动脉狭窄合称为先心病的"四大金刚"。其中室间隔缺损发病率最高。

室间隔缺损分为膜周型室间隔缺损（最常见）、肺动脉瓣下型室间隔缺损和肌部室间隔缺损。由于左心室压力高于右心室的压力，因此室间隔缺损时产生左向右分流，分流量小，肺动脉压正常。根据缺损的大小可分为小型缺损（缺损<0.5cm）、中型缺损（缺损为 0.5～1.5cm）、大型缺损（缺损>1.5cm），缺损>0.5cm 时，左向右分流量较大，可引起左右心室扩大和并发肺动脉高压。当肺动脉压≥体循环压时，出现双向分流或右向左分流，从而引起发绀，形成艾森曼格综合征。缺损边缘和右心室面向缺损的心内膜可因血流冲击而增厚，容易引起感染性心内膜炎。

二十一、室间隔缺损的临床表现是什么？

室间隔缺损的临床表现取决于缺损的大小和肺循环的阻力。

1. 小型室间隔缺损　分流量较少，一般无明显症状，生长发育正常，胸廓无畸形，常于体检时发现，胸骨左缘第三、第四肋间响亮的全收缩期杂音。心电图基本正常，胸部 X 线检查无明显改变。

2. 中、大型室间隔缺损 在新生儿及婴儿时期即可出现症状，由于左心室压力高于右心室压力，血液经室间隔缺损从左心室向右心室分流，造成患儿肺部充血，肺动脉压力增高，肺水肿和肺内血流量增加，肺泡失去顺应性，表现为呼吸费力、呛咳、反复上呼吸道感染；心室分流期间加重了左心室的负担，容易出现心力衰竭，表现为喂养困难（吸吮费力，慢而不连贯，致使营养不良，生长发育落后）、多汗、气促、乏力。长期肺动脉高压的患儿活动能力下降，出现发绀和杵状指，严重者可造成死亡。体检时可见心前区隆起，胸骨呈鸡胸样畸形，心界扩大。胸骨左缘第三、第四肋间可闻及Ⅲ～Ⅳ级粗糙的全收缩性杂音，并可在杂音最响处触及收缩期震颤；肺动脉瓣第二心音增强。胸部 X 线检查可发现肺血增多，心影增大，肺动脉段凸出，搏动强烈，肺门阴影扩大。

二十二、室间隔缺损是否需要手术？

原则上，室间隔缺损确诊之后，除有禁忌证之外，应择期手术，缝合或修补缺损，以避免发生细菌性心内膜炎，影响发育和正常生活甚至丧失手术时机。从室间隔缺损的类型、大小来看，如缺损部位位于膜周的小型缺损，由于其有自行闭合可能，婴幼儿期暂缓手术；中、小口径缺损病理生理影响不显著，以在学龄前手术为宜；大口径缺损，心肺功能受损较重，特别是经内科积极治疗仍频发呼吸窘迫综合征者，如假以时日，自然死亡率较高，由于肺血管继发性病变发展得早而快，常失去手术机会，以及手术后康复较差等，因此主张尽早手术。对于肺动脉瓣下型室间隔缺损，由于没有自然关闭的可能性，无论直径大小，均需手术治疗。

近年来，随着心血管病导管介入技术的提高及器械的不断改进，室间隔缺损封堵术是对室间隔缺损修补术的有益补充，它具有创伤小、并发症少、住院时间短等优点，但年龄较小的儿童及直径较大的缺损均需手术修补。

出现下列情况者，说明病期过晚，已失去缺损修补手术时机：①静止和轻度活动后出现发绀，或已有杵状指（趾）。②缺损部位的收缩期杂音不明显或已消失，代之以因肺动脉高压产生的 P_2 增强或肺动脉瓣关闭不全的舒张期杂音。③动脉血氧饱和度明显降低（＜90%）；或静止时为正常临界水平，稍加活动即明显下降。④超声多普勒检查提示心室水平呈以右向左为主的双向分流或右向左（逆向）分流。⑤活动性心内膜炎、心内有赘生物，或引起菌血症的其他感染。⑥出血性疾病。

二十三、室间隔缺损介入治疗的方法是什么？

室间隔缺损介入治疗是指在 X 线或超声心动图的指引下，用血管穿刺的方法将特殊的导管及金属装置送至室间隔缺损边缘适当封堵，达到室间隔缺损封堵的一种微创方法，从而代替了外科手术治疗。

二十四、室间隔缺损患者手术的最佳时期是什么时候？

如果缺损直径较大导致左向右分流，使肺动脉压增高和心功能下降，严重引起呼吸困难等症状者，应尽早手术。随着心脏手术技术和设备的完善，部分患儿可在 1 周岁以内完成室间隔缺损修补术，尽早手术必须在患儿肺炎基本治愈、心力衰竭缓解时进行。对于缺损直径较小的肺动脉下型的室间隔缺损，如无明显症状，建议在 4 周岁前完成室间隔缺损修补术。对于直径较小的膜周型室间隔缺损，如学龄前未闭合，则需接受手术治疗。

二十五、如何进行室间隔缺损修补术？

通常在气管插管下全身麻醉，行正中胸骨切口，建立体外循环。阻断心脏循环后，切开右心室流出道前壁，虽可显露各类型室间隔缺损，但对心肌有一定损伤，影响右心功能和损伤右束支。目前多采用经右心房切开途径，这对膜部缺损显露更佳。高位缺损，则以经肺动脉途径为宜。对边缘有纤维组织的较小缺损，可直接缝合，缺损超过 1cm 者，则用涤纶织片缝补。室间隔修补完成后缝合右心房或肺动脉切口。

二十六、室间隔封堵术存在哪些风险？

一般来说室间隔封堵术成功率达 99%，预后良好，但也存在一定的风险。由于室间隔缺损的患儿与正常儿童心功能相比会有所降低，因此全身麻醉与体外循环及手术创伤都会不同程度地影响心功能，从而出现心力衰竭等症状，因此术后适当使用强心药恢复心功能是很有必要的。术中还会出现心律失常等并发症，如室性心动过速、完全性房室传导阻滞等。另外由于手术麻醉及体外循环，术后患者容易出现肺炎、肺不张等肺部疾病甚至出现呼吸衰竭。此外，患者术后抵抗力降低，容易引起感染性心内膜炎和败血症等。因此，在手术前，家长应做好充分思想准备。

二十七、室间隔封堵术后应注意哪些事项？

1. 术后穿刺处沙袋压迫 6h，卧床 24h。

2. 术后肝素抗凝 24h，观察穿刺处伤口有无出血、红肿等异常情况。

3. 临床及心电图监测，观察 5d 左右。

4. 术后 3d 内给予抗生素。

5. 术后 4~8 周属于心脏恢复期，这段时间患者应该少食多餐，保证足够的蛋白质和热量的摄入，给予的饮食应易消化。尤其注意饮食中少加盐，避免体内水分淤积加重心脏负担。

6. 居室内保持空气流通，患儿尽量避免在人多拥挤的公共场所逗留，以减少呼吸道感染的概率。应随天气冷暖及时增减衣服，密切注意预防感冒。

7. 保持大便通畅，若大便干燥、排便困难，过分用力会增加腹压，加重心脏的负担甚至会产生严重后果。

8. 注意监测体温的变化，如有异常应及时就诊。

9. 建议定期去医院复查，门诊随访，严格遵照医嘱服药，尤其是强心药、利尿药，由于其药理特性，必须绝对控制剂量，按时、按疗程服用，以确保疗效。

10. 术后 12 周后，如无异常发热才能进行预防接种。

11. 保证充足的睡眠，避免过度哭闹，禁止剧烈运动，提倡动静结合。

12. 室间隔缺损封堵术后 2~3 年，如门诊随访无异常，可取消随访。

二十八、室间隔缺损的并发症有哪些？

室间隔缺损容易并发支气管炎、支气管肺炎、充血性心力衰竭、肺水肿和亚急性细菌性心内膜炎。

二十九、什么是房间隔缺损？

正常情况下，心脏的左心房与右心房被一层房间隔的隔膜组织分开而互不相同，如果在胎儿心脏发育时原始房间隔在发生、吸收和融合时出现异常，左心房、右心房之间仍残余未闭合的房间孔，称为房间隔缺损，占先心病发病率的 20%~30%，男女比例为 1:（2~4），女性居多。房间隔缺损分继发孔型房间隔缺损和原发孔型房间隔缺损，其中继发孔型房间隔缺损较为常见。

继发孔型房间隔缺损由于正常左心房、右心房之间存在着压力差，左心房的氧合血经缺损分流至右心房，体循环血流量减少，可引起患儿发育迟缓，体力活动受到限制，部分患者也可无明显症状，氧合血进入肺循环后可引起肺小血管内膜增生及中层肥大等病变，导致肺动脉压及肺血管阻力升高，但其进程较缓慢，多出现在成人患者。

原发孔型房间隔缺损又称部分心内膜垫缺损或房室管畸形，在胚胎发育过程中心内膜垫发育缺陷所致，形成一个半月形的大型房间隔缺损，位在冠状静脉窦的前下方，缺损下缘邻近二尖瓣环，常伴有二尖瓣裂。根据解剖病变的不同可分为卵圆孔未闭、第一孔未闭型缺损、第二孔未闭型缺损。房间隔缺损也可合并其他心血管畸形。

三十、房间隔缺损的临床表现是什么？

1. 症状 房间隔缺损的症状多不一致，与缺损大小和分流量多少有密切关系。缺损大者，症状出现较早；缺损小者，可长期没有症状，一直潜伏到老年。多数病例在小儿时期并无任何症状，常在体格检查时始被发现；一般到了青年期后，大多在 21～40 岁开始出现症状。其主要症状为劳动后气急、心悸或呼吸道感染和心力衰竭等。婴儿由于出生后肺循环阻力仍较高，故缺损巨大者，可有少量血自右向左分流，而出现轻度发绀，生后数月，肺循环阻力逐渐降低，右心房压力也低于左心房，发绀随即消失是因为血液系自左向右分流的缘故。但到了病程的晚期，血液转为逆流（自右向左）时，则出现一定程度的发绀，并继续加重直至死亡。小儿因为肺部充血，容易反复发作严重的肺部感染，表现为多咳、气急甚至肺炎症状。由于左心血流量的减少，患者多有体力缺乏，容易急倦和呼吸困难。劳动后更易感到气急和心悸。此外，右心舒张期负荷过重长期存在，可继发肺动脉高压和右心衰竭。但其演变比较缓慢，可迁延达数年之久。

2. 体征　体态发育大多正常。右心室扩大，随着年龄的增长，可使邻近的胸骨和左侧肋骨轮廓显示膨隆饱满。扪诊可发现抬举性搏动力增强。叩诊时，心界可扩大，特别在左胸第 2、第 3 肋间因肺动脉扩张而更加明显。

三十一、房间隔缺损的辅助检查有哪些？

1. 放射线检查　放射线征象主要表现如下。

（1）心脏扩大，尤其是右心房和右心室最明显。

（2）肺动脉段突出。

（3）主动脉弓缩小。

2. 心电图检查　典型的房间隔缺损常显示 P 波增高，电轴右偏，常在+60°～+180°。大部分病例可有不完全性或完全性右束支传导阻滞和右心室肥大，伴有肺动脉高压者可有右心室劳损。

3. 超声心动图检查　超声心动图检查显示右心室心径增大，左室面心室间隔肌部在收缩期与左室后壁呈同向的向前运动，与正常者相反，称为室间隔矛盾运动。双维超声图检查可直接显示房间隔缺损的部位和大小。

4. 心导管检查　心导管检查为房间隔缺损的有效诊断方法。对可疑或严重病例，应从下肢大隐静脉途径插入心导管，容易通过缺损而进入左心房，通过率高达 85%。但对上腔型缺损的病例，则应采取上肢静脉插入的途径，较为便利。

5. 心血管造影检查　心导管进入左心房后注射造影剂做摄片检查，可显示心房间隔的部位和面积。

三十二、房间隔缺损的治疗要点是什么？

房间隔缺损一旦确诊都应采取手术治疗。在 1 岁以前，少数小的房间隔缺损可自行闭合。多数学者认为，诊断明确后就应该及早手术，及时终止左向右分流，避免引起肺动脉高压及亚急性细菌性心内膜炎。手术年龄以 5～12 岁为宜，但缺损大的幼儿期并伴有明显的充血性心力衰竭，应该尽早手术。45 岁以上患者手术死亡率较高。

继发孔型房间隔缺损：房间隔缺损诊断确立，即使患儿无明显症状也应手术治疗，继发孔型房间隔缺损的外科治疗已取得良好疗效，术后患儿生长发育正常，可从事正常的工作和劳动，手术死亡率降至 1%以下。

原发孔型房间隔缺损：确定诊断后更应尽早手术治疗，手术应在体外循环下进行，首先修补二尖瓣裂，然后以补片修补房间隔缺损。

三十三、什么是动脉导管未闭？

动脉导管未闭（patent ductus arteriosus，PDA）是指动脉导管在出生后未闭合而持续开放的病理状态。动脉导管是由第 6 对支气管动脉弓远端演化而成。在胎儿循环时，它将大部分右心室入肺动脉的血流导入降主动脉送往胎盘进行氧合。婴儿出生后随着第 1 次呼吸的建立，血氧浓度急剧上升，可使动脉导管壁肌肉发生收缩而关闭。一般在生后第 1 日动脉导管大多已呈功能性关闭，但在

7～10d 可由于缺氧等原因而重新开放。解剖上的闭塞则常需在 1 岁左右方能完成。组织学上的变化是先由内皮细胞形成的血管内膜垫突向动脉导管腔，然后内膜下层出血和坏死，结缔组织增生，瘢痕形成，最终导致动脉导管腔永久闭塞，而形成一条索带状的残余。若动脉导管持续开放，构成主动脉和肺动脉间不应有的通道，即称为动脉导管未闭。

三十四、动脉导管未闭的临床表现有哪些？

1. 症状 动脉导管未闭的临床表现依导管的粗细、分流量、肺血管阻力的不同而异。巨大的未闭导管和大量的"左向右分流"在婴儿时期即可发生左心衰竭，出现呼吸困难，发育迟缓。若代偿良好，小的动脉导管常无症状，在体检中偶然被发现。有些患者剧烈劳动后出现疲乏、无力。在动脉导管未闭并发肺动脉高压和逆向分流时，会出现劳累后气急、发绀等症状。由于"右向左分流"时静脉血流入降主动脉，故发绀下半身较上半身明显，左上肢较右上肢明显，即差异性发绀。

2. 体征

（1）震颤：在肺动脉瓣区常可触及震颤。

（2）连续性杂音：在胸骨左缘第 2 肋间闻及典型的双期连续性、机器音样、收缩晚期增强并向左锁骨上窝传导的杂音。

（3）肺动脉瓣第二心音亢进：是肺动脉压力增高的缘故。

（4）心尖区舒张期杂音：在"左向右分流"量较大的病例，心尖区有时可听到柔和的舒张期杂音，这是由于肺血流量大，左心房回血量多，造成相对性二尖瓣狭窄所致。

（5）血压：患者收缩压常在正常范围或略高，而舒张压往往下降，使脉压差增大。因而出现水冲脉、毛细血管搏动征、大动脉枪击音、颈动脉搏动增强。

三十五、如何发现动脉导管未闭？

1. X 线检查 X 线检查可见肺动脉搏动增强，有时可见肺门舞蹈征。

2. 心电图检查 约有 1/3 的病例心电图正常，其余病例显示不同程度的左心室肥大。随着肺动脉压力的增高，则会出现右心室肥大。

3. 超声检查 于主肺动脉分叉处与降主动脉之间可见异常通道，其间可见异常的"左向右分流"。

4. 右心导管检查 肺动脉内血氧含量明显高于右心室水平，肺动脉压力不同程度地增高，心导管可由肺动脉经未闭的动脉导管到达降主动脉。

5. 心血管造影检查 升主动脉造影可见肺动脉与主动脉同时显影，并可见到未闭的动脉导管。

三十六、动脉导管未闭的治疗要点是什么？

动脉导管未闭主要为手术治疗。早产儿、婴幼儿反复发生肺炎、呼吸窘迫、心力衰竭或喂养困难者应及时手术治疗。无明显症状者，多主张于学龄前择期手术。近年来，主张更早期手术。

1. 治疗原则

（1）诊断明确，除外禁忌证，原则上都应手术治疗。手术适宜的年龄是 3～7 岁。

（2）充血性心力衰竭内科治疗无效者应紧急手术。

（3）有症状的动脉导管未闭者应尽早手术。

（4）动脉导管未闭合并有严重的肺动脉高压，出现右向左分流，禁忌手术。代偿性动脉导管，除非同时矫治其他心脏畸形，不能单纯手术闭合动脉导管。

（5）合并有心内膜炎或心力衰竭时一般需抗感染、控制心力衰竭 3 个月后手术，少数经药物治疗不能控制时，应及时手术，如不做手术可因细菌性心内膜炎、心力衰竭而死亡。

（6）手术方式，一般经左胸第 4 肋间，作未闭的动脉导管结扎、钳闭或切断缝合术。对导管粗大、重度肺动脉高压、导管壁有钙化、细菌性导管炎者，可在体外循环下手术。有些未闭动脉导管可在电视胸腔镜下行导管钳闭术。

（7）合并其他心血管畸形的动脉导管未闭者，如室间隔缺损、房间隔缺损等，可行一期或分期手术，如合并法洛四联症、主动脉缩窄、大动脉错位等，应一期手术。

2. 治疗方法

（1）药物治疗：药物治疗的主要作用为防治感染性心内膜炎、呼吸道感染及心力衰竭。对于早产儿动脉导管未闭可以使用一些药物（如吲哚美辛、阿司匹林等）抑制前列腺素的合成，使导管缩小或闭合。

（2）介入治疗：介入治疗是一种微创手术，最常见的为动脉导管未闭封堵术，是目前最常见的治疗动脉导管未闭的方法，适合各种类型的动脉导管未闭患者。其方法大致为使用特制的导线夹住"特殊的补片"进入心脏后，到达动脉导管未闭处，用补片将未闭合处封闭。此方法具有手术创伤小、安全性高、操作简便、并发症少、住院时间短等优点。

（3）手术治疗：手术结扎与切断缝合手术。理想年龄为 4～15 岁，若病情进展快或反复呼吸道感染、心力衰竭、难以控制的感染性心内膜炎、充血性心力衰竭内科治疗无效者、有症状的动脉导管未闭者，诊断明确，除外禁忌证，原则上都应尽早紧急手术治疗。

3. 手术方式

（1）动脉导管结扎或钳闭术：可经胸部后外侧切口或电视胸腔镜技术进入左侧胸腔进行手术。

（2）动脉导管切断缝合术：即用 2 把导管钳钳闭动脉导管后，在两钳之间边切边连续缝合主动脉和肺动脉边缘。

（3）内口缝合法：即在全身麻醉低温体外循环条件下阻断心脏血液循环，经肺动脉切口显露并直接缝闭动脉导管切口。

（4）导管封堵术：即应用心导管释放一适当的封堵器材达到闭塞动脉导管的目的。

三十七、什么是法洛四联症？病因是什么？

1. 概述　法洛四联症是存活婴儿中最常见的发绀型先天性心脏病，其发病率占各类先天性心脏病的 10%～15%。法洛四联症由以下 4 种畸形组成。

（1）肺动脉狭窄：以漏斗部狭窄多见，其次为漏斗部和瓣膜合并狭窄，狭窄程度可随年龄而加重。

（2）室间隔缺损：多属高位膜部缺损。

（3）主动脉骑跨：主动脉骑跨于左、右两心室之上，随着主动脉发育，右跨现象可逐渐加重，约 25%患者为右位主动脉弓。

（4）右心室肥大：为肺动脉狭窄后右心室负荷增加的结果。以上 4 种畸形中以肺动脉狭窄最重要，对患儿的病理生理和临床表现有重要影响。

2. 病因　由于肺动脉口狭窄，血液进入肺循环受阻，引起右心室代偿性肥大，右心室压力增高，肺动脉狭窄严重者右心室压力与左心室压力相仿，血流经过室间隔缺损发生双相分流，右心室血液大部分进入主动脉，若肺动脉瓣闭锁，则右心室全部血液均进入主动脉，肺的血供依靠动脉导管，由于主动脉跨于左心室、右心室之上，同时接受左心室、右心室血液输送全身，导致发绀。因肺动脉狭窄，肺循环进行交换的血流量减少，更加重了发绀，但幼儿由于动脉导管尚未关闭，增加了肺循环血流量，发绀可不明显或较轻，但随着动脉导管的关闭和漏斗部狭窄的逐渐加重，发绀日益明显，红细胞及血红蛋白代偿性增多。肺动脉口狭窄程度轻的患者，在心室水平可有双向性的分流。右心室压力增高，其收缩压与左心室和主动脉的收缩压相等，右心房压亦增高，肺动脉压则降低。

三十八、法洛四联症的临床表现是什么？

法洛四联症的主要表现为青紫（发绀），其程度和出现的早晚与肺动脉狭窄程度有关。青紫多见于毛细血管丰富的浅表部位，如唇、指（趾）甲床、球结合膜等。因血氧含量下降，活动耐力差，稍一活动，如啼哭、情绪激动、体力劳动、寒冷等，即可出现气急及发绀加重。

患儿多有蹲踞症状，每于行走、游戏时，常主动下蹲片刻。蹲踞时下肢屈曲，使静脉回心血量减少，减轻了心脏负荷，同时下肢动脉受压，体循环阻力增加，使右向左分流量减少，从而缺氧症状暂时得以缓解。

由于患儿长期缺氧，致使指、趾端毛细血管扩张增生，局部软组织和骨组织也增生肥大，随后指（趾）端膨大如棒槌状。

年长者常诉头痛、头昏，与脑缺氧有关。婴儿有时在吃奶或哭闹后出现阵发性呼吸困难，严重者可引起突然昏厥、抽搐，这是由于在肺动脉漏斗部狭窄的基础上，突然发生该处肌部痉挛，引起一过性肺动脉梗阻，使脑缺氧加重所致。此外，可因红细胞增加，血黏稠度高，血流变慢，而引起脑血栓，若为细菌性血栓，则易形成脑脓肿。

患儿体格发育多落后，心前区可稍隆起，胸骨左缘第 2～4 肋间常听到Ⅱ～Ⅲ级喷射性收缩杂音，一般以第 3 肋间最响，其响度取决于肺动脉狭窄程度。狭窄重，流经肺动脉的血少，杂音则轻而短；漏斗部痉挛时，杂音暂时消失。肺动脉第二心音均减弱或消失。加上主动脉向前骑跨，位置比较靠近胸壁，有时在肺动脉瓣区仅可听到来自主动脉的响亮而单一的第二心音。

法洛四联症常见并发症为脑血栓、脑脓肿及亚急性细菌性心内膜炎。

三十九、法洛四联症的治疗要点是什么？

若无手术禁忌证，一般均应采用手术治疗，手术方法包括：①分流术：目的是增加肺循环血量，改善缺氧，常用两种方法即锁骨下动脉-肺动脉吻合术和主动脉-肺动脉吻合术；②根治术：确认无双侧肺动脉严重发育不良或明显狭窄者，均可做根治术。

1. 一般处理　避免哭闹，注意营养、保暖、防冷以减少氧耗。患儿易致低血糖，也应予防治。

2. 预防脑血管栓塞　发绀严重、红细胞增多显著者，平时宜多喝水，如患者出现高热、呕吐、腹泻时，更应及时补液，以防止因脱水致血液浓缩而发生脑栓塞。

3. 缺氧发作的治疗和预防　紧急状况的治疗目的是消除这些不良因素，方法主要包括供氧、镇静、重碳酸盐、晶体液，应用 α 受体激动剂以提高体循环阻力。

4. 预防动脉导管关闭　婴儿诊断一经确诊，主张用前列腺素静滴，以防止动脉导管关闭，增加肺血流量。

5. 手术治疗　手术治疗是法洛四联症患者治愈的唯一方法。法洛四联症根治手术如具备以下 2 个条件者，则手术效果较理想。

（1）肺动脉分支和周围肺动脉发育好。

（2）左室舒张期末容积指数要大于 30ml/m²，否则宜先行姑息性分流术，二期再行根治术。原则上，法洛四联症根治术无绝对禁忌证，但在下列情况下应慎重考虑根治手术：①主动脉骑跨＞75%；②有冠状动脉异常起源或异形者，特别是主干或大分支横跨右心室流出道者；③一侧或双侧肺动脉发育不良或缺如者；④并发肺动脉闭锁；⑤左心室发育不良。

四十、法洛四联症手术的最佳时期是什么时候？

一旦患儿确诊，应尽早手术。对严重缺氧发作的患儿需要进行急诊手术，对年龄没有限制。目前认为在 1 岁左右比较合适，因为小于 1 岁的婴儿对手术的耐受力较差，而 2 岁以上的患儿可能会出现心脏的继发性病变使病情更加，从而加大手术的难度，影响手术的效果。

四十一、法洛四联症患者容易引起脑栓塞的原因是什么？

法洛四联症患者由于长期缺氧，红细胞增加，血液黏稠度高，血流变慢，所以容易引起脑栓塞。

四十二、法洛四联症患者预后如何？

本病预后与肺动脉狭窄的严重程度、并发症及手术的早晚有关。法洛四联症若不手术，自然生存率均为 10 年左右。死亡原因包括心力衰竭、缺氧性发作、脑血管意外、脑脓肿、感染性心内膜炎及肺部感染等。但经过手术治疗能存活的患者，据统计 90%以上症状消失，心功能恢复良好，智力和体力与正常人相仿，且生活质量与寿命也大大提高，但仍然有猝死发生的情况，如室性心动过速的发生等，因此术后仍然需要加强对心律失常的随访及干预。

四十三、什么是缺氧发作？法洛四联症患者缺氧发作时应如何处理？

法洛四联症患儿在吃奶、哭闹或排便时会出现阵发性呼吸困难、发绀加重，严重时会出现双眼上翻、直视、四肢强直或抽搐及晕厥等脑缺氧的表现，称为缺氧发作。

其处理措施：①保持患儿平卧，解开患儿衣领纽扣，保持呼吸道通畅。②置患儿于膝胸位，即膝部屈曲，紧贴胸部。③皮下注射吗啡 0.1～0.2mg/kg，可抑制呼吸中枢和消除呼吸急促。④静脉应用碳酸氢钠，纠正代谢性酸中毒。⑤静脉注射 β 受体阻滞剂，减慢心率，缓解发作。

四十四、先天性心脏病的介入手术与外科手术相比的优点是什么？

1. 区别 先天性心脏手术治疗方法基本分两种。

（1）手术治疗：属心胸外科范围，手术治疗需要开胸，开胸途径分正中入路和侧胸入路，90%以上的先天性心脏病均需胸骨正中入路进行手术操作。

（2）介入治疗：属心血管内科范围，基本方法是通过股动静脉插入导管，把封堵材料经此途径向上引导致心脏缺损处，关闭相应缺损。

2. 优点 目前，先天性心脏病开展介入治疗，主要有房间隔缺损封堵术、室间隔缺损封堵术、动脉导管未闭封堵术、经皮肺动脉瓣球囊扩张术等。与外科手术相比有如下优点。

（1）创伤小，出血少，术后几日伤口愈合不留瘢痕。

（2）治疗时不需要全身体外循环及深低温麻醉，避免体外循环和麻醉意外的发生。

（3）与外科手术相比，介入手术住院时间短、术后恢复快，目前对适合介入手术的患儿，治疗成功率达 98%以上，其术后并发症少于外科手术。

四十五、患儿进行心脏介入手术时该如何准备？

1. 进行相关的术前检查，包括血常规、凝血功能、血型、肝肾功能等常规检查。另外，还有与本手术相关的特殊检查，包括超声心动图、胸部 X 线片及心电图等。

2. 局部备皮、抗生素皮试等，通常在手术前 12～24h 进行；手术前医生必须得到患者及家属签字的介入治疗手术同意书。并详细解释手术的必要性及可能的危险性，回答家属及患者提出的问题。

3. 术前应禁食水 8～10h，尤其是需要术中进行经食管超声心动图监测的患者，必须严格禁食水。对于需要全身麻醉的小儿，更必须严格禁食，以防麻醉过程中出现误吸等问题。

4. 保证良好的休息和睡眠。

5. 由于封堵术是经大腿部位的股静脉进行，所以患者最好在术前 1～2 日练习卧床解大小便。

6. 手术前在左前臂处行静脉留置针穿刺，进行术前用药。

四十六、患儿手术中所用的麻醉药品是否影响其记忆力？

外科疾病多数需手术治疗，手术则离不开麻醉。麻醉方法总体上可分为全身麻醉和局部麻醉。全身麻醉具有镇痛完全，意识丧失便于消除患者的恐惧和紧张情绪，肌肉松弛便于外科医生操作，麻醉后不良并发症少，发生意外便于紧急处理等优点。所以在西方发达国家，全身麻醉占所有麻醉方法中的 90%以上。

在我国，由于客观条件所限，局部麻醉仍占主导地位。近年来我国大中型医院麻醉水平提高很快，全身麻醉率逐渐上升。但是，在普通人的思想中或多或少地存在误解，认为全身麻醉损害大脑、影响记忆力等。

麻醉学已有一百多年的历史，特别是近二三十年来有许多安全可靠的麻醉药不断问世，为麻醉师提供了更多的选择机会。当今采用的全身麻醉药进入人体后多数不参与人体代谢，以原形形式从人体排出,并且对人体各脏器功能影响很小,迄今还没有发现对人的大脑有损害作用的麻醉药。极个别人在应用某种静脉麻醉药后可能会出现短暂、可逆性的精神症状,但能很快自行缓解。因此,全身麻醉药和全身麻醉方法本身对大脑没有损害作用。

四十七、先天性心脏病患儿术后出现发热该如何处理?

发热是术后最常见的症状,约72%的患者体温超过37℃,41%高于38℃。术后发热一般不一定表示伴发感染。如果体温不超过38℃,可不予处理。高于38.5℃,患者感到不适时,可予以物理降温,对症处理,严密观察。多喝开水,在不肯喝水的情况下可以改喝果汁之类饮品;吃些易消化的食物,在住院期间以稀饭、汤水、面条为主。

四十八、先天性心脏病患儿术后是否应该禁食,禁食多长时间?

小儿处于生长发育阶段,对营养物质的需求远远大于成年人,然而,患儿手术后,由于神经内分泌系统的变化使机体处于分解代谢状态,无法分解外界补充的营养物质,过多的营养会加重机体代谢。尤其是心脏外科手术,手术过程中经历了心脏停搏和体外循环这一过程,由于大脑和胃肠道对缺氧最为敏感,手术后短时间内,胃肠道黏膜丧失功能,因此需要禁食1~2d,在此期间给予静脉营养。

四十九、先天性心脏病患儿术后在饮食方面需要注意什么?

1. 限盐 严格控制盐的摄入,避免加重心脏负担。

2. 不宜多吃巧克力等甜食 心脏手术之后,当患儿不愿意吃饭时,不少家长喜欢塞巧克力给患儿吃,以为这样可以保证营养。多吃巧克力易造成患儿消化不良、大便秘结、食欲缺乏。同时巧克力含有咖啡因等成分,食用过多不仅会使患儿过度兴奋、影响休息,而且对患儿的大脑发育带来一定的不良影响。

3. 不宜多喝罐装饮料和冷饮 冷饮是患儿们都喜欢喝的,但大手术后患儿的消化器官尚处于恢复调整阶段,这时患儿的消化功能往往较弱。过冷的食物进入胃内会刺激胃黏膜的血管收缩、胃液分泌减少,影响食物在胃肠道内的消化过程;同时也会减弱消化道的杀菌能力,导致胃肠道发生感染性疾病。

4. 不宜盲目进补 有些家长认为人参有滋补作用,于是给术后的患儿喝参汤。人参确有强心壮体、补气生津的功能,但不同的人参具有不同的性能,服用不当反会引起食欲缺乏、鼻出血、烦躁不安等症状。另外有一些补品对生长发育期间的患儿并不适宜。

最好的术后"补品"乃是天然食物。家长只要在患儿每日的饮食中注意荤素搭配、粗细均衡,在烹调时注意防止营养素的丧失和破坏,确保一日三餐吃饱、吃好,患儿一定会尽快恢复体力的。

五十、先天性心脏病患儿为什么需要营养支持?

任何有生命的机体进行各种生命活动,即使是最基本的生理活动如呼吸、心搏等,都需要时刻消耗能量。正常情况下,能量的摄取和消耗处于相对平衡的状态。儿童对于能量的需求相对较高,除完成正常的生理活动外,还必须满足生长发育的需要,而同时他们的营养储备较少,最重要的三大营养物质是糖类、脂肪、蛋白质。其中最重要的是蛋白质,它是各种组织、器官发挥生理功能的物质基础,而同时它在体内又没有储备,因此,正常人每日都必须有蛋白质的摄入。如果蛋白质摄入不足或丢失,将导致器官功能低下、免疫力下降。手术后由于神经内分泌的变化,机体在一段时间内将处于代谢分解状态,不可避免地有蛋白质的丢失,糖原、脂肪的分解,因此,手术后及时地补充能量,进行营养支持,对于器官功能的恢复、免疫力的提高、伤口的修复都有着重要的意义。

小儿先天性心脏病手术后应该及时进行营养支持,但作为心脏病,有其生理特殊性。由于手术的创伤,心脏在手术后都有不同程度的心功能低下,它与先天性心脏病的种类和手术的复杂程度有关,一般情况下,术后一两天内有很大程度的恢复,在这段时间内,为了保护心功能,每日对液体的摄入有严格的控制,所以进行营养支持时要注意监测出入量。

五十一、什么是静脉营养？

静脉营养是指机体不能通过胃肠道摄取食物营养时，通过静脉输入营养液的方法，又称肠外营养，分一般静脉营养和完全静脉营养两类。一般静脉营养是通过外周静脉输入营养液（以葡萄糖为主），此法沿用已久，操作简便，但从外周静脉不能输入高渗溶液（高渗液刺激静脉，易引起血栓静脉炎），故不能完全满足患者营养的需要。完全静脉营养是通过深静脉输入高营养液（包括氨基酸、必需脂肪酸、维生素、电解质和微量元素等），可满足患者高营养的需求，但其费用较高，有感染、肠道功能退化、肠道分泌减少等并发症。因此，如有可能，最好还是给予肠道营养。

五十二、先天性心脏病患儿术后需要休息多久才能正常活动？

严重的先天性心脏病患儿活动后可出现呼吸困难、发绀、晕厥等危险症状，年长儿则可能生长发育迟缓，绝大多数需手术治疗。在进行手术后，患儿根据病情恢复的情况，可在医生指导下适当恢复活动。

手术后早期下床活动，可以促进肠道蠕动防止腹胀，加快胃肠功能恢复，还能避免肺部并发症的出现。先天性心脏病手术纠治彻底，又无特殊并发症，2～3d 既可鼓励患儿下床活动，这类患儿往往怕疼不敢动；不会行走的婴儿，家长不要怕碰伤伤口，应该抱起患儿帮助做一些运动，如伸伸手臂、拍拍背部。有些心功能不全的患儿需绝对卧床休息 2～3 周甚至更长时间，卧床休息可以减轻心脏负担，减少心肌氧耗量，有利于心脏功能的恢复。

先天性心脏病手术是一个大手术，它所经历的体外循环、心肌组织的切开、心内某些部位的修补移位、胸骨的剖开及皮肤表面的伤口等都需要一个修复、愈合的过程，需要 12～24 周，因此出院后的修养恢复过程更重要，原则是出院后 12～24 周不要做剧烈活动。特别是对一些术前心脏内部缺损较多或较大、心功能不全、活动后感到气急心悸、力不从心的患儿；还有一些术前有明显发绀、稍微活动便气喘吁吁、剧烈活动容易造成缺氧发作的患儿，这些患儿中有大部分会由于手术纠治的成功，心功能得到明显改善，术后活动量明显得增大，对这类患儿家长如不加以严格控制活动量，时间长了便会出现心率加快、肝大，严重者还可发生心力衰竭。

对学龄期儿童建议 12 周后上学，但不参加体育课，半年后复查时经医生证明恢复良好后，才可逐渐与正常儿童一起玩耍。定期随访，听从医生建议非常重要，大部分先天性心脏病患儿经手术根治都可逐步恢复到和正常人一样的活动、学习和生活。

五十三、先天性心脏病患儿术后将来能正常参加体育运动吗？

术后定期复查显示心功能正常，患儿上学后可参加正常体育运动，只要不接受运动员似的大强度的训练即可，有不舒服的情况应随时就诊。

五十四、先天性心脏病患者妊娠需要注意什么？

先天性心脏病是一种多基因遗传病，目前认为先天性心脏病可因环境因素和遗传因素共同引起，许多人认为，先天性心脏病手术后就和正常人一样了，然而他们注意了心脏的承受能力却忽视了疾病的遗传性，因此，全面了解先天性心脏病极为重要。婚前及妊娠前都应去医院接受检查，听取医生意见。心脏病患者能不能妊娠，取决于心功能的强弱程度，一般来说，心脏功能Ⅰ～Ⅱ级时，在医生监测下可以妊娠，妊娠后注意保健，妊娠早期避免病毒性感染或服药，定期检查。心脏功能Ⅲ～Ⅳ级，原则上不能妊娠，如已妊娠，对Ⅲ级心功能不全的患者来说，需要与医生的密切合作，需要进行严格检测，如是Ⅳ级心功能的患者，应该立即终止妊娠。

如心脏病患者已妊娠，应该注意：①妊娠期间应有充分的休息：先天性心脏病患者妊娠后每日至少有 10h 的休息时间，中午最少也要休息 30min 以上。心脏功能欠佳者，一般日常工作后会引起不适时，应酌量延长休息时间。②要避免或及时治疗贫血：因为先天性心脏病孕妇有了贫血，更会加重心脏的负担，造成恶性循环，易发生心力衰竭，故必须积极预防或治疗贫血。③防止感染：任何感染，包括牙龈化脓、上呼吸道感染，都应尽早治疗，以减少细菌性心内膜炎的发生概率。④Ⅰ级心功能的患者，每日可从事一些体力活动，如洗碗、扫地等。Ⅱ级心功能的患者应限制体力活动，Ⅲ级心功能的患者不能从事体力活动。⑤饮食尽可能清淡，防止盐分过多，引起水肿。⑥定期检查。

五十五、先天性心脏病患者术后对妊娠、围产儿及分娩方式有影响吗？

当孕妇合并心脏病时，不断增加的循环负荷可能导致血流动力学出现紊乱，使心脏病病情恶化或促使妊娠前无症状的心脏疾病发作，严重影响母儿的安危。先天性心脏病的孕妇能否顺利妊娠分娩关键在于心功能状况。一般来说，心功能Ⅰ级及大部分心功能Ⅱ级的孕妇在妊娠过程中不发病，罕见死亡，心脏手术能够明显改善产妇的心功能状况，使产妇安全渡过妊娠分娩期，同时提示，严重先天性心脏病妇女应于手术后妊娠更安全。妊娠期实施心脏手术风险较大，因为妊娠期血流动力学的改变使心脏储备能力下降，影响心脏手术后的恢复，加之术中用药及体外循环会影响胎儿，建议尽量在妊娠前实施心脏手术。

妊娠合并心脏病为高危妊娠，心功能状态与围生儿的生存质量密切相关。如果心功能不佳，可导致血循环处于低氧状态，胎盘灌注不足，影响胎儿生长发育。国外的研究资料中，早产及小于胎龄儿为妊娠合并心脏病最为常见的围生期合并症。手术后围产儿的平均体重及胎龄与未手术组比较均增加。另有文献报道，患有先天性心脏病的孕妇其胎儿先天性心脏病的发病率比正常孕妇高3～6倍，子代再现率为2%，而妊娠前行心脏矫正术，其子代的先天性心脏病发病率可以减少50%，故对有先天性心脏病的妇女应建议其尽早手术。今后需加强妊娠期胎儿超声心动检查或产后早期婴幼儿超声心动检查，以便早期发现先天性心脏病，早期治疗。

剖宫产可消除宫缩引起的疼痛，且剖宫产多选用连续硬膜外麻醉，可降低周围血管阻力，减轻心脏负担。剖宫产指征中先天性心脏病因素占39.5%。剖宫产率升高可能与以下因素有关。

1. 社会因素的影响。虽然部分孕妇在孕前经过手术纠治后，心功能与常人无异，但仍担心无法耐受分娩，要求剖宫产。

2. 随着剖宫产技术提高，在一定程度上剖宫产比阴道分娩更加安全，部分心功能Ⅰ～Ⅱ级的患者也放宽了剖宫产指征。先天性心脏病手术后，心功能Ⅰ～Ⅱ级的妇女，妊娠后监测心功能仍然良好，可阴道试产，但复杂心脏矫正手术后或妊娠期检查提示肺动脉高压，应以剖宫产为宜。所有先天性心脏病妇女产后24～48h应持续监测血流动力学指标和心电图，防止由于产后静脉回心血量增多造成的风险。

五十六、先天性心脏病患儿如何服药？

先天性心脏病患儿术后出院必须加强家庭护理，及时服药，防止并发症发生，定期复查，才能恢复与正常儿童一样正常生长发育。先天性心脏病患儿术后应注意服用一些强心利尿、补钾、血管扩张剂、抗生素、止咳化痰等药物，应注意带药量及复查时间。

1. 非发绀型先天性心脏病不合并肺动脉高压患儿，出院后应坚持服药4周以帮助心功能恢复，4周复查没有出现异常情况，可停药。

2. 非发绀型先天性心脏病合并肺动脉高压患儿，病情较为严重，建议服药12周，出院时带药4周。其用完4周药量到医院复查用药情况，并根据康复情况适当调整药量继续用药。患儿12周后复查时可根据情况减停或继续用药。

3. 发绀型先天性心脏病患儿血液从左右心之间的异常通道从右向左分流的患儿出现持续性发绀，术后恢复比非发绀型慢，至少服药12周，出院带药4周。患儿4周复查时可根据情况适当调整药量继续用药，12周复查时可根据情况减停或继续用药。

4. 体肺分流术的患儿术后需服用小剂量阿司匹林半年至终生，不能擅自停药。

五十七、先天性心脏病患儿术后能否乘坐飞机、轮船等？

由于当地医疗条件和设备的限制，许多复杂型先天性心脏病患儿会从全国各地赶到大城市就医，但家长们经常会担心患儿可不可以乘飞机、坐轮船。

平时在我们身边也有不少人在乘飞机或坐轮船时出现晕机、晕船现象。医学上把这种现象称为晕动症。当飞机剧烈晃动、摇摆时常使人感到头晕、恶心甚至呕吐等，但并不是每个乘飞机、坐轮船的人都会有这种感受，这主要与人体的前庭功能有关（有保持平衡作用），先天性心脏病的患儿其前庭功能不一定有障碍。所以对于一些病情较轻平时又无明显症状的患儿大可不必过于担心，如患儿平时坐车时易晕车，可在乘飞机或坐轮船前先服些防晕船、晕车的药。但对于一些患有严重的先天性心脏病且平时常有缺氧发作或反复发生充血性心力衰竭的患儿，需要护士、医生陪同。

五十八、先天性心脏病患者出院后应该注意什么？

先天性心脏病患者出院后并不意味着机体完全康复，因此，出院后应该注意以下问题，做好家庭护理。

1. 生活要有规律 先天性心脏病患者出院后身体比较虚弱，要注意休息，不要过多地看电视和玩耍，要保证足够的睡眠，要保持适宜的温度和湿度，家人及其他人不要在患者居住的卧室吸烟，为保持空气新鲜，每日上午可开窗通风 30min，开窗时要注意保暖，时间不宜过长。若无条件洗澡，可用温水擦洗，保持皮肤清洁。患者出院 12 周内，不宜到公共场所活动，防止感染疾病。

2. 注意饮食卫生 患者出院后要注意补充营养，一般没什么特殊禁忌，但应食用营养价值高易消化的食品，如瘦肉、鱼、鸡蛋、水果和各种蔬菜等。一般患者不必限制盐量，但复杂畸形、心功能低下、术后持续有充血性心力衰竭者要严格控制盐的摄入，成人每日控制盐量在 4～8g，小儿 2～4g，并给予易消化的软食，如馄饨、面条、稀饭等。先天性心脏病患者宜少食多餐，食量不可过饱，更不能暴食，以免加重心脏负担。患者饮食要新鲜，符合卫生学要求，以防发生腹泻加重病情。小儿要控制零食、饮料，不要食用不清洁、过期或含色素及食品添加剂较多的零食。

3. 注意适当的活动 对于手术顺利，畸形矫正满意，术后恢复较快的患者，出院后一般不限制活动，心功能在 I～II 级者，可根据情况适当做些日常生活中力所能及的体力活动，活动量以不引起疲劳为度，活动范围应先室内后室外。大多数患者出院后如无病情变化，12 周后就可上学或上班，由轻工作逐渐过渡到正常工作。如果患者感到劳累或心悸气短应停止工作，继续休息。术前心功能在 III 级以上、心脏重度扩大、重症肺高压患者，心脏恢复到正常或基本正常需要较长的时间，出院后不要急于活动，要注意休息，保持体力，随病情好转程度而适当活动，但不要感到疲劳，以免加重心脏负担。

4. 出院后用药 简单的先天性心脏病患者，术后恢复较好，心功能正常，一般不需要使用强心药、利尿剂，复杂畸形及重度肺高压或心功能较差的患者要根据畸形矫正情况，在医生指导下使用强心药、利尿剂或血管扩张药，患者应严格按照医生的嘱咐用药，不可随意乱服用药物，以免发生危险。

五十九、先天性心脏病患儿家长术后应该观察哪些情况？

手术后，有些患儿会感到不舒服，家长应注意不要让患儿随意触碰手术伤口处，若出现出血、红肿、周围隆起等，及时告知医护人员。

观察伤口，不要抓挠伤口。要保持伤口局部干燥，避免摩擦、抓挠等，如果恢复顺利，10d 左右就可以拆线。拆线后伤口上有干痂，不要用力剥除，也不要用水浸泡，待其自然脱落，痂下皮肤就能愈合。伤口局部及周围可能有疼痛、不适甚至同侧肩关节活动不方便，这些都是正常术后反应，随着时间增长会逐渐恢复。3 周后可以洗澡，但不能长时间浸泡，避免用力揉搓伤口，洗完澡后立即擦干伤口处。

观察体温，避免感冒。术后 2 周内，患儿在接触外人时应戴上口罩。有些患儿爱活动，平时出汗多，家长应给孩子勤换内衣，因为出汗的内衣贴在身上时间过长就会感冒。出院 2 周内，家长应密切观察患儿的体温和症状，每日测 1 次体温，如体温超过 38℃，千万不能随意服退热药，应立即去医院就诊，在医生指导下进行治疗。

术后定期复查。出院 12 周后应到医院复诊，一年后要全面复查，以让医生了解心功能恢复情况。

术后 4～12 周，家长要注意观察患儿的身体状况，如有医嘱，定时服药，注意入液量与尿量要平衡，体重不能增加太快，如有不适，及时去医院就诊。

六十、先天性心脏病患儿是否需要定期复查？

先天性心脏病患儿在经过手术之后，除了日常的饮食起居要格外注意以外，定期的复查也是必不可少的，先天性心脏病患儿是很容易引发并发症的，一些并发症可能没有明显症状，这很容易误导家长，认为孩子的病情已经好转，无需进一步的诊治了，但往往随着时间推移，并发症产生的一系列症状就会显现出来。简单的先天性先心病如室间隔缺损、房间隔缺损及动脉导管未闭，这些患儿就非常容易在术后引发肺炎，严重的甚至还出现心力衰竭。另外大多数先天性心脏病都有可能引发心内膜炎。这对于患儿日后的健康生活都会带来极大的负面影响，所以术后复查必不可少。

1. 如何复查

（1）出院 4 周：在患儿刚经历过手术之后的 4 周内，患儿的免疫力、抵抗力都还比较差，处在恢复阶段，建议家长们 1～2 周复查 1 次，同时应该注意患儿的脸、四肢有无水肿迹象。

（2）出院 12 周：出院 12 周进行常规检查后，如果显示患儿的各项指标都正常，那么之后的检查可以逐渐拉长时间间隔，以家庭护理为主，如恢复情况好，一般 4～8 周复查 1 次。

（3）出院 24 周：24 周后，则可以 1～2 年复查 1 次。对一些复杂型先天性心脏病的患儿或术后伴有慢性心功能不全或心律失常的患儿，术后复查次数要多一些。如患儿病情依旧有起伏，那么还应及时地进行治疗。

2. 检查内容 患儿一般需要检查的项目有心电图、胸部 X 线、超声心动图。

（1）心电图：心电图虽然是检查心脏疾病传统的方法，但是先天性心脏病患儿复查心电图必不可少，它可以为医生提供有价值的线索及初步判断患儿病情的严重程度，是很有价值的检查手段。

（2）胸部 X 线：不少先天性心脏病患儿的肺功能较差，由于心肺相通，不少肺部症状可以揭示先天性心脏病的存在，所以进行胸部 X 线检查很有必要。

（3）超声心动图：超声心动图检查的准确率很高，而且目前绝大多数的先天性心脏病可以进行超声心动图检查。如果条件允许，还是建议患儿做超声心动图，其优点是准确率高、排查范围广，很多基础检查可能查不出的症状，都可以通过超声心动图获得。

（4）心导管检查：在一些姑息手术后，准备再做第二次根治手术的患儿中，有些在复查时还需要考虑做心导管造影检查，以了解第一期手术后患儿心脏和大血管的情况，以帮助选择第二期手术的最佳时期。也有少数患儿手术数年后出现心脏杂音和心功能不全，通过心导管造影检查，可排除是否有心腔内的残余分流或残余梗阻。

（5）血液化验：对于心脏瓣膜置换术的患儿，因长期服用抗凝药物，手术后需要定期复查凝血因子，以方便调整患儿抗凝药物的剂量。

手术的成功不是全部，术后的护理和及时的复查才是患儿恢复健康的重要因素，希望家长们一定要牢记患儿术后的复查。

第六章 风湿性心脏病

一、什么是风湿性心脏病?

风湿性心脏病亦称风湿性心瓣膜病(简称风心病),是指由于风湿热活动,累及心脏瓣膜,造成以心脏瓣膜病变为主的一类心脏病。随着生活和医疗条件的提高,风湿性心脏病的发病率也随之降低,在发达国家已较少见,但在发展中国家如我国瓣膜性心脏病仍然以风湿性心脏病最为常见,多数患者为青壮年,女性多于男性。

二、风湿性心脏病的基本病因是什么?

风湿性心脏病是 A 组 β 溶血性链球菌感染引起的变态反应,属于自身免疫性疾病,大多数与风湿性炎症后瘢痕形成有关,风湿活动得到控制后,心肌和心包炎症虽可以得到恢复,但心脏瓣膜的破坏,其病理是不可逆的。

三、什么是风湿热,跟传统认知中的风湿有什么区别?

中国传统医学上的风湿是指风、寒、湿、邪气侵入人身而发生的反应。而在现代医学上风湿热是一种因 A 组 β 溶血性链球菌感染引起的非感染性疾病,是由于机体对 A 组 β 溶血性链球菌感染所产生的一种异常免疫反应。

四、如何诊断风湿热?

风湿热是一种累及多器官的炎症性疾病,发生在 A 组链球菌性咽炎后 10d 至 3 周内。临床诊断主要依靠链球菌的咽部感染证据和典型的临床表现。咽部感染证据包括咽拭子实验或快速链球菌抗原实验阳性、链球菌抗体效价升高。风湿热的典型临床表现如下。

1. 心脏炎症 可涉及心内膜、心肌、心包、瓣膜组织。

2. 多发性关节炎 多表现为游走性。

3. 环形红斑 是主要出现在四肢近端的特征性皮疹,时隐时现,多呈迁延性。

4. 舞蹈病 链球菌感染后,病变累及大脑皮质、基底节及小脑,引起患者不自主的舞蹈动作。

如有前驱症状的证据,同时伴有 2 项及以上的临床表现,高度提示急性风湿热。为提高风湿热早期诊断率可考虑增加超声心动图检查瓣膜反流情况。但现实中患者常常将风湿热的临床表现当成传统观念上的"风湿关节痛"而未引起重视,错失早期的诊断和治疗,致使疾病发生进展。

五、风湿热如何进行预防?

1. 一级预防 合理使用抗生素治疗链球菌性咽炎,并维持足够长的疗程,主要是青霉素类。

2. 二级预防 主要针对复发性风湿热,应持续性使用抗生素。二级预防使用抗生素持续的时间随病情而定。伴有重度瓣膜病或瓣膜术后,应终生使用抗生素;轻度反流的风湿热,使用 10 年或到 25 岁;无心脏炎症的风湿热,使用 5 年或到 18 岁。

六、风湿性心脏病最常累及哪些部位,导致哪些瓣膜疾病?

风湿性心脏病最常累及的部位依次是二尖瓣、主动脉瓣、三尖瓣和肺动脉瓣。风湿性心脏病可导致二尖瓣狭窄、二尖瓣关闭不全、二尖瓣脱垂、主动脉瓣狭窄、主动脉瓣关闭不全、主动脉瓣脱垂、三尖瓣狭窄与关闭不全及联合瓣膜病。其中以二尖瓣狭窄最为常见,二尖瓣狭窄合并关闭不全较常见,但单独累及肺动脉瓣很少见,即便风湿性炎症瘢痕导致肺动脉瓣瓣膜交界处融合,也很少引起明显的瓣膜狭窄。

七、风湿热是如何引起心脏瓣膜改变的? 有哪些典型征象?

在风湿热患者体内,许多链球菌抗原都可导致机体异常的免疫反应,其中 A 组黏多糖中有一个乙酰葡萄糖胺的可与体内的瓣膜组织发生抗体交叉反应，反应的强度越大，导致的心脏瓣膜病变越严重，瓣膜是病理损伤的主要对象，瓣膜会由原来的光滑、柔韧逐渐变得粗糙、增厚，从而纤维化、钙化、瓣叶处发生粘连、破裂导致瓣膜的狭窄或关闭不全，影响瓣膜的功能。典型的表现就是瓣膜的钙化。

八、风湿性心脏病常见的临床表现有哪些？处理不及时会出现怎样的后果？

由于心脏瓣膜发生病变，心脏在运送血液的过程中出现阻扰，如瓣膜狭窄，使得血流阻力加大，为了射出足够的血液，心脏则更加费力地舒张和收缩，这样使心脏工作强度加大，效率降低，心脏易疲劳，久而久之造成心脏肥大。例如，在二尖瓣狭窄到一定程度时由于左心房压力的增高，导致肺静脉和肺毛细血管压力增高，形成肺淤血，肺淤血后容易引起以下症状：①呼吸困难；②咳嗽；③咯血，有的还会出现声音沙哑和吞咽困难。

九、如何诊断风湿性心脏病？有什么治疗方法？

1. 诊断

（1）病史：了解患者有无风湿热病史，是否在风湿热的活动期。

（2）典型的临床表现：根据侵犯的瓣膜不同，相应的典型临床表现也不同，查体也会出现相应的体征，尤其是心脏瓣膜区的听诊及心音。心脏瓣膜听诊区是心脏各瓣膜开放与关闭时所产生的声音传导至体表最易听清的部位，它与解剖部位不完全一致。

听诊的部位有5个。二尖瓣听诊区（M）：位于心脏搏动最强点，又称为心尖区。肺动脉瓣听诊区（P）：在胸骨左缘第二肋间。主动脉瓣听诊区（A）：位于胸骨左缘第二肋间。主动脉瓣第二听诊区（E）：位于胸骨左缘第三肋间。三尖瓣区（T）：位于胸骨下端左缘，即胸骨左缘第四、第五肋间。

听诊的顺序是从心尖区开始，逆时针方向依次听诊：先听心尖区再听肺动脉瓣区，再是主动脉瓣区、主动脉瓣第二听诊区，最后是三尖瓣区。如果心脏结构发生改变，可根据改变的特点和血流方向，移动听诊的部位和扩大听诊的范围。

正常的心音共有四个，根据其在心动周期中出现的先后顺序，依次命名为第一心音（S_1）、第二心音（S_2）、第三心音（S_3）、第四心音（S_4）。第一心音是由心室开始收缩时，二尖瓣和三尖瓣突然关闭的振动而产生，标志着心室收缩的开始。第二心音主要是由心室开始舒张时，主动脉瓣和肺动脉瓣突然关闭的振动所产生，标志着心室舒张的开始。第三心音主要是心室快速充盈期末血流冲击室壁，心室肌纤维伸展延长，使房室瓣、腱索和乳头肌突然紧张、振动所致，出现在心室快速充盈期末，距第二心音后0.12～0.18s。正常情况下第三心音只有儿童和青少年可听到，在心尖部和其内上方仰卧位较清楚，增加腹压或抬高下肢时第三心音增强。第四心音一般认为是与心房收缩使房室瓣及其相关结构如瓣膜、瓣环、乳头肌突然紧张、振动有关，出现在心室舒张末期，约在第一心音前0.1s。

（3）多普勒超声心动图：它是评价各瓣膜病变的主要手段之一，不仅可以评定各心腔的大小、心室的功能，还可以测定跨瓣膜压差、瓣膜口的面积、肺动脉的压力等。

（4）X线检查：可以了解心脏有无扩大，肺部的病变等。

（5）心电图检查：可以了解患者有无心律的改变，有无心房颤动等，还可以了解患者有无心肌缺血。

（6）冠状动脉造影检查：对合并有心肌缺血的患者，血管造影检查可以确诊冠状动脉的病变。

2. 治疗 无症状性的风湿性心脏病主要的治疗原则是保持和增强的心脏的代偿功能。一是要避免增加心脏的负荷，如剧烈的情绪波动、重体力活动；二是要适当进行一些锻炼，增强体质，提高心脏的储备能力。同时患者要预防和治疗呼吸道的感染，预防风湿热和感染性心内膜炎，合并心力衰竭时要使用洋地黄、利尿剂和血管扩张剂。

十、二尖瓣的正常解剖结构如何？怎么才算是二尖瓣狭窄？

正常二尖瓣呈漏斗形，其尖端位于左心室内，是由前叶和后叶组成，瓣膜根部相连。整个瓣口

面积为 $4\sim6cm^2$。可将狭窄分级：①轻度狭窄，瓣口面积狭窄至 $1.5\sim2.0cm^2$；②中度狭窄，瓣口面积狭窄至 $1.0\sim1.5cm^2$；③重度狭窄，瓣口面积狭窄至小于 $1.0cm^2$。当瓣膜面积减小一半时即有血流动力学改变。

十一、二尖瓣狭窄时瓣膜发生了怎样的改变？

风湿热会导致二尖瓣瓣膜交界粘连、瓣叶增厚、瓣口变形和狭窄、腱索缩短融合，病程后期出现钙化，瓣叶活动受限。其主要分三种类型。

1. 隔膜型 两个瓣膜叶交界处发生粘连，成隔膜状，残留的瓣口面积狭小，但瓣叶本身没有增厚，或仅见到瓣叶的游离缘附近出现增厚，瓣膜体本身活动没有受到影响。

2. 增厚型 二尖瓣瓣叶交界处发生粘连，瓣叶出现增厚，腱索缩短，瓣叶的活动受到限制。

3. 漏斗型 二尖瓣口及腱索出现广泛的粘连、纤维化钙、化，使得整个瓣口呈漏斗形，瓣叶活动完全受到限制。

十二、二尖瓣狭窄的主要临床表现有哪些？

风湿性二尖瓣狭窄病程呈进展性的发展，早期临床症状隐匿，晚期病程进展迅速，一旦出现症状，十年左右可丧失活动能力。一般二尖瓣中度狭窄的患者即有临床症状，主要是由低心输出量和肺血管病变导致。

1. 肺静脉高压症状

（1）呼吸困难：呼吸困难是二尖瓣狭窄的最常见也是最早期的症状。随着病程的进展，患者可出现端坐呼吸、夜间阵发性呼吸困难。

（2）咳嗽：咳嗽是较为常见的症状，多发生在夜间睡眠时或体力活动之后，常为干咳或咳泡沫痰。

（3）咯血：①大咯血，一般发生在二尖瓣狭窄的早期，主要是由于二尖瓣严重狭窄，左心房压力增高，肺静脉压增高，支气管静脉破裂出血所致；②痰中带血或血痰，主要跟肺部感染、支气管炎、肺毛细血管破裂有关，常常伴有夜间阵发性呼吸困难；③胶冻状暗红色痰，肺梗死时可出现，是二尖瓣狭窄合并心力衰竭的晚期并发症。

（4）血栓栓塞：约有 20% 的患者可能出现，是二尖瓣狭窄的严重并发症，其中以脑栓塞最为常见。

（5）右心衰竭时可出现食欲缺乏，腹胀、恶心等症状。部分患者以心房颤动和血栓栓塞症状起病。

2. 体征

（1）严重二尖瓣狭窄体征：可出现"二尖瓣面容"。右心衰竭时可有颈静脉怒张、肝颈静脉回流征阳性、肝大、双下肢水肿。右心室扩大时可在剑突下触及收缩期抬举样搏动。

（2）二尖瓣狭窄时，瓣膜如仍有弹性，在心间区可闻及第一心音增强，如瓣膜钙化，则第一心音减弱或消失。

（3）心脏杂音：最具特征性的为心尖区隆隆样舒张期杂音。

十三、二尖瓣狭窄的常见并发症有哪些？

1. 心房颤动 是二尖瓣最常见的并发症之一，部分患者可主诉心悸，心房颤动可呈持续性或阵发性。心房颤动对患者是否有影响主要取决于心室率。心室率越快，舒张期缩短，通过二尖瓣的血流就会增加，则会引起左心房和肺静脉的压力增高，长此以往会引起心房增大，增加心房颤动的发生率，造成恶性循环。

2. 心力衰竭和急性肺水肿 是二尖瓣狭窄的主要死亡原因。剧烈的体力活动、情绪激动、感染、心律失常、妊娠和分娩均可引起急性肺水肿。

3. 栓塞 二尖瓣疾病是容易发生血栓栓塞的最常见疾病之一，其中脑栓塞最常见，栓子多源于左心耳，亦可见外周栓塞。来自于右心房的栓子则可造成肺栓塞或肺梗死。同时伴有心房颤动的二尖瓣狭窄患者极大地增加了血栓的发生率。因此二尖瓣狭窄伴心房颤动是长期抗凝治疗的明确指征，参考指标为 INR 目标值为 2.5。影响血栓栓塞发生的相关因素主要有风湿活动开始的年限、心房颤动、左房大小。

4. 肺部感染 二尖瓣狭窄容易造成肺静脉压力增高、肺淤血，诱发肺部感染、心力衰竭。

5. 感染性心内膜炎 单纯的二尖瓣狭窄引起的感染性心内膜炎较少见，通常都伴有二尖瓣反流或主动脉瓣反流。

十四、哪些辅助检查可以帮助确诊二尖瓣狭窄？

1. X 线检查 当出现肺静脉压增高的情况时，侧位胸片及后前位的胸片会有比较典型的改变，血流均匀分布在上叶，可见上叶血管明显扩张。肺静脉压增高时，间质组织出现渗液，小叶间的渗液聚集在基部时，从胸片上看即看见一线性条纹，延伸至胸膜，称之为 Kerley B 线，简称"KB"线。

2. 心电图检查 窦性心律患者的心电图可见"二尖瓣型 P 波"，提示为左心房扩大，可合并心房颤动。

3. 超声心动图 超声心动图是确诊二尖瓣狭窄的最可靠方法。M 型超声心动图可显示二尖瓣前叶呈城墙样改变，后叶与前叶同向运动。二维超声还可观察到瓣叶活动度，是否有钙化，是否合并其他瓣膜问题。

十五、二尖瓣狭窄为什么要进行甲状腺功能检查？

风湿性心脏病二尖瓣狭窄与甲状腺功能亢进症临床表现有相似之处。当两者合并时更易漏诊、误诊而延误治疗，故二尖瓣狭窄应进行甲状腺功能检查。

十六、二尖瓣狭窄内科治疗的要点有哪些？

1. 预防用药，进行抗风湿热治疗，可长期或终身使用苄星青霉素，每月肌内注射一次，量为120 万 U。

2. 轻度的二尖瓣狭窄无症状时，可不予治疗，只需注意饮食，预防感冒，避免重体力活动。但如出现急性肺水肿或快速型心房颤动时，应及时就诊。

3. 有肺淤血导致的呼吸困难、下肢水肿时，应控制体力活动，限制钠的摄入，遵医嘱使用利尿剂，保持出入量的负平衡。

4. 出现咯血时，应取坐位，头偏向一侧，预防误吸。同时使用镇静剂及利尿剂，降低肺动脉压。

5. 出现快速型心房颤动的患者，应先控制心室率，可静脉给予洋地黄类或艾司洛尔，一旦影响血流动力学，引起休克、晕厥等，应给予电复律。合并心房颤动时，为防止血栓栓塞的发生，如没有禁忌证，应长期使用华法林，使 INR 达到 1.5～2.0。

十七、二尖瓣狭窄介入治疗和手术治疗的指征有哪些？

1. 二尖瓣瓣口面积（MVA）>1.5cm^2，不考虑介入治疗及手术治疗。

2. MVA<1.5cm^2，是否进行介入治疗或手术治疗，主要取决于患者症状的严重程度、瓣膜病变程度、是否伴有其他瓣膜的病变、是否存在介入的条件、外科手术存在的风险程度。

十八、二尖瓣狭窄的介入治疗和手术治疗方式有哪些？

1. 经皮二尖瓣球囊成形术 其主要针对单纯二尖瓣狭窄患者。有症状的或伴有肺动脉高压的、瓣口面积小于 1.5cm^2 的二尖瓣狭窄患者，如果瓣膜无钙化且活动度较好，左心房无血栓，也可采用经皮二尖瓣球囊成形术。

2. 二尖瓣分离术 有闭式和直视式。因闭式效果类似二尖瓣球囊成形术，现已较少使用。直视式则可用于严重瓣膜钙化、病变累及腱索和乳头肌或心房内存在血栓的患者。它能够解决更严重的瓣膜狭窄问题，极大地改善血流动力学甚至减少手术的死亡率。

3. 人工瓣膜置换术 适用于严重瓣膜钙化、相关结构畸形、不宜做二尖瓣球囊成形术和分离术的患者。二尖瓣狭窄伴有明显二尖瓣关闭不全症状较重的患者也适用于此手术。如果合并严重的肺动脉高压，则在一定程度上增加了手术的风险。

十九、二尖瓣关闭不全的病因及病理生理是什么？

1. 病因 二尖瓣关闭不全的主要原因如下。

（1）瓣叶的病变：如风湿性心脏瓣膜病、感染性心内膜炎、二尖瓣脱垂、先天性的二尖瓣发育不全等。

（2）瓣环的病变：如老年性退行性心脏瓣膜病。

（3）腱索的病变：如感染或外伤导致的腱索断裂、先天性的腱索过长等。

（4）乳头肌的病变：如外伤或心肌梗死导致的乳头肌功能不全。

（5）心肌的病变：如扩张型心肌病、冠心病等。

2. 病理生理 当二尖瓣关闭不全时，心房舒张，血流反流至心房，心房的容量负荷加重，左心房逐渐出现代偿性的扩张。心室舒张时，左心房流入的血流增多，左心室的负荷逐渐加重，导致左心衰竭。左心衰竭使得左心室舒张期压力增高，左心房压力进一步增高，进而导致肺淤血和肺动脉高压，最终会导致右心室肥大和全心衰竭。

二十、二尖瓣关闭不全的临床表现有哪些？

1. 症状

（1）急性：轻者患者可有轻微的劳力性呼吸困难，重者患者可出现急性左心衰竭甚至急性肺水肿或心源性休克。

（2）慢性重度二尖瓣关闭不全的患者一般 6～10 年可出现左心室功能异常，一旦出现了心力衰竭，则病程进展迅速，可出现劳力性呼吸困难、端坐呼吸、活动耐力显著下降，晚期还可出现肝淤血、水肿、胸腔积液、腹水等右心衰竭表现。

2. 体征

（1）急性：心尖冲动呈抬举性，可在心尖区闻及收缩期粗糙的吹风样杂音，其是二尖瓣关闭不全的主要体征。

（2）慢性：心界向左下扩大时，心尖区可触及局限性收缩期抬举样搏动，心前区可闻及全收缩期吹风样杂音，可伴有收缩期震颤。同时由于心室舒张期过度充盈，二尖瓣漂浮，使得第一心音减弱。左心室射血期缩短，主动脉瓣提前出现关闭，造成第二心音分裂。

二十一、哪些辅助检查可以帮助确诊二尖瓣关闭不全？

1. X 线检查 左心衰竭的患者可见肺淤血及肺间质水肿，晚期右心室增大，可见心界改变，二尖瓣瓣环钙化可见钙化阴影。

2. 心电图 如有二尖瓣 P 波（P 波增宽且呈双峰状），则提示左心房扩大。慢性二尖瓣关闭不全伴左心房增大的多伴有心房颤动。

3. 超声心动图 彩色多普勒血流显像可确诊二尖瓣关闭不全，且可对二尖瓣反流半定量及定量确诊。

二十二、二尖瓣关闭不全的并发症有哪些？

1. 感染性心内膜炎 轻中度的二尖瓣关闭不全最危险的并发症是感染性心内膜炎，它可导致心功能急剧的恶化，比起单纯的二尖瓣狭窄更为多见。

2. 心房颤动和动脉栓塞 主要见于晚期的二尖瓣关闭不全，常合并二尖瓣狭窄。

3. 呼吸道感染 长期肺淤血易导致肺部感染，进一步加重可诱发心力衰竭。

4. 心力衰竭 是最常见的并发症及致死的主要原因。

5. 栓塞 脑栓塞最为多见。

二十三、二尖瓣关闭不全如何进行保守治疗？

1. 急性 二尖瓣重度关闭不全常引起心力衰竭甚至休克。其治疗上主要以减少反流、降低肺静脉压、增加心排出量为主。使用动脉扩张剂，如硝普钠、酚妥拉明等可以降低体循环血流阻力，提高心输出量，减少二尖瓣反流和心房压力。如血压低，则不可使用，此时可给予主动脉内球囊反搏治疗，提高心输出量同时减少心脏后负荷，保证心脑肾等重要器官的血供。

2. 慢性　二尖瓣关闭不全的患者在一定时期内可无症状，无需特异性治疗，需避免过度的体力活动，控制钠盐摄入，利尿控制心力衰竭。重点是预防风湿热和感染性心内膜炎。已有症状的二尖瓣反流，可使用血管紧张素转换酶抑制药来减低左心室容积，从而缓解症状。如伴有心力衰竭和心房颤动的患者，可给予洋地黄类药物。合并高血压、晚期合并心力衰竭不能手术者，或于术后持续心力衰竭的患者可给予血管扩张剂。合并心房颤动的患者，要长期抗凝治疗，INR 应达到 2.5～3.0。

二十四、二尖瓣关闭不全的手术指征？

急性二尖瓣关闭不全患者要急诊手术。慢性二尖瓣关闭不全手术指征如下。

1. 重度二尖瓣关闭不全，心功能Ⅲ级或以上。

2. 心功能Ⅱ级伴左心室心脏扩大，LVESVI（左心室收缩末期容量指数）$>30ml/m^2$。

3. 重度二尖瓣关闭不全虽无症状，但 LVEF$<60\%$，LVESVI$>60ml/m^2$ 时，也应考虑手术。

4. 无症状的患者心功能指标接近临界值，应尽早手术，避免更严重的心功能损害。

二十五、二尖瓣关闭不全手术治疗有哪些方式？

1. 二尖瓣修复术　是二尖瓣手术的首选式式。其适用于瓣膜损坏较轻、瓣叶无钙化、腱索无严重损害的患者。其优点是手术死亡率低，维持了瓣膜生理功能和左心室功能，避免了人工瓣血栓栓塞、出血、感染等风险，且不需终身抗凝治疗。

2. 保留或不保留瓣下结构的二尖瓣置换术　适用于瓣膜损坏严重者。如有可能，尽可能地保留瓣下结构，有利于术后心功能的恢复。

二十六、二尖瓣脱垂的病因及病理生理是什么？

二尖瓣脱垂综合征是指二尖瓣一个或两个瓣叶收缩期膨向左心房，闭合线超过了瓣环的 2mm 及以上。原发性二尖瓣脱垂综合征多为后叶脱垂，通常发生于马方综合征和其他遗传性结缔组织病的患者，继发性二尖瓣脱垂多为前叶，多见于风湿或病毒感染、冠心病、心肌病、先天性心脏病、甲状腺功能亢进等。

二十七、二尖瓣脱垂时瓣膜发生了怎样的病理生理改变？

风湿性炎症多会造成继发性二尖瓣脱垂，多因对侧瓣叶关闭受限，使得正常的瓣叶呈现相对性脱垂。正常情况下，心室收缩时室内压增高，乳头肌收缩，腱索拉紧防止瓣叶进入左心房，二尖瓣瓣口关闭，瓣叶不会超过瓣环水平。但当瓣叶、腱索、乳头肌等发生病变，瓣叶会因松弛在瓣口关闭后脱向左心房。

二十八、二尖瓣脱垂的临床表现有哪些？

1. 症状　多数患者无明显症状，或间歇性、一过性、反复的出现症状。

（1）胸痛：大部分患者会出现，主要是心前区的钝痛、锐痛或刀割样疼痛，程度较轻，出现时间数分钟到数小时，与情绪和体力活动无关，含服硝酸甘油不能缓解。

（2）心悸：部分的患者会出现，可能与心律失常有关。

（3）呼吸困难和疲乏：部分患者初发症状为气短、乏力、运动耐力下降。患者有严重的二尖瓣反流时会出现心力衰竭的表现。

（4）黑矇和晕厥：少数患者可出现，部分是因为恶性的心律失常引起，还可能是脑栓塞引起的一过性的脑缺血。

2. 体征　心尖区或其内侧可闻及收缩中期或晚期喀喇音，约在第一心音后的 0.14s 后出现，主要是因为腱索突然拉紧或瓣叶脱垂突然中止所致。接着可闻及收缩晚期吹风样杂音，常为递增型，也可为递增-递减型。有时还可在心尖区闻及响亮乐音性收缩晚期杂音，类似雁鸣，还伴有震颤，主要是因为瓣叶脱垂震荡，或是从脱垂侧射出的血流冲击另一侧瓣叶所致。同时第一心音的强度也能反应二尖瓣脱垂发生的时间特点。第一心音增强，提示有二尖瓣有早期的脱垂或收缩期的脱垂。第一心音正常，提示有二尖瓣中晚期的脱垂。第一心音减弱提示腱索断裂、二尖瓣呈连枷样脱垂。

二十九、二尖瓣脱垂会出现哪些并发症？

大多数患者不会出现严重的并发症，出现严重并发症的患者占少数。其并发症如下。

1. 充血性心力衰竭　主要是由于出现了严重的二尖瓣关闭不全，腱索进一步的拉长，二尖瓣反流进一步加重所致。或是发生了腱索断裂和感染性心内膜炎。

2. 进行性的二尖瓣关闭不全　多见于 50 岁以上男性二尖瓣脱垂患者。其可导致左心室、左心房扩大，左心衰竭。

3. 心律失常和猝死　二尖瓣脱垂患者室性心律失常的发生率高，室上性心律失常也较常见，其次为传导性心律失常。但猝死的发生率较低，可在静息状态下也可在运动过程中发生。其直接原因是心室颤动。

4. 体循环栓塞　二尖瓣脱垂时脑栓塞较常见。脑栓塞可导致一过性的脑缺血或脑卒中。

5. 感染性心内膜炎　闻及喀喇音、出现收缩期杂音或杂音时间延长，伴有发热的患者，应警惕出现了感染性心内膜炎。

三十、二尖瓣脱垂如何进行治疗？

1. 对于无症状或症状较轻无二尖瓣反流的患者，无需特别治疗，定期门诊随访即可。

2. 有胸痛的患者，可给予 β 受体阻滞剂，减慢心室率，减轻心脏耗氧和室壁张力，从而改善二尖瓣的脱垂，减轻胸痛症状。

3. 有心力衰竭、二尖瓣关闭不全，症状严重但又无法手术的患者或手术后仍有症状的患者，可考虑使用 ACEI 治疗。

4. 对于有心律失常伴有心悸、头晕、晕厥的患者，应给予动态心电图检查，并根据心律失常的类型和恶性程度选择抗心律失常药物，如 β 受体阻滞剂、奎尼丁、胺碘酮，必要时可植入心律转复除颤器，或用射频消融术根治。

5. 二尖瓣脱垂的患者接受微创、有创操作或分娩时应预防性使用抗生素，以预防感染性心内膜炎。

6. 根据患者具体病情给予抗血小板或抗凝治疗，如有卒中病史的，伴有心房颤动、左心房血栓的患者等。

三十一、二尖瓣脱垂的患者为何要慎用硝酸酯类药物？

硝酸酯类药物可缓解心肌缺血的症状，但是长时间大剂量的使用可改变体内的氧化还原环境，引起或加重二尖瓣脱垂等相应的损伤。因此硝酸酯类药物在临床上只作为缓解症状的药物。

三十二、什么是经皮球囊二尖瓣成形术？它的机制是什么？

经皮二尖瓣球囊成形术（PBMV）又称经静脉二尖瓣分离术，是利用球囊扩张的机械力量使粘连的二尖瓣叶交界处分离，以缓解瓣口狭窄程度。目前临床普遍应用的是 Inoue 球囊法。它的机制与外科闭式分离术类似，通过向球囊内快速充液，借助球囊的膨胀力，使得瓣膜沿着阻力最小的交界处向瓣环处扩开，从而达到使二尖瓣面积增大的效果。

三十三、经皮球囊二尖瓣成形术的适应证和禁忌证有哪些？

1. 适应证

（1）单纯的二尖瓣狭窄，瓣口面积≤1.5cm^2。

（2）有临床症状，心功能Ⅱ～Ⅲ级。

（3）合并轻中度二尖瓣反流，左心室内径<50mm。

（4）有二尖瓣狭窄的临床表现，合并轻度的主动脉瓣反流，左心室内径≤50mm。

（5）二尖瓣狭窄伴有心房颤动，但无心房内血栓。

（6）近期无风湿活动、感染性心内膜炎及动脉栓塞，或风湿活动已控制的6周后，感染性心内膜炎控制在3个月以上。

（7）肝肾功能不全不能耐受开胸手术者，或心功能不能耐受开胸手术者，可先做经皮球囊二尖瓣成形术。

（8）严重的晚期二尖瓣狭窄，无法耐受手术的。

（9）二尖瓣狭窄合并肺动脉高压的。

2. 禁忌证

（1）左心房有血栓形成的。

（2）急性或亚急性心内膜炎或瓣膜上有赘生物者。

（3）合并严重的二尖瓣反流或二尖瓣狭窄合并严重的主动脉瓣反流者。

（4）二尖瓣瓣口面积≤5mm^2。

（5）患者心功能或肝肾功能严重衰竭不能耐受的。

（6）凝血功能障碍有出血倾向的。

三十四、经皮球囊二尖瓣成形术的并发症有哪些，该如何处理？

1. 死亡　是二尖瓣球囊成形术最严重的并发症，最常见的原因是左心室穿孔。手术过程中出现心脏压塞、急性心肌梗死（AMI）、急性肺水肿、心源性休克、肺动脉穿孔，术后的肺栓塞、肝肾衰竭、进行性的心力衰竭也可导致。因此术前应提前评估手术的风险，排除高危因素，术中谨慎操作，术后严密观察，定时复查。

2. 心脏穿孔和心脏压塞　心脏传功最常见的部位是左右心房和心室游离壁，主要是操作不慎引起的，属左心室穿孔危险性最高。因此，如果术中发现患者动脉压下降、心率出现过缓或过速，患者面色苍白、主诉胸痛、呼吸急促、心脏搏动减弱时，应警惕是否出现心脏穿孔、心脏压塞等。根据情况紧急进行心包穿刺，必要时补液配血。如有心搏骤停的情况，应先将操作器械及导管撤出体外或置于下腔静脉以下的位置，防止心脏按压时造成导管刺穿心脏血管。

3. 二尖瓣反流　是经皮球囊二尖瓣成形术不可避免的并发症。其主要原因可能是有时二尖瓣不能很好地对合、选择的球囊过大、操作不当引起了腱索和瓣膜损伤。二尖瓣反流很难避免，但较少部分是具有临床意义的。主要的判断是依据术中听诊和扩张前后左心房的压力曲线。根据具体情况来处理，术后患者无症状，轻度反流的，只需复查随诊，因乳头肌、瓣膜功能的逐渐恢复，二尖瓣的反流也可逐渐减轻或消失。如果临床症状加重，反流加剧，保守治疗仍得不到控制，则需考虑外科手术治疗。

4. 体循环栓塞　其栓子多来源于左心房，最易导致脑血管栓塞，应把重点放在预防上，对于有可能发生心房血栓的患者，术前应予抗凝治疗，术中用肝素盐水冲洗导管，操作过程中避免反复接近血栓的好发部位如左心耳。一旦发生体循环栓塞，应尽快溶栓和抗凝治疗。

5. 心律失常　如心房颤动、心室颤动、室性心动过速。如果发生心室颤动、室性心动过速，应立即电复律。如果发生心房颤动，心率快时，可给予维拉帕米等药物减慢心率，术后再进行处理。如果有严重的传导性心律失常，可启用临时起搏器。如果心率过慢，可给予阿托品纠正。

6. 其他　还可出现药物过敏反应、心源性休克、心肌梗死、低血压，需对症处理。

三十五、经皮球囊二尖瓣成形术的疗效判断及预后如何？

经皮球囊二尖瓣成形术手术成功的标准：①二尖瓣瓣口面积较术前增加了25%以上或达到1.5cm^2；②术后无严重并发症，舒张末期二尖瓣跨瓣压差<5mm；③心功能能长期保持在Ⅰ～Ⅱ级；

④无需因二尖瓣因素进行外科换瓣手术。

而预后也取决于二尖瓣的病变程度、患者的年龄、身体状态、心功能、是否合并心房颤动、肺动脉高压、其他瓣膜疾病及术者的操作、球囊的选择。

三十六、主动脉瓣的正常解剖结构是怎样的？如何才算主动脉瓣狭窄？

正常成人主动脉瓣口面积为 $3 \sim 4 cm^2$，当瓣口面积狭窄至 1/3 时，患者可无症状，当主动脉瓣口面积等于或小于 $1 cm^2$ 时，才出现临床症状。

三十七、主动脉瓣狭窄的病因及病理是什么？

主动脉瓣狭窄最常见的病因是先天性主动脉瓣畸形、老年性主动脉瓣钙化及风湿性原因，在我国以风湿性原因的最为常见。风湿性炎症导致主动脉瓣瓣叶交界处融合，瓣叶发生纤维化、钙化、僵硬、萎缩，而引起主动脉瓣狭窄。

三十八、主动脉瓣狭窄的临床表现有哪些？

1. 症状　主动脉瓣狭窄有很长的无症状期，但当瓣口面积$<1 cm^2$ 时，会出现主动脉瓣狭窄三联征：心绞痛、晕厥、心力衰竭。

（1）呼吸困难：尤其是劳力性呼吸困难，是主动脉瓣狭窄患者发展到晚期最首要、最常见的症状。随着病情的进展，可能出现端坐呼吸、急性肺水肿等。

（2）心绞痛：是重度二尖瓣狭窄患者最常见、最早出现的症状。主动脉瓣口狭窄导致左心室收缩压增高，引起了左心室肥大，左心室射血时间延长，使得心肌耗氧量增加，心肌缺血诱发心绞痛。

（3）晕厥：部分患者会出现黑矇，在体力活动中可能诱发晕厥，少数患者也可能在平静状态下发生。其主要是因为活动时外周血管扩张而心输出量不足，或严重的心律失常导致心输出量不足，引起脑供血不足而发生黑矇或晕厥。

2. 体征

（1）心尖区可触及收缩期抬举样搏动，左侧卧位时可呈双重搏动。严重的主动脉瓣狭窄患者，同时触诊心尖区和颈动脉时，可出现颈动脉搏动延迟的现象。

（2）在胸骨右缘第 $1 \sim 2$ 肋间可闻及明显的低调、粗糙、响亮的喷射性收缩期杂音，呈递增-递减型。杂音越响、持续时间越长、收缩高峰越迟，说明狭窄程度越严重。

（3）主动脉瓣严重狭窄或钙化时，左心室射血时间延长，第二心音（A_2）减弱或消失，也可出现第二心音逆分裂。左心室扩大和衰竭时可闻及第三心音，即舒张期奔马律。

三十九、有哪些辅助检查可以帮助确诊主动脉瓣狭窄？

1. X 线检查　早期心影可不变或略有改变，继发心力衰竭时，左心房、左心室扩大，侧位胸片也可见主动脉瓣钙化，大部分患者还可出现升主动脉扩张。

2. 心电图　轻度狭窄患者心电图可无改变，重度狭窄患者可出现左心房增大，左心室肥大伴劳损的表现。部分患者还可出现分支、束支、房室的传导阻滞或其他的心律失常。

3. 超声心动图　二维超声心动图可评价主动脉瓣叶是否有增厚、瓣膜是否钙化、瓣叶的开放是否减小、开放速度有无减慢等。彩色多普勒超声心动图可见血流在瓣口下方形成五彩镶嵌的射流，可测定心脏及血管内的血流速度。通过测定主动脉瓣口的血流速度，可计算瓣口面积及最大跨瓣压力阶差，从而给评估狭窄程度提供依据。因此，超声心动图是评价主动脉瓣狭窄的首选方式，再加上典型的主动脉瓣区收缩期喷射性杂音基本可以确诊。

四十、主动脉瓣狭窄有哪些并发症？

1. 充血性心力衰竭　$50\% \sim 70\%$患者死于心力衰竭。患者一旦发生心力衰竭，整个病程会进展极快，若不行手术治疗，患者可能在几年内死亡。

2. 栓塞　以脑栓塞较多见。

3. 心律失常　主要是心房颤动，导致左心房压力增高，心输出量减少，可致血压低、晕厥、急性肺水肿。

4. 猝死　有症状的患者一般发生猝死的风险较大。

5. 感染性心内膜炎　不是太常见，现不提倡预防性使用抗生素，除非是有感染性心内膜炎病史的患者。

6. 消化道出血　出血多为慢性或隐匿性的，行瓣膜置换术后出血可停止。

四十一、主动脉瓣狭窄如何进行保守治疗？

轻度二尖瓣狭窄无症状的患者无需特殊治疗，每两年复查一次，活动一般都不受限制。中度及重度二尖瓣狭窄无症状的患者应避免剧烈运动，预防心绞痛、晕厥的发生。半年复查一次，从而选择最佳的手术时机。一旦有症状出现，及时就诊、及早手术。整个病程中要预防感染性心内膜炎。

出现心绞痛的患者可给予硝酸酯类药物及钙通道阻滞剂。合并心房颤动的患者，左心室功能会急速恶化，并诱发心力衰竭、心绞痛。因此，要及时给予抗心律失常药物。发生心力衰竭时要及时纠正心力衰竭治疗，慎用强利尿剂、血管扩张剂，防止心输出量减少引起相关临床症状，尤其是ACEI 类药物、β 受体阻滞剂，主动脉瓣狭窄的患者应慎用。

四十二、主动脉瓣狭窄的手术治疗指征有哪些？

主动脉瓣狭窄患者出现症状应尽早手术，有以下指征的患者应手术。

1. 重度的主动脉瓣狭窄即使无症状，但 LVEF＜50%和血流动力学不稳定的患者。

2. 瓣膜钙化明显，随访发现病情进展快的中重度主动脉瓣狭窄的患者。

3. 中重度主动脉瓣狭窄合并其他心脏手术指征的如冠脉搭桥、其他瓣膜病变的患者。

四十三、什么是主动脉瓣狭窄的介入治疗？

1. 经皮主动脉球囊成形术　主要适用于高龄的、心力衰竭或妊娠期妇女等具有高危手术指征的患者，主要用于改善左心室功能和临床症状，可以作为实行人工瓣膜置换术的一个过渡。优点是创伤小、费用低、有一个短期的疗效，缺点是不能替代瓣膜置换、降低远期的死亡率。

2. 经导管人工主动脉瓣植入术　适用于一些不适合外科手术的患者，如高龄、肿瘤、肾衰竭等患者。方法是经股动脉或胸部小切口将人工心脏瓣膜送至原瓣膜位置，替代原瓣膜行使功能。它的优点是解决了部分具有瓣环置换术禁忌证的患者，缺点是手术风险高但成功率低。

四十四、主动脉瓣关闭不全的病因及病理是什么？有哪些临床表现？

1. 病因与病理

（1）主动脉瓣关闭不全有急性和慢性之分，急性主要因为感染性心内膜炎、胸部创伤、主动脉夹层等原因导致。而慢性约 2/3 的原因是由于风湿性心脏病，多合并主动脉瓣狭窄、二尖瓣狭窄或关闭不全。

（2）主动脉瓣关闭不全导致心室舒张时主动脉内大量血流反流入心室，使心室容量负荷加重，为代偿心室扩大，随着病情的进展，左心室越发扩大，心室负荷越来越重，最终导致心肌收缩力减弱，心输出量减少，左心室功能下降，发展成为左心功能不全。同时心肌肥大使得心肌耗氧量增加，加速了心功能的恶化。

（3）慢性主动脉瓣关闭不全可有持续很长时间的无症状状态。在心室的代偿期，随着反流量的增加，心输出量也增加，就会出现与之相关的症状，如心悸、心前区不适、头颈部的强烈动脉搏动感。一旦有心力衰竭发生，患者可出现呼吸困难或右心衰竭的症状。

2. 临床表现　会出现头随心搏频率上下摆动（De Musser'sign），心界向左下扩大，心尖冲动朝左下移位。其可出现水冲脉、股动脉双枪击音、毛细血管搏动征、股动脉收缩期和舒张期双重杂音；典型的听诊可发现主动脉瓣区舒张期高调递减型哈气样杂音。心室舒张早期出现，坐位前倾体位呼气时明显，多伴有舒张期震颤。杂音时间持续越长、越响，说明主动脉瓣关闭不全越严重。如杂音中伴有乐音，提示有瓣膜的脱垂、撕裂或穿孔。严重的主动脉瓣关闭不全，因增加的心输出量通过病变的主动脉瓣，产生收缩中期的杂音，可以向颈部传导。当反流严重时，心尖部还可闻及低调的隆隆样杂音；当瓣膜活动度差和反流严重时，主动脉瓣第二心音（S_2）减弱或消失，合并左心功能不全是可闻及第三心音（S_3）和第四心音（S_4）。

四十五、有哪些辅助检查可以帮助确诊主动脉瓣关闭不全？

1. X 线检查 主动脉瓣关闭不全导致左心室明显增大，主动脉结和升主动脉扩张，出现主动脉型心脏，即靴形心。透视下可看到主动脉搏动增加，心影呈"摇椅"样摆动。晚期左心房增大，合并肺动脉高压及心力衰竭时也会出现相应的改变。

2. 心电图检查 出现左心室肥大和劳损，电轴左偏。晚期出现心肌损伤时，还可有房性、室性、传导性心律失常。

3. 超声心动图 二维超声心动图可看到主动脉瓣关闭时瓣叶不能对合的情况。多普勒超声则是诊断主动脉瓣反流敏感及准确率高的方法，它通过探及主动脉瓣下方的舒张期反流情况，可定量判断主动脉瓣关闭不全的严重程度。轻度：射流宽度小于左心室流出道的 25%，每次搏动的反流量小于 30ml，反流分数小于 30%。中度：射流宽度占左心室流出道的 25%～65%，每次搏动的反流量在 30～60ml，反流分数 30%～50%。重度：射流宽度大于左心室流出道的 65%，每次搏动的反流量超过 60ml，反流分数大于 50%。

一旦有典型的主动脉瓣关闭不全的舒张期杂音伴周围血管征，再加上超声心动图特征表现，即可确诊。

四十六、主动脉瓣关闭不全有哪些并发症？

主动脉瓣关闭不全通常常见的并发症是室性心律失常，但心源性猝死很少见（一般见于有症状的主动脉瓣关闭不全）；比较常见的是感染性心内膜炎，可导致赘生物、瓣膜穿孔等，还常加速心力衰竭发生；再是充血性心力衰竭，一般急性者出现时间较早，慢性者常出现于晚期，为本病的主要死亡原因；栓塞较少见。

四十七、主动脉瓣关闭不全如何进行保守治疗？

无症状的轻中度关闭不全，左心室功能正常的患者可不予治疗，但需要每 1～2 年复查一次超声心动图，重度患者每半年复查一次，动态了解左心室大小及心室功能，有症状出现或症状突然加重时要立即复查及就诊。患者要避免过度劳累，积极预防链球菌感染与风湿活动，预防感染性心内膜炎。合并高血压的患者要积极控制血压，合并心力衰竭且有手术禁忌的患者，可给予 ACEI 类药物作为手术的过渡治疗。左心室虽扩大但心室收缩功能正常的可给予血管扩张剂，延迟或减少手术的需要。

急性的主动脉瓣关闭不全则比慢性高得多，首选手术治疗，内科治疗可以作为手术的过渡治疗。

四十八、主动脉瓣关闭不全的手术治疗指征有哪些？

慢性心功能不全无症状或心功能正常时可不予手术，只需定期随访，手术最好的时机是在心功能恶化之前进行。出现下列情况时需要进行手术：①出现症状且有心功能不全的；②即便无症状但检查显示左心室容量负荷持续或进行性增加，射血分数持续下降的；③左心室功能正常但症状仍旧明显或明显加重的。

当 LVEF≤15%～20%，LVEDD≤80mm 或 LVEDVI≥300ml/m²，不可进行手术。

四十九、主动脉瓣关闭不全的手术治疗方式有哪些？

针对原发性的主动脉瓣关闭不全可以采用主动脉瓣置换术，针对继发性的主动脉瓣关闭不全可以采用主动脉瓣成形术，如果是创伤、感染性心内膜炎引起的瓣叶穿孔则可考虑使用瓣膜修复术。

五十、什么是主动脉瓣置换术?

主动脉瓣置换术是一种以人工瓣膜替换原病变或发生异常心脏瓣膜的心胸外科手术,主要用于主动脉瓣狭窄和主动脉瓣关闭不全的患者。

五十一、主动脉瓣置换术的适应证和禁忌证有哪些?

1. 适应证

（1）症状严重的主动脉瓣疾病患者。

（2）主动脉瓣严重狭窄或关闭不全的患者行外科冠状动脉搭桥术时或行其他瓣膜的外科手术时。

（3）严重主动脉瓣疾病伴有左心室收缩功能不全的（LVEF＜50%）患者。

（4）中度主动脉瓣疾病患者行外科冠状动脉搭桥术时或行其他瓣膜的外科手术时。

（5）存在加快病情发展的高危因素如年龄、钙化程度、冠心病病史的无症状、严重的主动脉瓣狭窄患者。

（6）行冠状动脉搭桥术时,发现有轻度的主动脉瓣狭窄,但有中重度的瓣膜钙化的患者。

（7）没有症状,但主动脉瓣狭窄极重,如瓣口面积＜0.6cm^2,喷射速度＞5m/s,且评估死亡率低于1%的。

（8）没有症状,EF正常,但左心室扩大,左心室舒张末期直径＞75mm,或收缩末期直径＞55mm的严重主动脉瓣关闭不全的患者。

其中（1）～（3）是主动脉瓣置换术的强适应证,（4）～（8）则可考虑进行手术。

2. 禁忌证

（1）风湿活动未被控制或控制不足3个月的患者。

（2）严重肝肾功能不全无法承受手术的患者。

（3）急性心力衰竭或急性冠脉事件,心功能未得到改善的患者。

（4）有细菌性心内膜炎出现败血症,有多处感染的患者。

五十二、主动脉瓣置换术应进行哪些术前准备?

1. 完善相关术前检查,包括心电图、胸部X线、超声心动图、肺部功能。最好还能进行主动脉逆行造影、左心室及冠状动脉的造影,全面地了解患者心功能状态、主动脉瓣的病变情况、是否合并冠状动脉的病变,以求能设计出最佳手术方案,减少手术的风险。

2. 完善相关的术前化验,包括血、尿、便常规,肝功能、凝血功能、心肌酶、BNP、电解质、术前四项、免疫、血气分析等。

3. 维持稳定的血压,主动脉瓣狭窄的患者要注意监测四肢血压,对于主动脉瓣关闭不全的患者应注意脉压差。存在心力衰竭症状的患者,应予强心、利尿治疗,尽早改善心功能。严格控制出入量,维持电解质平衡,避免加重心力衰竭。存在心绞痛的患者,应尽早治疗,维持病情稳定。有心律失常的患者,应予抗心律失常治疗,控制心室率,心动过缓的患者可放置临时起搏器。合并肺功能不全的患者、有吸烟史的患者术前2周须戒烟,必要时予雾化治疗。心肌抑制剂应在术前3d停用,抗心律失常药物及扩张冠状动脉药物可用到手术当日。

4. 除了常规的准备外,应全面掌握患者的病史,完善全面的检查,合并其他系统疾病时,应及时请相关科室会诊,评估手术风险,调整治疗方案。

5. 加强宣教,使患者对疾病和手术有正确的认识,调整好生理和心理状态。

五十三、主动脉瓣置换的瓣膜有哪些种类,如何进行选择?

主动脉瓣置换的瓣膜包括机械瓣和生物瓣,生物瓣又分为有支架瓣和无支架瓣,同种异体瓣膜和自体瓣膜。主动脉瓣置换的瓣膜是选择机械瓣还是生物瓣是由多种因素决定的。机械瓣的优点是具有良好的持久性,但需终身抗凝,因此也可能造成抗凝的相关并发症。生物瓣则具有较好的血流动力学特性，血栓发生率低，部分患者无需终身抗凝，但其缺点是持久性差，但其钙化也可引发相关的并发症。选择机械瓣最大的要素是考虑瓣膜的耐久性，一般是 60 岁以下的患者。如果年龄超过 70 岁，毫无疑问地可以选择生物瓣。术后有妊娠需求的女性，则建议使用生物瓣，但瓣膜使用寿命有限，有可能需要二次手术。而年轻的患者是否选择机械瓣也是根据患者的预期生存寿命、是否有出血倾向、是否有监测 INR 的条件、患者的个人意愿来决定的，暂时无客观的标准。但随着生物科技的发展，生物瓣质量的提高，生物瓣有逐渐替代机械瓣的趋势。

五十四、主动脉瓣置换术后的护理要点有哪些？

1. 机械辅助呼吸的患者，需严密观察呼吸机参数、管道、患者的生命体征，一般患者可能持续 6～12h，重症患者使用时间相对较长，应预防呼吸机相关性肺炎。

2. 遵医嘱补充血容量，术后应遵医嘱补充合适的全血或血浆，限制晶体溶液的摄入，术后 2～3d 尽量保持出入的负平衡，减轻心脏的负担。

3. 使用血管扩张剂，如无低血压，伴有左心功能不全的换瓣患者术后可常规使用血管扩张剂，低血压时，也可联合使用多巴胺或多巴酚丁胺注射，注意观察输液部位，防止血管活性药物外渗。

4. 遵医嘱予抗凝治疗，使用机械瓣的患者，常规予术后抗凝，一般在术后 24～48h，无明显出血的情况下，开始口服华法林，同时使用肝素。术后要观察患者有无出血。尽量减少侵入性操作，追踪凝血酶原时间。

5. 伤口的护理　及时清理换药，避免伤口感染。

6. 心理护理　加强健康知识宣教。

五十五、心脏瓣膜置换术后常见的并发症及护理要点有哪些？

1. 血栓栓塞　是机械瓣膜置换术后的常见并发症，其中还有没有接受抗凝治疗的病人和部分正规抗凝治疗的病人。同时接受抗凝治疗的病人还存在出血风险。

2. 感染性心内膜炎　具有致命性，人工瓣膜更容易感染心内膜炎，一旦发生，难以根除。因此人工瓣膜植入后早期应该使用抗生素预防感染。并观察患者有发热、无力、疲倦等，体格检查中还可出现反流性的杂音或体循环栓塞的情况。

3. 左心衰竭　一般由人工瓣膜功能不良引起的。

五十六、三尖瓣的正常解剖结构是什么样的？

右心室入口即右房室口周缘附有三块叶片状瓣膜，称为右房室瓣，即三尖瓣，按位置分别称前瓣、后瓣、隔瓣。瓣膜垂向室腔，并借许多线样的腱索与心室壁上的乳头肌相连。正常的三尖瓣口面积>7.0cm^2。

五十七、三尖瓣狭窄的病因及病理是什么？

1. 病因　最常见的是风湿性心脏病，常伴有关闭不全、二尖瓣和主动脉瓣损害；少见的有类癌瘤、心内膜弹力纤维增生症及右心房肿瘤等。

2. 病理　瓣膜交界处粘连、瓣叶游离缘粘连、腱索粘连融合等。上述病变导致三尖瓣开放受限，瓣口面积减少。风湿性三尖瓣狭窄的病理改变可见腱索有融合和缩短，瓣叶尖端融合，形成一隔膜样孔隙。狭窄的瓣膜呈漏斗状，瓣口常呈鱼口状。三尖瓣狭窄使右心房与右心室之间出现舒张期压力阶差，当运动或吸气时使三尖瓣血流量增加，舒张期右心房和右心室之间的压力阶差增大，当呼气使三尖瓣血流量减少时，此压力阶差可减少。若平均舒张期压力>4mmHg[①]时，即可使平均右心房压升高而引起体静脉淤血，表现为颈静脉充盈、肝大、腹水和水肿等。

五十八、三尖瓣狭窄的临床表现是什么？

对于所有风湿性瓣膜性心脏病患者都应该考虑是否有三尖瓣的狭窄，尤其是明确有二尖瓣和主

---

① 1mmHg=0.133kPa

动脉瓣病变，且伴有静脉压力升高、全身乏力、水肿等的患者，更应考虑是否有三尖瓣狭窄。

1. 症状 体循环淤血症状。

（1）消化道症状胃肠道及肝淤血引起腹胀、食欲缺乏、恶心、呕吐等。

（2）呼吸困难。

（3）乏力和四肢水肿。

2. 体征 表现为水肿（下垂性、凹陷性），可伴有胸腔积液、颈静脉怒张，肝大、质较硬、有触痛，腹水，面颊可见轻度发绀和黄疸；心脏检查时，心浊音界向右侧扩大。三尖瓣区第一心音亢进，第二心音后可有开放拍击音，胸骨左缘第四肋间可闻收缩期前或舒张期滚筒样杂音，有时可触及震颤。最重要的听诊是在收缩期前的递增-递减型杂音，与二尖瓣狭窄时收缩期前杂音相反，后者的强度逐渐加强，一直持续到被响亮的第一心音截断。深吸气时，由于胸腔负压增加，右心房血流量增多，杂音明显加强。肝大伴收缩期前搏动。

五十九、有哪些辅助检查可以帮助确诊三尖瓣狭窄？

1. X 线 三尖瓣狭窄的患者右心房明显增大，下腔静脉和奇静脉扩张，但肺动脉段不突出。

2. 超声心动图 正常的三尖瓣瓣叶在二维超声心动图上是薄的、活动自如的，应用超声检查时可根据有无风湿病变累及二尖瓣、三尖瓣的瓣体活动度和瓣叶尖的活动度等来判断三尖瓣的病变。二维超声心动图可确诊，多普勒超声可测算跨三尖瓣压力阶差。

3. 心电图 右心房增大，Ⅱ、Ⅲ和 aVF 导联 P 波高尖，振幅＞0.25mV，无右心室肥大。

六十、三尖瓣狭窄的治疗原则有哪些？

1. 药物治疗 严格限制钠盐摄入，应用利尿剂减轻体循环淤血，同时控制心房颤动的心室率。

2. 手术治疗 当具备跨瓣压差＞5mmHg 或瓣口面积＜2.0cm^2 时，应手术治疗。可选择人工瓣膜置换术或三尖瓣修补。

3. 介入治疗 经皮球囊三尖瓣成形术。

六十一、三尖瓣关闭不全的病因及病理有哪些？

1. 病因 肺动脉高压造成右心室扩张，三尖瓣环扩大。常见病因为风湿性二尖瓣病、先天性心血管病、肺源性心脏病，少见病因为埃布斯坦综合征、感染性心内膜炎所致的瓣膜毁损、三尖瓣脱垂、冠心病、右心房黏液瘤、右心室心肌梗死及胸部外伤后。

2. 病理

（1）功能性慢性的三尖瓣关闭不全：左心房压力增高，逆向传导引起肺动脉高压，右心室后负荷增强，最终导致右心室腔和三尖瓣环扩大。

（2）器质性三尖瓣关闭不全：常见于风湿性三尖瓣的反复发作，致瓣叶增厚、挛缩、腱索缩短而发生三尖瓣关闭不全，但常常和二尖瓣或主动脉瓣病并存。

右心室的收缩压只是左室收缩压的 1/4，因此同等程度的关闭不全，三尖瓣的反流量比二尖瓣的反流量少很多，但代偿期较长。

六十二、三尖瓣关闭不全的临床表现有哪些？

1. 症状

（1）三尖瓣关闭不全合并肺动脉高压时，心输出量减少和体循环淤血，易疲乏，可有劳力性心悸、气促、右季肋区和右上腹胀痛、皮下水肿、持续腹水、食欲缺乏、恶心、嗳气及呕吐。

（2）三尖瓣关闭不全合并二尖瓣疾病患者，肺淤血的症状可随三尖瓣关闭不全的发展而减轻，但乏力和其他心输出量减少的症状可能更加重。

2. 体征

（1）胸骨左下缘收缩期高调、吹风样杂音，吸气及压迫肝脏后杂音可增强。仅在血流量很大时，有第三心音及三尖瓣区短促低调舒张中期隆隆样杂音。

（2）颈静脉扩张伴收缩期搏动。

（3）肝大伴收缩期搏动。

（4）瓣膜脱垂时，在三尖瓣区可闻及非喷射性咯喇音，其淤血体征与右心力衰竭相同。

六十三、三尖瓣关闭不全如何进行治疗？

1. 功能性的三尖瓣关闭不全　无症状、无肺高压、右心无明显扩大、无明显心功能异常的轻度三尖瓣关闭不全患者，无需手术，只需控制原发病，控制心力衰竭。对于重度的有瓣环明显扩张合并严重的肺动脉高压的患者应在心脏瓣膜手术的同时积极治疗，以免产生右心室功能的损害。

2. 器质性三尖瓣关闭不全　轻者，先直视切开融合的交界，再行瓣环成形术。重者行瓣膜替换术。

六十四、什么是联合瓣膜病？什么是复合瓣膜病？

1. 联合瓣膜病　又称多瓣膜病，是指两个或两个以上的瓣膜同时存在病变，最常见于风湿性瓣膜病变。

2. 复合瓣膜病　是指同一个瓣膜同时存在不同程度的狭窄和关闭不全，如风湿性二尖瓣狭窄合并二尖瓣关闭不全。

联合瓣膜病的病情比单一瓣膜病更严重，预后更差，复合瓣膜病的病理生理改变取决于狭窄和反流哪一个为主导。

六十五、最常见的联合瓣膜损伤有哪些？

1. 二尖瓣狭窄伴主动脉瓣关闭不全　常见于风湿性心脏病，二尖瓣狭窄可延缓左心室扩张，使得周围血管征不明显，二尖瓣舒张期杂音可出现减弱甚至消失。

2. 二尖瓣狭窄伴主动脉瓣狭窄　如果二尖瓣狭窄程度大于主动脉瓣狭窄，左心室充盈受到限制，左心室的收缩压降低，可适当延缓心肌的肥大程度，减少心肌耗氧量，就可能掩盖心绞痛的症状。同时心输出量的减少，可能影响主动脉瓣狭窄程度的判断。

3. 二尖瓣关闭不全伴主动脉瓣关闭不全　极大地增加了左心室的容量负荷，使得心室舒张期压力增高，进一步加重了瓣膜的反流，促使左心衰竭。

4. 主动脉瓣狭窄伴二尖瓣关闭不全　相对比较少见，前者可加重二尖瓣反流，促使发生肺淤血，短时间内可发生左心衰竭。

5. 二尖瓣狭窄伴三尖瓣或肺动脉瓣关闭不全　常见于风湿性心脏病二尖瓣狭窄晚期患者。

六十六、风湿性心脏病引起心力衰竭的机制是什么？如何治疗？

1. 发生机制　风湿性心脏病是指风湿热引起风湿性心脏炎症过程所致的单个或多个瓣膜的功能或结构异常。代偿期：心肌细胞凋亡导致的心肌肥大与后负荷不匹配而进一步刺激心肌重塑与凋亡。衰竭期：心肌细胞凋亡可致心室壁变薄，心室进行性扩大，发生心律失常。一般经过 10～15 年逐步出现心力衰竭。

2. 治疗

（1）非药物治疗

1）休息：可以减少机体的耗氧量，相对增加肾脏的血流量，有利于心功能的改善，因此休息是治疗心力衰竭的重要方法，可使轻度的心力衰竭缓解，较重的心力衰竭得到减轻。心功能Ⅱ级心力衰竭Ⅰ度：适当的体力活动，保证充足的睡眠，午后可卧床几小时，以利于午后下肢水肿的消退，避免晚间吸收多余的水分，引起夜间呼吸困难。夜间睡眠时间应比正常人长 1～2h，但不宜过长，以免引起下肢静脉血栓、肺栓塞、便秘、心脏储备功能下降等。因此根据自身的情况，可适当进行一些活动，以不使症状加重、引起不适为原则。心功能Ⅳ级心力衰竭Ⅲ度：应完全卧床休息，日常生活由专人辅助及护理，对于左心衰竭明显、肺淤血较重或有显著呼吸困难的，可选择坐位，双下肢下垂，以减少回心血量，减轻肺淤血。

2）镇静剂：当患者因病情或心理原因加重心脏负担时，可适当使用镇静剂，必要时给予抗焦虑和抑郁的药物，以保证患者充足的睡眠，但有夜间呼吸暂停综合征的患者要慎用镇静催眠药物，以免引起呼吸抑制。

3）饮食：应食用清淡易消化的食物，可少食多餐，低盐、低脂饮食，合理摄入水分，保持出入平衡。

4）加强宣教，普及心力衰竭的防治常识。使患者了解在哪些情况下可诱发或加重心力衰竭，学会管理自己，根据自己的病情调节饮食、运动等，尽量减少返院的次数。

5）纠正加重心力衰竭的诱发因素，如感染、心房颤动等。

（2）药物治疗：血管紧张素转换酶抑制药（ACEI）和 β 受体阻滞剂是治疗心力衰竭患者的基础。

1）ACEI：有血管扩张的作用，应慎用于瓣膜狭窄的患者，以免引起低血压、晕厥等。血管扩张剂包括 ACEI 类药主要适用于慢性主动脉瓣关闭不全的患者，可减轻后负荷，增加前向心输出量从而减少瓣膜反流。同时 ACEI 类药物可逆转心室重构，降低肾血管阻力，增加肾脏血流，促进钠和水的排泄。

2）β 受体阻滞剂可用来控制心房颤动的心室率。

3）动脉扩张剂如硝普钠、酚妥拉明、硝苯地平等可直接扩张动脉，如小动脉，从而降低动脉压力，减轻心脏负荷，增加心搏量及心室排空，减少左心室的残余血量，从而降低了左心室的舒张末期压力，有利于增加回心血量，降低了肺循环的压力，肺淤血及肺水肿得到改善，心力衰竭也得到改善。硝普钠可用于严重的主动脉反流，尤其是在病危时，效果佳。但血容量不足未得到纠正，严重肝肾功能不全，甲状腺功能减退的患者禁忌使用。

4）利尿剂是心力衰竭治疗中的常用药物，它通过排钠、排水而减轻心脏的容量负荷，应用利尿剂尤其是瓣膜狭窄的患者，要防止过度利尿使心室充盈不足，同时要注意保持电解质平衡，定时监测血钾、血钠。

六十七、风湿性心脏病最常发生什么类型的心律失常，机制是什么？如何治疗？

1. 风湿性心脏病引起的心律失常的类型 心房颤动是风湿性心脏病的最常见心律失常，主要是由于心脏瓣膜病导致的心房扩大，心房压力增高及心房肌病变造成的，心房肌纤维化越严重，心房颤动的发生率越高。

2. 发生机制 心房颤动的发生机制较为复杂，至今仍在研究中，目前研究发现有三个机制可能参与了心房颤动的发生。

（1）多发子波折返激动学说：1964 年，Moe 首先提出，由于兴奋波在心房内不均匀传导，导致兴奋波分裂成许多折返性子波而引起了心房颤动，子波的数量决定了心房颤动持续的可能性。目前认为其是导致心房颤动的主要机制。

（2）异位局灶自律性增强：心房内单个或多个异位兴奋灶快速发放冲动，从而触发或驱动心房发生颤动。

（3）电重构：心房颤动本身能引起心房电生理的改变，尤其是心房肌的不应期随心房颤动发作时间的延长、频率的增加而逐渐地缩短，兴奋波的波长也逐渐的缩短，使得心房颤动更加容易持续。

3. 治疗

（1）药物抗凝治疗：瓣膜性心脏病本身就可增加血栓栓塞的风险，在发生心房颤动时血栓的风险系数进一步增加，尤其是风湿性心脏瓣膜病。因此除非有明显的禁忌证，否则风湿性心脏病合并心房颤动时需要常规抗凝治疗。华法林是具有确切疗效的抗凝药物，它的疗效及安全性取决于抗凝治疗的强度。使用华法林时要评估患者的年龄、病史、现在的身体状况、治疗及用药史，患者是否有出血病史、血液病等。要严格掌握其适应证。同时定时监测 INR，控制在 2.0～3.0，可根据监测值进行调整。

开始使用华法林时可与低分子肝素联合使用，待华法林发挥到一定的药物作用时，再停用低分子肝素。

阿司匹林是抗血小板凝集的药物，主要是预防动脉粥样硬化性血管内血栓形成，在预防缺血性脑卒中方面的作用不如华法林，并且所需的剂量大。因此阿司匹林可作为预防 TIA 和轻度缺血性脑卒中的药物，而不能预防心源性血栓引起的脑卒中。

（2）复律：将心房颤动转为窦性心律不仅可以改善心功能、增加脑血流量，同时还可减少血栓发生的概率。转复的适应证如下。①风湿性心脏病出现心房颤动的时间在一年以内，心脏无明显扩大，左心房的内径未超过 45mm，确认心腔内无血栓的患者；②心房颤动发生时心室率超过 120 次/分，使用洋地黄内药物无法控制，并且反复诱发心绞痛和心力衰竭的患者；③近期无风湿活动的，心功能在 Ⅱ～Ⅲ 级的患者；④二尖瓣分离术和瓣膜置换术后 4～6 周仍有心房颤动的患者。

1）药物复律：在新近发生心房颤动 7d 内使用药物复律是最有效的，当超过 7d 后，药物复律的成功率则明显降低。其中最常用的是胺碘酮，它具有延迟动作电位的作用，因此会导致 Q—T 间期不同程度的延长，在临床应用中应注意监测 Q—T 间期。胺碘酮最主要的副作用是心动过缓、低血压、甲状腺功能异常、肝功能损害、消化系统症状等，因此使用时应监测血压、心电图、肝功能、甲状腺功能等。

2）电复律：有心肌缺血、低血压、心绞痛、心力衰竭的心房颤动的患者无法用药物控制心室率时，可给予同步电复律。复律前 6～8h 禁食，预先做好镇静、抗凝、呼吸道准备。转复的能量在 200～360J。复律最主要的并发症是全身性栓塞，因此风湿性心脏病合并心房颤动的患者，复律前提倡静脉使用肝素并持续 3 周使用华法林抗凝治疗。但伴有血流动力学不稳定的心房颤动，即便时间不超过 48h，也应立即给予电复律。

（3）射频消融术：是通过电极导管发放微弱的电刺激刺激心脏，诱发心律失常，从而找到心脏异常电活动的确切部位，再通过消融仪发送射频电流消融治疗，从而根治心律失常。术后早期应监测心律、心率，必要时行心电图、心脏彩超、胸片监测，射频消融术后仍需要 4～12 周抗凝治疗。术后仍有复发的可能性。

六十八、什么是感染性心内膜炎，风湿性心脏病如何引起感染性心内膜炎？

感染性心内膜炎是指心脏内膜表面微生物感染，伴有大小不等、形状不同的血小板、纤维素团块、大量微生物及少量炎症细胞的赘生物生成。而亚急性感染性心内膜炎，多发器质性心脏病，尤其是心脏瓣膜病，特别是二尖瓣、主动脉瓣。其主要原因是赘生物经病变的瓣膜口易沉积在血流下方灌注压力较低的位置，如二尖瓣瓣叶的心房面、主动脉瓣的心室面，由于此处压力相对较低，易于微生物的沉积和生长。同时高速射出的血流冲击可造成心脏或大血管内膜局部的损伤，发生感染，如二尖瓣反流时的左心房壁，主动脉瓣反流时的二尖瓣前叶相关的腱索和乳突肌。而急性的感染性心内膜炎目前发病机制仍不明。

六十九、感染性心内膜炎的临床表现、治疗和护理有哪些？

1. 临床表现

（1）发热：急性感染性心内膜炎呈急性败血症的过程，呈高热表现，常累及心脏瓣膜。而亚急性感染性心内膜炎则最常见，可有发热，但体温<39℃，有头痛、背痛、肌肉关节痛，还有全身乏力，不适、食欲缺乏、体重减轻等非特异性的症状。

（2）心脏杂音：是由基础的心脏病和瓣膜损害所致，主要是瓣膜关闭不全的杂音。主动脉瓣关闭不全多见。

（3）周围体征：也多呈非特异性。①瘀点：锁骨以上皮肤、口腔黏膜、睑结膜较常见。②Roth 斑：为视网膜的卵圆形出血斑，其中心呈白色。③指、趾甲下线状出血。④詹韦损害：急性患者手掌和足底处有 1～4mm 无痛性瘀斑。这些症状主要可能是微血管炎或微栓塞引起的。⑤脾大和贫血：病程较长的患者，因免疫系统激活可见脾大，贫血多见亚急性者，感染导致骨髓抑制，呈轻中度贫血，有苍白无力、多汗等症状。

2. 治疗

（1）抗感染治疗

1）早期、足量、静脉使用。

2）感染不明时采取广谱抗生素，尤其是针对金黄色葡萄球菌、链球菌、G⁻菌均有效的抗生素。亚急性感染性心内膜炎选用针对大多数链球菌都有效的抗生素。

（2）外科治疗：目前即便是有各种抗生素治疗，但感染性心内膜炎的死亡率仍在 10%～50%。如果抗生素治疗效果欠佳，有严重的心脏并发症，或二尖瓣赘生物超过 10cm，抗生素治疗下赘生物体积仍在增长的，赘生物位于二尖瓣闭合边缘极易脱落的应及早手术。

3. 护理

（1）绝大多数患者会出现发热，多为弛张热，午后和晚上不超过 39℃，可伴随疲乏、头痛、肌肉关节痛等。患者应卧位休息，保持良好的情绪，予高热量、高蛋白、高维生素、易消化饮食。发热时遵医嘱予降温处理，及时更换衣物，预防感冒。完善口腔卫生，预防感染。

（2）遵医嘱，及时、正确地使用抗生素，规范留取血标本送检。

（3）有巨大赘生物或在瓣膜闭合边缘时要绝对卧位休息，防止赘生物脱落栓塞。同时观察患者有无栓塞的征象。必要时配合术前准备。

（4）给予生活及疾病相关知识宣教，加强营养、合理休息，防寒保暖、避免感冒，注意卫生，保持清洁。做好自我管理，学会监测体温及栓塞征象。

七十、风湿性心脏病是否影响妇女妊娠？

女性妊娠时血流动力学会发生很大的改变，造成心输出量总血容量大量增加，从而使动脉血压升高，子宫压力大大增加。同时妊娠增加能量消耗，增加耗氧量，极大地增加了心脏的负荷。心脏功能正常时女性可以胜任这种负荷，但有心功能受损的女性在妊娠期间可能会加重病情甚至会威胁母婴生命。因此是否能够妊娠取决于心脏病变的轻重程度、心功能的代偿及有无并发症等。如果该患者风湿性心脏病病变较轻，心功能在Ⅱ级以下，没有心力衰竭病史，也无其他的并发症，可以在医生的指导下妊娠。

如果行人工瓣膜置换术后，植入的是生物瓣，不需要抗凝治疗而且血流动力学稳定，妊娠对母亲和胎儿来说影响很小，可建议使用阿司匹林抗凝治疗，如果植入的是机械瓣或生物瓣需华法林抗凝治疗的女性则不适合孕育，因为华法林不但会造成胎儿畸形，还可能会引起胎儿的脑出血。

七十一、风湿性心脏病患者是否能进行体育锻炼？

心律正常、左心室大小及收缩功能正常、休息及运动时肺动脉压正常、无症状的患者可参加竞技运动。而中度风湿性心脏病患者的活动状态是个体化的，依靠活动类型、强度、患者的主观感受而选择。而重度无症状的风湿性心脏病患者，仍鼓励其规律进行低强度的有氧运动。而所有合并心房颤动接受抗凝治疗的患者应避免对抗性或易跌倒的运动。进餐与运动时间至少间隔 1h 以上，而且不宜清晨锻炼，要避开心血管事件的"高峰期"，将时间安排在下午及傍晚进行。

七十二、瓣膜置换术后是否会对职业造成影响？

瓣膜置换术后患者可以恢复正常的生活和工作，机械瓣置换术后需终生抗凝治疗。生物瓣置换术后如没有心房颤动需抗凝 24 周，如有心房颤动就需终生抗凝治疗。故在日常工作中避免出血，且定时到医院复查。但瓣膜置换术后的患者应避免从事如运动员等高强度的体力或有身体对抗性的职业，或劳动强度极大需要经常熬夜的职业。

七十三、风湿性心脏病患者饮食上应该注意什么？

1. 风湿性心脏病患者易发生水肿，须限制钠盐的摄入，以免加重心脏负荷，每日钠盐的摄入量在 1～5g，有心力衰竭、高血压的患者应控制在 1～3g。

2. 减少食用高脂肪饮食，忌辛辣、戒烟酒、浓茶、咖啡等，不可一次性摄入大量水、汤等，摄入量最好不超过 500ml，以免迅速增加血容量，增加心脏负担。

七十四、风湿性心脏病患者是否需要长期规律服药？

一般要看患者的病情及并发症。若并发症有心房颤动，若无禁忌证，需长期服用华法林（患者是否手术，是否是心功能不全，是机械瓣还是生物瓣，是否有心房颤动）。

七十五、瓣膜置换术后如何把握好抗凝治疗的规律？

所有进行了机械瓣置换术后的患者都要进行终身抗凝治疗，生物瓣置换术后的患者前 3 个月要接受抗凝治疗，如果具有心房颤动、血栓等高危因素应持续抗凝治疗。抗凝的强度则要根据机械瓣的类型、位置、是否具有高危因素如心房颤动，严重的左室功能不全，射血分数<30%，左心房扩大超过 20mm，既往有栓塞史，任何程度的二尖瓣狭窄，高凝状态等，INR 控制在 1.8～2.5。生物瓣术后 12 周，INR 控制在 2.5～3.0。联合使用阿司匹林 100mg，每日 1 次。如果仍有血栓事件发生，应加大抗凝的力度。同时华法林可导致胎儿发育异常，因此妊娠的前 3 个月，应暂停使用华法林，改用肝素或低分子肝素，密切监测活化部分凝血活酶时间（APTT），控制在 2～3s，凝血酶原时间（PT）及 INR。妊娠 12～36 周时可口服华法林，36 周后改为肝素直至分娩后 4～6h。如果抗凝力度过大则需要减少华法林服用量，应用维生素 K_1，出现出血时，可根据情况输血。

七十六、瓣膜置换术后患者如何进行随访？

1. 术后的首次随访 出院前和术后 12 周内的随访，主要目的是评价手术后近期的情况，评价人工瓣膜结构及功能，为以后的随访提供参照标准。术后早期检测到瓣周漏的情况时可影响后期的评估和治疗，如是否需要再次进行手术。

2. 后期的随访 没有症状且术后首次心脏超声检查正常的机械瓣患者可每年随访一次，生物瓣术后 5 年起每年随访一次，当有新发的心脏杂音、临床状态恶化，如不明原因的发热、呼吸困难、怀疑人工瓣膜的完整性，或心室功能异常的时候，应及时复查心脏超声。

3. 评估的内容 包括详细的病史及体格检查结果，血液生化检查如血常规、电解质、肝肾功能、INR，胸片、心电图检查、超声心动图检查。超声心动图检查的评价内容包括了解心腔大小、心室功能、主动脉的大小其他瓣膜的功能、肺动脉的压力，了解人工瓣膜是否稳定，瓣膜有无钙化，瓣叶的活动程度，是否存在瓣周漏。可使用电话、微信随访或定期到医院进行检查，或组建相关的群进行交流。

七十七、人工机械瓣置换术患者出院后如何进行自我管理？

1. 伤口的管理 对于手术时间较短、伤口还未完全愈合的患者，应避免洗澡导致敷料潮湿污染，定时消毒及更换敷料。如果伤口出现红肿、渗液、伤口迟迟不能愈合应及时门诊就诊，判断伤口是否感染。已基本愈合的伤口，洗澡清洁干净后，干毛巾擦干。避免过大幅度的外伸外展动作导致伤口撕裂。

2. 活动的管理 术后 12 周可根据身体情况进行适当的室内或室外活动，如慢走，循序渐进，不可剧烈活动，以不引起心悸、气促、呼吸困难等不良反应为准。术后 12～24 周，可根据心功能、体力、工作性质和强度适当恢复半天的工作。术后 24 周后可考虑全天的工作。

3. 饮食的管理 不可暴饮暴食，或过度节食，以免影响伤口的愈合。同时不可过多的食用富含维生素 K 的食物，如菠菜、猪肝、花菜等，它对于抗凝药物具有拮抗作用，会引起凝血酶原时间的缩短，干扰华法林的抗凝作用。同时戒除不良嗜好，如抽烟、酗酒、吸毒等。

4. 生育的管理 患者如果爬二楼或更高楼层无不适反应，可以适当恢复性生活，如果出现劳累、紧张时应先放松休息，无不适后再进行。女性患者婚后应予避孕，可服用避孕药或使用避孕工具，不宜使用节育环，避免引起慢性炎症。女性患者术后 1～2 年，心功能良好要生育的，整个妊娠过程中不仅要接受产检，还要定时复查超声，与医生保持紧密联系，接受妊娠期的保健知识和生活上的指导。

5. 心理的管理 机械瓣置换术后患者，患者安静状态下可闻及自身心脏瓣膜的开关机械声音，早期可能会出现不适应，影响睡眠质量。可提前告知患者，并鼓励其保持平静乐观的心态，自我调节和控制，保证良好的睡眠。必要时给予一些助眠药物或安慰剂。

6. 服用抗凝药物的管理 行人工机械瓣置换术的患者需终身服用抗凝药物，抗凝过量有出血的危险，抗凝不足时又有发生机械瓣血栓形成造成动脉栓塞的危险，所以抗凝是关系到生命安全的大事，一定要多加注意。

（1）要求每日固定在同一时间服药，剂量准确。患者可以通过定闹钟、家属督促、打电话发信息等方式提醒自己，以免忘记按时吃药。若某日忘记服用，次日服用时不可追加剂量。

（2）服药期间必须仔细观察有无出血征象，如有血尿、黑便、鼻出血或牙龈出血、较大范围不明原因的淤肿、女性患者月经过多、呕吐出咖啡样物等现象时，应及时就诊，复查 INR，在医生的指导下减少抗凝药物的用量。同时在日常生活中注意避免外伤和其他引起出血的因素，如剃须引起皮肤切口出血等。

（3）服用华法林期间，凝血酶原时间应保持在正常对照值的 1.5~2.0 倍范围内。抗凝检测方案要求出院后头 8 周内每 2 周 1 次，8~24 周内每 2~3 周 1 次，24 周后每 2~3 个月 1 次。

（4）有很多药物会干扰华法林的抗凝作用。有的药物与华法林有协同作用，使凝血酶原时间延长，如氯霉素、广谱抗生素、解热镇痛药、长效磺胺类药物、水杨酸等；反之有的药物与华法林有拮抗作用，使凝血酶原的时间缩短，如维生素 K、雌激素、口服避孕药、巴比妥类等。故要求患者在日常生活中加以重视，保证安全，抗凝期间应用其他药物必须在医生的指导下服用。

（5）在下列情况下要和医生说明正在服用抗凝药，并按照医嘱先使用抗生素来预防感染。任何大手术；下列一些小手术：扁桃体切除、阑尾切除术、前列腺手术、脓肿引流、分娩；能引起躯体组织创伤的操作：直肠和结肠检查、膀胱检查等；所有牙齿的操作：常规洗牙、拔牙、补牙、牙龈和牙床的操作。

第七章 心 肌 疾 病

一、什么是心肌病?

心肌病是由各种原因引起的一组非均质的心肌病变,包括心脏机械和电活动的异常,表现为心室不适当的肥大或扩张,并伴有心肌功能障碍的心肌疾病。

二、心肌病是如何分类的?

1. 遗传性心肌病 包括肥厚型心肌病、左心室致密化不全和右心室发育不良心肌病等。

2. 混合性心肌病 包括扩张型心肌病、限制型心肌病。

3. 获得性心肌病 包括感染性心肌病、心动过速心肌病和围生期心肌病等。

三、什么是扩张型心肌病?

扩张型心肌病是一种原因未明的原发性心肌疾病,本病的主要特征是一侧或双侧的心室扩大,心室收缩功能减退,可发展为心力衰竭,室性或房性心律失常多见。其病情呈进行性加重,死亡可发生于疾病的任何阶段。

四、扩张型心肌病的病因是什么?

本病迄今原因尚不明确,目前主要与以下因素有关:①感染;②炎症;③中毒、内分泌和代谢异常等;④遗传;⑤其他:如神经肌肉疾病等。

五、扩张型心肌病的临床表现有哪些?

1. 症状 扩张型心肌病起病缓慢,早期无明显症状,后期随着病情加重患者出现夜间阵发性呼吸困难和端坐呼吸等左心功能不全的症状,逐渐出现食欲缺乏、腹胀、水肿等右心功能不全症状,合并各种心律失常时可表现为头晕、黑矇甚至猝死,终末期表现为持续性低血压。

2. 体征 心界扩大、颈静脉怒张、水肿。听诊:心音减弱,心率快时呈奔马律,肺部闻及湿啰音,随着心力衰竭加重可闻及双肺哮鸣音。

六、扩张型心肌病辅助检查有哪些?

1. 胸部 X 线片 中度到重度心脏扩大,常以左心室为主。

2. 心电图 窦性心动过速、房性及室性心律失常、ST 段及 T 波异常、心室内传导阻滞。

3. 超声心动图 左心室扩张及功能不全,继发于顺应性及充盈压异常的舒张期二尖瓣活动异常。

4. 心脏磁共振。

5. 血液和血清学检查 脑钠肽升高。

6. 放射性核素检查 可有效地鉴别缺血性或非缺血性原因引起的心力衰竭,可测定心室腔大小、室壁运动异常及射血分数。

7. 冠状动脉造影检查 存在胸痛的扩张型心肌病患者需要做冠状动脉造影或冠状动脉CTA检测,有助于与冠心病鉴别。左心室造影提示心室腔扩大,可见整体性的室壁运动减弱。

8. 心内膜心肌活检 可见间质及血管周围广泛纤维化,偶尔可见较小范围的坏死和细胞浸润,但都非显著特征。

七、扩张型心肌病有哪些诊断要点?

1. 临床常用左心室舒张期末内径(LVEDd)>5.0mm(女性)和>5.5mm(男性),LVEF<45% 和(或)左心室缩短速率(FS)<25%。

2. 更为科学的是 LVEDd>2.7mm/m^2,更为保守的评价为 LVEDd 大于年龄和体表面积预测值的 117%。

3. 临床上主要以超声心动图作为诊断依据，胸部 X 线片、心脏放射性核素、心脏计算机断层扫描等有助于诊断。

扩张型心肌病诊断时需排除引起心肌损害的其他疾病，如高血压、冠心病、心脏瓣膜病、先天性心脏病、酒精性心肌病、心动过速心肌病、心包疾病、系统性疾病、肺源性心脏病和神经肌肉性疾病等。

八、扩张型心肌病应如何治疗？

1. 治疗目标 阻止基础病因介导的心肌损害，有效地控制心力衰竭和心律失常，预防猝死和栓塞，提高扩张型心肌病患者的生活质量和生存率。

2. 病因治疗 对于不明原因的扩张型心肌病要积极寻找病因，排除任何引起心肌疾病的可能病因并给予积极治疗。

3. 针对心力衰竭的药物治疗 强心、利尿、扩张血管。

4. 心力衰竭的心脏再同步化治疗（CRT）。

5. 抗凝治疗。

6. 心律失常和心源性猝死的防治 安置植入式心脏复律除颤器（ICD）。

7. 心力衰竭其他治疗 外科心脏移植、左心室成形术。

九、扩张型心肌病的预后如何？

扩张型心肌病的病程长短不一，发展较快者于 1～2 年死亡，较慢者可存活达 20 年之久，这主要取决于心脏扩大的程度、是否伴有严重的心律失常和难治性心力衰竭。相关文献报道扩张型心肌病的自然史、病程及预后，受患者选择、所用的诊断方法的标准、患者入选时的病期及随访时间等各种因素的影响，生存率或病死率不尽相同。

十、什么是肥厚型心肌病？

肥厚型心肌病是指原因不明的左心室或右心室心肌不对称、不均匀性肥大，心室腔变小，以左心室血液充盈受阻，左心室舒张期顺应性下降为基本病态，组织学上呈现心肌纤维排列紊乱的一组心肌疾病，其中 25%～50% 患者有左心室流出道梗阻，根据左心室流出道有无梗阻分为梗阻型肥厚型心肌病和非梗阻型肥厚型心肌病两类。55% 以上患者有家族史，是常染色体显性或隐性遗传的疾病，部分患者有父母近亲婚姻史。

十一、肥厚型心肌病的病因是什么？

肥厚型心肌病的病因不完全清楚。目前认为遗传因素是主要原因，其依据是本病有明显的家族性发病倾向，常合并其他先天性心血管畸形，家族性病例的缺陷基因尚不明确，可能与肌原纤维蛋白基因突变，包括 β 肌球蛋白重链、心肌球蛋白结合蛋白 C、肌钙蛋白 I、肌钙蛋白 T、α 原肌球蛋白等有关。非家族性病例与肥胖、患糖尿病母亲的婴儿、淀粉样变形有关。

十二、肥厚型心肌病的临床表现有哪些？

1. 症状

（1）部分患者可无自觉症状，因猝死或在体检中被发现。

（2）许多患者有心悸、胸痛、劳力性呼吸困难。伴有流出道梗阻的患者由于左心室舒张期充盈不足、心输出量减低可在起立或运动时出现眩晕甚至意识丧失等。

2. 体征 体格检查可有心脏轻度增大，能听到第 4 心音；流出道有梗阻的患者可在胸骨左缘第 3～4 肋间听到较粗糙的喷射性收缩期杂音；心尖部也常可听到收缩期杂音。胸骨左缘第 3～4 肋间所闻及的流出道狭窄所致的收缩期杂音，不同于主动脉瓣膜器质性狭窄所产生的杂音。凡能影响心肌收缩力、改变左心室容量及射血速度的因素均可使杂音的响度有明显变化，如使用 β 受体阻滞剂、取下蹲位，可使心肌收缩力下降或使左心室容量增加，均可使杂音减低；相反，如含服硝酸甘油、应用强心药或取站立位，可使左心室容量减少或增加心肌收缩力，均可使杂音增强。

十三、肥厚型心肌病辅助检查有哪些？

1. 胸部 X 线检查　以左心室肥大为主，心影增大多不明显，如果合并心力衰竭则心影明显增大。

2. 心电图　最常见的表现为左心室肥大，ST 段改变，常有以 V_3、V_4 导联为中心的巨大倒置 T 波。在 Ⅱ、Ⅲ、aVF、aVL 导联或 V_4、V_5 导联可出现病理性 Q 波，可有房室传导阻滞、室内传导阻滞和各种心律失常。

3. 超声心动图　对诊断本病具有重要意义。检查中可见非对称性室间隔增厚（＞15mm），舒张期室间隔厚度与左心室后壁厚度之比≥1.3，二尖瓣前叶收缩期前向运动（SAM 征）及主动脉瓣收缩期提前关闭后再度开放。

4. 心导管检查和心血管造影　心导管检查显示左心室舒张末压上升，左心室腔与流出道狭窄之后存在压力阶差（＞20mmHg）。心血管造影显示舒张期左心室腔变形，呈香蕉状、舌状、纺锤状（心尖部肥厚时）及乳头肌肥大。冠状动脉造影正常。

5. 心内膜心肌活检　诊断不明确时可考虑行心内膜心肌活检，可显示心肌细胞肥大，排列错乱。

十四、肥厚型心肌病有哪些诊断要点？

有心室流出道梗阻的患者因具有特征性临床表现，诊断并不困难。超声心动图检查是极为重要的无创性诊断方法，无论对梗阻性与非梗阻性的患者都有帮助，室间隔厚度≥18mm 并有二尖瓣收缩期前移，足以区分梗阻性与非梗阻性病例，心导管检查显示左心室流出道压力差可以确立诊断，心室造影对诊断也有价值，临床上在胸骨下段左缘有收缩期杂音应考虑本病，用生理动作或药物作用影响血流动力学而观察杂音改变有助于诊断。

十五、肥厚型心肌病的治疗原则是什么？

治疗原则为迟缓肥大的心肌、防止心动过速及维持正常窦性心律、减轻左心室流出道狭窄和抗室性心律失常。

十六、肥厚型心肌病应如何治疗？

诊断肥厚型心肌病后，按危险因素治疗分为三类：室间隔或左心室肥大不伴明显自觉症状，运动负荷不受限制的患者的治疗；胸闷、心悸、运动受限、压力阶差 30mmHg 内，无晕厥、无严重室性心律失常患者的治疗；流出道梗阻、心肌缺血、二尖瓣反流、恶性心律失常等药物难治，高危的肥厚型心肌病患者的治疗。

1. 无症状肥厚型心肌病患者治疗　对无症状的肥厚型心肌病患者是否用药存在分歧，部分学者主张无症状不用药。肥厚型心肌病的病程呈现出典型的心室重构进程，为了延缓和逆转重构，建议服用 β 受体阻滞剂或非二氢吡啶类钙通道阻滞药，小到中等剂量。

2. 症状明显的肥厚型心肌病患者治疗　对已出现呼吸困难、运动受限的患者，建议用丙吡胺 100～150mg，每日4次，治疗流出道梗阻效果优于 β 受体阻滞剂。肥厚型心肌病伴前列腺肥大者不用或慎用丙吡胺。对有症状又有室上性心动过速的肥厚型心肌病患者建议用胺碘酮，通常不与丙吡胺合用。不推荐使用 AECI，出现明显心功能不全、心脏扩张的终末阶段疾病时可适当应用。不用硝酸甘油、利尿剂等降低前后负荷的药物。

3. 药物难治性肥厚型心肌病和肥厚型心肌病特殊问题的治疗　肥厚型心肌病患者出现严重呼吸困难、心绞痛、晕厥前期和晕厥表示存在或出现明显梗阻，通常由于前后负荷下降，β 受体阻滞剂、维拉帕米减量或停药等引起。患者药物治疗后不能改善，并出现诊断主要危险因素中一条，如心搏骤停、持续性室性心动过速、流出道压差超过 30mmHg、心室壁厚超过 30mm 等，属于药物难治性患者。妊娠妇女和儿童肥厚型心肌病，抗凝与预防心内膜炎是肥厚型心肌病治疗的特殊问题。

4. 急性梗阻 由二维超声心动图确定后，应紧急卧位，抬高双腿，如有贫血，纠正贫血。静脉给予去氧肾上腺素升高血压，血压稳定后，静注 β 受体阻滞剂（普萘洛尔），临时双腔起搏。

5. 肥厚型心肌病伴心房颤动患者易发栓子及脱落 推荐用华法林抗凝。肥厚型心肌病患者二尖瓣最易患心内膜炎，10 年随访资料统计其发生率为 0.14%，伴肥厚型心肌病梗阻型发生率为 0.43%，此类患者在手术前应预防性应用抗生素。

6. 重症梗阻性肥厚型心肌病者 可做无水乙醇化学消融术、植入起搏器或外科手术切除肥厚的室间隔心肌。

十七、肥厚型心肌病的患者应如何正确使用药物？

肥厚型心肌病的患者推荐 β 受体阻滞剂，有助于缓解肥厚型心肌病患者胸痛、呼吸困难，改善运动耐量，减低最大氧耗量。普萘洛尔可用到成人 240mg/d，儿童 2mg/kg，缺少大范围临床循证资料评价治疗效果。维拉帕米用量可达 480mg/d。对流出道梗阻的肥厚型心肌病患者建议用 I 类抗心律失常的药物，不鼓励用维拉帕米。丙吡胺用于有流出道梗阻的患者，剂量可达 300～600mg/d。上述药物均有明显的心脏抑制和全身不良反应。对伴有收缩功能障碍、心室腔增大的肥厚型心肌病，可用 AECI、血管紧张素 II 受体拮抗药，预防治疗只用于高危心源性猝死的肥厚型心肌病患者。应注意对肥厚型心肌病患者存在感染性心内膜炎的防治。通常，妇女患肥厚型心肌病不影响其妊娠和分娩，但全过程必须接受心内科及产科医师的观察和处理。

十八、肥厚型心肌病的预后如何？

肥厚型心肌病的自然病史有高度差异。许多患者病程较缓慢，可多年无症状长期生存，但猝死可发生于病程中的各个时期。有些患者无症状或出现症状后不久即猝死，尸体解剖才确诊本病。Goodwin 认为多数患者可存活数十年。部分无心力衰竭的女性患者在内科治疗和严密观察下往往能胜任妊娠与生育。有报道资料显示，50%～70% 患者随访数年病情仍然保持稳定，其中 20%～30% 患者病情恶化或死亡。有人对肥厚型心肌病患者平均随访 5～8 年，结果病死率为 10%～40%，有部分病例经治疗后病情获得改善。肥厚型心肌病的年病死率为 2%～4%，而儿童可高至 6%，其中约半数为猝死。目前认为猝死主要是由于严重心律失常及急剧的血流动力学障碍所致。虽有一些猝死危险因素的预测，但无症状者也会猝死，因致命性心律失常多为室性心动过速、心室颤动及并发于预激综合征的阵发性室上性心动过速或快速型心房颤动。多数学者认为，肥厚型心肌病的预后多数较好，但约 50% 可出现猝死，其他死亡的原因有充血性心力衰竭、动脉栓塞及感染性心内膜炎。

十九、心肌病的患者应如何进行护理？

1. 休息与活动

（1）根据患者的心功能评估其活动的耐受水平，并制订活动计划。

（2）无明显症状的早期患者，可从事轻工作，避免紧张劳累。

（3）心力衰竭患者经药物治疗症状缓解后可轻微活动。

（4）合并严重心力衰竭、心律失常及阵发性晕厥的患者应绝对卧床休息。

（5）长期卧床及水肿的患者应注意皮肤护理，采取措施防止压疮形成。

2. 饮食

（1）进食低脂、高蛋白和高维生素的易消化食物，避免刺激性食物。

（2）对心功能不全者应予低盐饮食。

（3）每餐不宜过饱。

（4）应戒除烟酒。

（5）同时耐心向患者讲解饮食治疗的重要性，以取得患者配合。

3. 病情观察

（1）观察患者有无心悸、气短。

（2）危重的患者密切观察生命体征，尤其血压、心率及心律。

（3）心功能不全、水肿、使用利尿剂的患者应注意对出入量及电解质的观察。

（4）使用洋地黄者，密切注意洋地黄毒性反应。

（5）了解排大便情况，保持大便通畅。

（6）每日监测体重和尿量。

4. 吸氧护理

（1）呼吸困难者取半卧位，予以持续吸氧，氧流量根据患者病情酌情调节。

（2）每日应清洁鼻腔和鼻导管，每日更换湿化瓶内无菌用水，每周更换鼻导管。

（3）注意观察用氧效果，必要时做血气分析。

二十、心肌病的患者应如何进行健康指导？

1. 疾病知识指导　症状轻者可参加轻体力工作，但要避免劳累，防寒保暖，预防感冒和上呼吸道感染。肥厚型心肌病者应避免情绪激动、持重、屏气及激烈运动如球类比赛等，减少晕厥和猝死的风险。有晕厥病史或猝死家族史者应避免独自外出活动，以免发作时无人在场而发生意外。

2. 饮食护理　给予高蛋白、高维生素、富含纤维素的清淡饮食，以促进心肌代谢，增强机体抵抗力。心力衰竭时要低盐饮食，限制摄入含钠量高的食物。

3. 用药与随访　坚持服用抗心力衰竭、抗心律失常的药物或 β 受体阻滞剂、钙通道阻滞药等，以提高存活年限。向患者及家属说明药物的名称、剂量、用法，教会患者及家属观察药物疗效及不良反应。嘱患者定期门诊随访，症状加重时立即就诊，防止病情进展、恶化。

二十一、心肌病的患者应如何进行心理护理？

1. 对患者多关心、体贴，予鼓励和安慰，帮助其消除悲观情绪，增强治疗信心。

2. β 受体阻滞剂容易引起抑郁，应注意患者的心理状态。

3. 注意保持休息，环境安静、整洁和舒适，避免不良刺激。

4. 对睡眠形态紊乱者酌情给予镇静药物。

5. 教会患者自我放松的方法。

6. 鼓励患者的家属和朋友给予患者关心和支持。

第八章　病毒性心肌炎

一、什么是病毒性心肌炎？

病毒性心肌炎是由病毒感染所致的心肌炎症病变，它可呈局限性或弥漫性改变。

二、什么是病毒性心肌炎的病因？

引起病毒性心肌炎最常见的病毒是柯萨奇 B 组病毒、埃可（ECHO）病毒、流感病毒、脊髓灰质炎病毒和人类免疫缺陷病毒（HIV），约占病毒性心肌炎的 50%，其次可见于肝炎病毒、麻疹病毒、腮腺炎病毒、狂犬病毒、水痘病毒、传染性单核细胞增多症病毒等。

三、病毒性心肌炎的临床表现是什么？

1. 症状　约半数以上的患者在发病前 1～3 周有病毒感染症状，如发热、全身倦怠感、上呼吸道感染症状或恶心、呕吐、腹泻等消化道症状。然后患者出现心血管系统症状，如心悸、气短、胸痛、呼吸困难、晕厥甚至阿-斯综合征。

2. 体征　可发现与发热程度不平行的心动过速、各种心律失常，心界可正常或扩大，常可听到第 S_3、S_4，心音低钝，心尖部有收缩期杂音。若波及心包，可闻心包摩擦音。合并心力衰竭时可有心力衰竭体征。

四、病毒性心肌炎的特殊检查有哪些？

1. 实验室检查　①血液生化检查：急性期可出现白细胞计数增高、红细胞沉降率加快、C 反应蛋白、血清肌酸磷酸激酶同工酶（CK-MB）、血清肌钙蛋白 T、血清肌钙蛋白 I 增加。②病毒学检查：可从咽拭子、粪便、心肌组织中分离病毒或用聚合酶链式反应（PCR）技术检测病毒 RNA；血清中检测特异性抗病毒抗体滴定度。

2. 辅助检查

（1）心电图：常见 ST-T 改变，包括 ST 段轻度移位和 T 波倒置。合并急性心包炎的患者可有 aVR 导联以外 ST 段广泛提高，少数可出现病理性 Q 波。患者可出现各型心律失常，特别是室性心律失常和房室传导阻滞等。

（2）胸部 X 线：可见心影扩大，有心包积液时可呈烧瓶样改变。

（3）超声心动图：可正常，也可显示左心室增大，室壁运动减低，左心室收缩功能减低、附壁血栓等。合并心包炎者可有心包积液。

（4）放射性核素心肌显像：可显示心肌细胞坏死区的部位和范围，敏感性高，特异性低。

（5）心内膜心肌活检：为有创检查，主要用于病情重、治疗反应差、病因不明的患者。阳性结果是诊断心肌炎的可靠证据。由于病毒性心肌炎病变可为局灶性，因取材误差可出现阴性结果。

五、病毒性心肌炎的护理要点有哪些？

1. 休息与活动　病毒性心肌炎急性期、有并发症者需卧床休息。病情稳定后根据患者情况，与患者共同制订每日休息与活动计划，并实施计划。活动期间密切观察心率、心律的变化，倾听患者主诉，随时调整活动量。心肌炎患者一般需卧床休息至体温下降后 3～4 周，有心力衰竭或心腔扩大的患者应休息半年至 1 年，或至心脏大小恢复正常，红细胞沉降率正常之后。如无症状，可逐步恢复正常工作与学习，应注意避免劳累。

2. 健康教育　针对患者的顾虑和需求制订健康教育计划，进行疾病过程、治疗、康复和用药指导，并提供适合患者所需的学习资料，督促患者遵照医嘱，合理用药。此外，与患者共同讨论心肌炎的危险因素，使其理解控制疾病、定期检查、预防复发的重要性，告知患者出现心悸、气促症状加重时及时就医。健康教育的重点在于防治诱因，防止病毒侵犯机体，病毒感染往往与细菌感染同时存在或相继发生，且细菌感染常可使病毒活跃，机体抵抗力降低，心脏损害加重。一旦发现病毒感染后要注意充分休息，避免过度疲劳，注意测量体温、脉搏、呼吸等生命体征，如出现脉搏微弱、血压下降、烦躁不安、面色苍白等症状时，应立即就医。

3. 心理护理　倾听患者的主诉，理解患者的感受，耐心解答患者的疑问，通过解释与鼓励，解除患者的心理紧张和焦虑，使其积极配合治疗。协助患者寻求合适的支持系统，鼓励家人或同事给予患者关心，以降低紧张情绪。

六、如何诊断病毒性心肌炎？

病毒性心肌炎临床诊断的主要依据：发病前有肠道感染或呼吸道感染病史、心脏损害的临床表现、心肌损伤标志物阳性、其他辅助检查显示心肌损伤、病原学检查阳性等，应考虑病毒性心肌炎的临床诊断。确诊有赖于心内膜心肌活检。

七、病毒性心肌炎应如何治疗？

1. 一般治疗　无特殊性治疗，治疗主要针对病毒感染和心肌炎症。

（1）休息和饮食。

（2）应尽早卧床休息，减轻心脏负荷，进食易消化和富含蛋白的食物。

（3）抗病毒治疗。

2. 疾病早期的治疗

（1）营养心肌。

（2）急性心肌炎时应用自由基清除剂，包括静脉或口服维生素 C、辅酶 Q_{10}、ATP、腺苷、环腺苷酸、细胞色素 C、丹参等。

（3）糖皮质激素：不常规使用。对其他效果治疗效果不佳者，可考虑在发病 $10\sim30d$ 使用。

3. 对症治疗　当出现心源性休克、心力衰竭、缓慢性心律失常和快速心律失常时进行相应对症治疗。

八、病毒性心肌炎的观察要点有哪些？

监测患者体温、心率、心律、心电图、血压的变化情况，有无胸闷、心悸、呼吸困难等症状。及时发现患者是否发生心律失常和心力衰竭等危重情况。

九、病毒性心肌炎应如何进行对症护理？

1. 心律失常　严密观察、及早发现、及时处理。若发生多源性、频繁性或形成联律的室性期前收缩时，应遵医嘱用利多卡因、胺碘酮等药物治疗，必要时进行电复律；对于房性或交界性期前收缩可根据患者情况选用地高辛或普萘洛尔等肾上腺素受体阻滞剂治疗；阵发性室上性心动过速可按压颈动脉窦、刺激咽部引起恶心等刺激迷走神经，也可给予快速洋地黄制剂或普萘洛尔治疗。在整个治疗过程中，应注意观察药物治疗的效果与副作用，密切观察血压、心率和心电图的变化、询问患者有无不适症状，根据患者情况，及时调整药物剂量和种类。

2. 心力衰竭　一旦确诊心力衰竭，应及时给予强心、利尿、镇静、扩血管和吸氧等治疗。

3. 强心治疗　心肌炎时，心肌对洋地黄敏感性增高，耐受性差，易发生中毒，宜选用收效迅速及排泄快的制剂如毛花苷 C 或地高辛，且予小剂量（常用量的 1/2～2/3）。用药过程中应密切观察尿量、同时进行心电监护，观察心率、心律的变化，进行心脏听诊，观察心音的变化，在急性心力衰竭控制后数日即可停药。

4. 利尿治疗　选用速效强效利尿剂，以减少血容量，缓解肺循环的淤血症状，同时注意补钾，预防电解质紊乱。

5. 镇静治疗　若烦躁不安，予吗啡等镇静剂，在镇静作用的同时也扩张周围血管，减轻心脏负荷，使呼吸减慢，改善通气功能和降低耗氧量。对老年、神志不清、休克和呼吸抑制者慎用吗啡，可选用哌替啶。

6. 血管扩张剂　给予血管扩张剂降低心室前和（或）后负荷，改善心脏功能。常用制剂有硝普钠、硝酸甘油等，可单用也可与多巴胺或多巴酚丁胺等正性肌力药合用。

7. 给氧　给予高流量鼻导管给氧（6～8L/min），病情特别严重者应给予面罩用呼吸机加压给氧，使肺泡内压在吸气时增加，增强气体交换同时对抗组织液向肺泡内渗透。在吸氧的同时也可使用抗泡沫剂使肺泡内的泡沫消失，鼻导管给氧时可用20%～30%的乙醇湿滑，以降低泡沫的表面张力使泡沫破裂，增加气体交换面积，促进通气改善缺氧。给氧过程中应进行氧饱和度监测，并注意观察患者的体征，若出现呼吸困难缓解、心率下降、发绀减轻，表示纠正缺氧有效。

十、病毒性心肌炎应如何进行饮食宣教?

1. 心肌炎忌烟酒　烟和酒都是对心脏有害的而无益的东西，应尽量避免。

2. 多吃新鲜蔬菜和水果　心肌炎的患者多吃新鲜蔬菜及高热量、高蛋白的食物等。

3. 心肌炎饮食宜清淡　不宜吃过咸和油腻辛辣的食物，以免加重心脏的负担。

十一、病毒性心肌炎应如何进行出院指导?

1. 注意劳逸结合，避免过度劳累，可进行适量体育锻炼，提高和增强机体抗病能力。对于转为慢性者，出现心功能减退，持久性心律失常时应限制活动并充分休息。

2. 限制钠盐、不宜过饱、忌烟酒、咖啡等刺激性食物。

3. 避免诱发因素，加强饮食卫生、注意保暖、防止呼吸道和肠道感染。

4. 坚持药物治疗，定期复查，病情变化时应及时就医。

第九章　感染性心内膜炎

一、什么是感染性心内膜炎？

感染性心内膜炎是指心脏内膜或邻近大动脉内膜因细菌、真菌或其他微生物（如病毒、立克次体等）感染而产生的炎症病变，同时伴有赘生物形成。赘生物为大小不等、形状不一的血小板和纤维素团块，内含大量维生素和少量炎性细胞。瓣膜为最常见的累及部位。

二、感染性心内膜炎多为哪些细菌感染？

感染性心内膜炎主要由以下细菌感染：①金黄色葡萄球菌；②草绿色链球菌；③B 族链球菌；④表皮葡萄球菌。

三、急性和亚急性感染性心内膜炎有什么特点？

1. 急性感染性心内膜炎的特征

（1）中毒症状明显。

（2）病情进展迅速，数日至数周引起瓣膜破坏。

（3）感染迁移多见。

（4）病原体主要为金黄色葡萄球菌。

2. 亚急性感染性心内膜炎的特征

（1）中毒症状轻。

（2）病程数周至数月。

（3）感染迁移少见。

（4）病原体以草绿色链球菌多见，其次为肠球菌。

四、感染性心内膜炎的分类是什么？

根据患者起病急缓可分为急性感染性心内膜炎和亚急性感染性心内膜炎。

根据心内膜炎发生于自体心脏瓣膜还是植入物，可分为自体瓣膜心内膜炎和人工瓣膜心内膜炎。

五、感染性心内膜炎的临床表现有哪些？

1. 感染的征象　发热为最常见的表现，亚急性者可表现为持续性的低至中度发热，偶有弛张型高热；急性者全身中毒症状明显，可表现为高热，伴有头痛、盗汗、寒战等症状。

2. 心脏损害的征象　在原有杂音的基础上出现杂音性质的改变或出现新的杂音是本病的特点。

3. 动脉栓塞　在机体的任何部位均可发生，常见于心、脑、肾、四肢、肺动脉等部位。

4. 感染的非特异性症状　行性贫血、体重减轻、脾大、杵状指（趾）。

5. 周围体征　多为非特异性，近年来已不多见。包括皮肤黏膜可出现瘀点；指和趾垫出现红或紫的痛性结节，即 Osler 结节；指（趾）甲下线状出血；Roth 斑，视网膜的卵圆形出血斑，中心呈白色；Janeway 损害，表现为手掌和足底处直径 1~4cm 的无痛性出血红斑。

六、感染性心内膜炎的并发症有哪些？

1. 心脏并发症　心力衰竭为最常见并发症，其次可见心肌脓肿、急性心肌梗死、心肌炎和化脓性心包炎等。

2. 细菌性动脉瘤　多见于亚急性者，受累动脉部位依次为近端主动脉、脑、内脏和四肢。

3. 迁移性脓肿　多见于急性患者，常发生于肝、脾、骨髓和神经系统。

4. 神经系统并发症　患者可有脑栓塞、脑细菌性动脉瘤、脑出血、中毒性脑病、脑脓肿、化脓性脑膜炎等不同神经系统受累表现。

5. 肾脏并发症　大多数患者有肾损害，包括肾动脉栓塞和肾梗死、肾小球肾炎、肾脓肿等。

七、感染性心内膜炎的辅助检查有哪些？

1. 血培养　阳性血培养对本病诊断有重要价值。

2. 超声心动图　是诊断感染性心内膜炎的基础，可检出＞2mm 的赘生物。

3. 血常规　红细胞计数和血红蛋白降低。偶可有溶血现象。白细胞计数在无并发症的患者可正常或轻度增高，中性粒细胞百分比增高。红细胞沉降率大多增快。

4. 免疫学检查　亚急性感染性心内膜炎病程长达 6 周者，其中 50%的患者类风湿因子呈阳性，经抗生素治疗后，其效价可迅速下降。

5. 尿液检查　常有显微镜下血尿和轻度蛋白尿。肉眼血尿提示肾梗死。红细胞管型和大量蛋白尿提示弥漫性肾小球肾炎。

八、应如何对感染性心内膜炎的患者进行血标本采集？

应告知患者及家属为提高血培养的准确率，需要多次抽血，且每次采血量较多，在必要时甚至需要暂停抗生素，以取得其理解和配合。急性患者入院后应立即在 3h 内每隔 1h 采血 1 次共 3 次后开始实施治疗，每次采血 10～20ml，需要同时作需氧和厌氧培养。感染性心内膜炎患者的菌血症为持续性，因此不需要在体温升高时采血。如已使用抗生素的应根据医嘱暂停用药 3～7d 根据体温情况做血培养。未使用抗生素的患者在第 1 日连续采血 3 次，第 2 日培养如未见细菌生长应重复采血 3 次后再开始按医嘱实施治疗。如考虑真菌、厌氧菌、立克次体的患者应作特殊的培养。

九、感染性心内膜炎的应如何治疗？

1. 抗生素的应用　使用抗生素为最重要的治疗措施。早期、足量、长疗程地使用抗生素，主要以静脉给药的方式，以维持血药浓度在杀菌水平的 4～8 倍以上，疗程至少 6～8 周。抗生素的选择应根据血培养及药敏试验的结果，对于高度怀疑感染性心内膜炎的患者，可在连续 3 次采血，每次间隔 30～60min，并送检以后即可开始抗生素的应用。

2. 药物选择　可选用足量广谱抗生素杀菌剂，联合用药以增强杀菌能力，如万古霉素、庆大霉素等，真菌感染者选用抗真菌药物，如两性霉素 B。而青霉素仍是治疗感染性心内膜炎最常用、最有效的药物。

3. 手术治疗　各种类型的感染性心内膜炎虽然有众多的抗生素的治疗，但是病死率一直为 10%～50%，这与感染性心内膜炎的心脏和神经系统并发症有重要的关系。因此，有抗生素治疗无效或严重心脏并发症的患者应该及时考虑手术治疗，可以改善患者的预后。

4. 其他　人工瓣膜心内膜炎治疗均应加庆大霉素，有瓣膜再置换适应证者应早期手术。

十、感染性心内膜炎的护理包括哪些？

1. 体温过高的护理　观察体温及皮肤黏膜的变化，动态监测体温变化的情况，每 4～6h 测量体温一次，并准确记录体温变化，绘制体温曲线，以判断病情进展及用药效果。评估皮肤有无瘀点、色泽是否改变、指（趾）甲下线状出血等情况以及有无消退。

2. 正确采集血标本　应告知患者及家属为提高血培养的准确率，需要多次抽血，且每次采血量较多，在必要时甚至需要暂停抗生素，以取得其理解和配合。

3. 发热的护理　急性期患者应卧床休息，观察体温变化，保持皮肤干燥舒适，病室安静通风，出汗较多时应注意适当补充水分及电解质，注意身心得到休息，患者发生寒战时应注意保暖，防止受凉。另外，必要时可予物理降温或药物降温，如柴胡、复方氨林巴比妥等肌内注射，根据医嘱合理使用抗生素。

4. 饮食护理　患者应进食高蛋白、高热量、丰富维生素、清淡有味易消化的食物，以补充发热引起的机体消耗。对于食欲缺乏的患者应做好健康教育，解释营养摄取在适应机体代谢及治疗过程中的重要性，并根据患者的病情及进食能力，制订合理的饮食计划，可少量多餐。同时做好口腔护理，以增进食欲。

5. 心理护理

（1）解释疾病的相关知识、预后及自我护理。

（2）鼓励患者增强战胜疾病的信心。

（3）针对不同的情况采取个性化护理。

（4）指导患者学会自我放松。

（5）指导患者的家属及朋友给予患者积极的支持和关心。

6. 抗生素应用的护理

（1）根据医嘱及时、准确地给予抗生素，严密按照要求时间用药。

（2）观察药物作用及副作用。

（3）注意有无消化道症状、细菌耐药的产生等。对于肝肾功能不全的患者更应密切观察症状及体征，及时反馈，以便及时调整治疗方案。

（4）由于抗生素对血管刺激性较大，应经常更换穿刺部位，注意保护血管，可使用静脉留置针。

7. 潜在并发症　栓塞可发生于机体的任何部位，因此急性期患者应卧床休息，减少活动，避免因活动量过大而引起血栓脱落。注意患者有无腹痛、头痛的发生。对于容易发生下肢深静脉血栓的患者尤其要警惕肺栓塞的发生。一旦发生栓塞征象，应立即报告医生并协助处理。

十一、感染性心内膜炎应如何进行预防？

1. 对于可能出现感染性心内膜炎不良预后的高危患者，在进行所有涉及牙龈组织、牙根尖周或穿破口腔黏膜的牙科操作时，推荐进行感染性心内膜炎预防。

2. 感染性心内膜炎高危患者

（1）有人工心脏瓣膜或应用人工材料进行瓣膜修复的患者。

（2）既往有感染性心内膜炎病史者。

（3）特定的先天性心脏病（CHD）患者，包括未修补的发绀型先天性心脏病、先天性心脏缺损患者用人工材料或装置经手术或介入方式进行完全修补术后 6 个月内，CHD 经修补后在原部位或邻近人工补片或装置附近有残余缺损者。

（4）心脏移植后发生瓣膜病变者（因瓣膜结构异常引起反流）。

3. 对不伴活动性感染的患者，如进行不穿透黏膜的非牙科操作（如经食管超声心动图，诊断性支气管镜、食管胃镜或结肠镜），不推荐进行感染性心内膜炎预防。

十二、感染性心内膜炎的患者应进行哪些健康教育？

1. 生活指导

（1）注意保暖，避免感冒，饮食规律，营养丰富，增强抵抗力。

（2）合理休息，保持口腔和皮肤清洁，定期牙科检查，少去公共场所，勿挤压痤疮等，减少病原体入侵机会。

2. 疾病知识

（1）讲解病因、发病机制和致病菌侵入途径、坚持足够疗程用药的重要性。

（2）高危患者在进行侵入性检查及治疗手术前应说明病史，以预防性使用抗生素。

（3）自我检测：监测自我体温变化，有无栓塞的表现，定期门诊随访。

第十章　心　包　炎

一、急性心包炎是什么？

急性心包炎是心包的脏层和壁层的急性炎症，可以同时合并心肌炎和心内膜炎。

二、急性心包炎的病因是什么？

急性心包炎几乎都是继发性的，病因实质上是各种病原的内外科疾病，部分原因至今不明，其中以非特异性、结核性、化脓性和风湿性心包炎较为常见。国外资料表明，非特异性心包炎已成为成年人心包炎的主要类型；国内报道则以结核性心包炎居多，其次为非特异性心包炎。恶性肿瘤和急性心肌梗死引起的心包炎逐渐增多。随着抗生素和化学治疗的进展，结核性、化脓性和风湿性心包炎的发病率已明显减少。除系统性红斑狼疮性心包炎外，男性发病率明显高于女性。

三、急性心包炎的临床症状和体征有哪些？

1. 急性心包炎的临床症状

（1）纤维蛋白性心包炎：以胸痛为主要症状，尤其多见于非特异性与病毒性心包炎，而结核性与肿瘤性病程缓慢者较少见。胸痛在深呼吸、咳嗽、变动体位时加重，呈锐痛性质，亦可钝痛，可放射至颈部、肩背部、上腹部。

（2）渗出性心包炎：以呼吸困难为突出症状，可能与支气管、肺受压及肺淤血有关，若积液压迫气管、食管可引起干咳、声音嘶哑、吞咽困难等症状。

2. 急性心包炎的临床体征

（1）纤维蛋白性心包炎：最重要且具有诊断意义的体征是心包摩擦音，在胸骨左缘第3、第4肋间听诊最清楚，可持续数小时、数日或数周。

（2）渗出性心包炎：体征取决于心包积液量，正常人心包腔内有25～30ml液体，当心包腔内液体达50ml以上则为心包积液。当心包积液量<150ml时，可无任何体征；心包积液量较多时，可有以下体征：心向两侧扩大，改变体位时浊音界随之改变，心尖冲动减弱或消失，如心尖冲动可见，则在心浊音界左缘的内侧；心音遥远；在左肩胛下叩诊呈浊音，可闻及支气管呼吸音。大量积液可出现心脏压塞征象，表现为颈静脉怒张、心动过速、收缩压下降、奇脉、肝大、腹水、下肢水肿等。

四、急性心包炎的辅助检查有哪些？

1. 血清学检查　不同的原发病可以查不同的血清学检查，如感染性心包炎查血常规可有白细胞计数和中性粒细胞计数增加，查红细胞沉降率显示增快等；自身免疫性疾病可出现免疫指标的阳性；尿毒症患者查肾功能可发现肌酐明显升高。

2. 胸部X线片　早期可无异常发现，若心包积液增多，可见心影增大，但敏感性较低，通常成人心包积液少于250ml，儿童少于150ml时难以检出。

3. 心电图　常规12导联心电图可出现窦性心动过速；除aVR导联和V_1导联出现ST段压低外，其余导联出现ST段弓背向下型抬高，可于数小时至数日后恢复；随ST段回到基线，逐渐出现T波低平及倒置，可于数周至数月恢复，也可长期存在；心包积液量大可出现QRS波群电交替。

4. 超声心动图　对确诊有无心包积液、判断积液量、协助判断临床血流动力学改变是否由心脏压塞所致非常重要，同时超声心动图还可以引导心包穿刺引流，提高成功率和安全性。

5. 心脏磁共振成像（CMR）　该技术可以清晰显示心包积液容量和分布情况，可用于分辨积液的性质、测量心包厚度、判断心肌受累情况。延迟增强扫描可见心包强化，对诊断心包炎较敏感。

6. 心包穿刺 对积液性质和病因诊断有一定帮助，可对心包积液进行常规、生化、病原学、细胞学等检查。

7. 心包活检 对明确病因很重要。

五、急性心包炎应如何进行治疗？

治疗原则：及时解除心脏压塞，积极治疗原发疾病，改善症状，对症支持治疗。

1. 解除心脏压塞 大量渗液或有心脏压塞症状者，需要及时施行心包穿刺术抽液减压，必要时持续引流。

2. 积极治疗原发疾病 感染性急性心包炎应给予针对不同病原体的抗感染治疗，化脓性心包炎还需要积极引流，必要时心包腔内注射抗菌药，如疗效不佳，应尽早行心包切开引流术，防止发展为缩窄性心包炎；自身免疫性疾病所致的急性心包炎应行免疫抑制剂治疗；非特异性心包炎，症状较重者可考虑给予糖皮质激素治疗；尿毒症性心包炎应加强透析。

3. 对症支持治疗 急性期应卧床休息，直到胸痛消失和发热消退。胸痛明显者可给予非甾体类抗炎药止痛，效果不佳者可给予吗啡类药物。加强对症支持治疗。

六、心包穿刺术的适应证和禁忌证是什么？

1. 心包穿刺术适应证

（1）大量心包积液出现心脏压塞症状者，穿刺抽液以解除压迫症状。

（2）抽取心包积液协助诊断，确定病因。

（3）心包腔内给药治疗。

2. 心包穿刺术禁忌证

（1）出血性疾病、严重血小板减少症及正在接受抗凝治疗者为相对禁忌证。

（2）拟穿刺部位有感染者或合并菌血症或败血症者。

（3）不能很好配合手术操作的患者。

七、心包穿刺术后应如何护理？

1. 嘱患者采取舒适体位卧床休息。

2. 术后应记录抽液量和积液性质，按要求留置标本送检；若为安置引流管持续引流，应注意观察引流管情况，做好引流管护理和观察记录。

3. 密切观察患者穿刺处有无渗血、渗液，保持无菌辅料清洁干燥；密切监护，观察生命体征变化，注意心律的变化，做好记录。发现异常应及时处理报告医师。

4. 若患者因操作刺激而出现胸痛或紧张影响休息，可遵医嘱适当给予镇静剂。

5. 做好引流导管相关护理，观察患者有无畏寒、寒战、发热等，注意导管的相关感染。

八、缩窄性心包炎是什么？

缩窄性心包炎是指累及心包壁层及脏层的慢性炎症，引起心包纤维化及增厚，绝大多数脏层和壁层心包完全融合，心脏被坚厚、僵硬的心包所包围，影响心室正常充盈，限制心脏的舒张活动，可引起心输出量降低的静脉压增高等一系列循环障碍的临床表现。本病发病率约占心脏病总数的1.6%，部分由结核性、化脓性和非特异性心包炎患者引起，也可见于心包外伤后或类风湿性关节炎的患者。

九、缩窄性心包炎的病因是什么？

缩窄性心包炎继发于急性心包炎，其病因我国仍以结核性为最常见，其次也见于心包外伤后或类风湿性关节炎的患者。真菌或病毒感染未及时得到治疗，也可以导致本病的发生。有许多缩窄性心包炎患者经心包病理组织检查也不能确定其病因。心包肿瘤和放射治疗也偶可引起本病。

十、缩窄性心包炎的临床症状和体征有哪些?

1. 症状

（1）呼吸困难：劳累后呼吸困难为缩窄性心包炎的早期表现，随病情加重，可出现休息时的呼吸困难甚至端坐呼吸，与心输出量减少、肺淤血及大量的胸腔积液、腹水有关。

（2）疲倦、乏力、活动能力降低。

（3）腹部症状：腹胀、腹痛等，与腹部脏器淤血及腹水有关。

2. 体征

（1）心尖冲动消失，有时可见负性心尖冲动，心脏轻度增大或正常，心音弱而遥远，可闻及心包叩击音。

（2）颈静脉怒张、库斯莫尔征阳性、肝大、腹水及下肢水肿。

（3）奇脉为特征性表现，但并非特异。

十一、缩窄性心包炎的辅助检查有哪些?

1. X 线检查

（1）心脏阴影大小正常或稍大，左右心缘正常弧形消失、平直僵硬，呈三角形。

（2）心包钙化呈蛋壳状，心脏搏动减弱，上腔静脉影增宽，可见心房增大。CT 扫描可发现心包异常增厚。

（3）常可见胸膜肥厚、胸腔积液，但肺野清晰，无肺淤血。

2. 心电图

（1）QRS 波群低电压、T 波平坦或倒置，两者同时存在是诊断缩窄性心包炎的强力佐证。

（2）50%左右的 P 波增宽有切迹，少数有心房颤动，而房室传导阻滞及室内传导阻滞较少见；广泛心包钙化时可见宽的 Q 波；约 5%患者由于心包瘢痕累及右心室流出道致右心室肥大伴电轴右偏。

3. 超声心动图 表现为心包增厚、钙化，心室容量减少，右心室前壁或左心室后壁运动减弱，室间隔矛盾运动，下腔静脉增宽。如同时有心包积液，则可发现心包壁层增厚程度。

4. 心导管检查 右心房平均压升高，压力曲线呈"M"形或"W"形，右心室压力升高，压力曲线呈舒张早期低垂及舒张晚期高原的图形，肺毛细血管楔压也升高。

十二、缩窄性心包炎应如何进行治疗?

1. 手术治疗 一旦确诊，应在急性症状消退后，及早考虑手术治疗。多行心包剥离手术或心包切开术，以免发生心肌萎缩而影响手术疗效。手术前应卧床休息，进低盐饮食，酌情给予利尿剂，有贫血及血清蛋白降低者，应给予支持疗法，改善一般状况；有活动性结核病者，在手术前后均应积极进行抗结核治疗；对病程较长、心功能减退较明显者，术前或术后可给予强心药，如小剂量毛花苷 C 或地高辛，以防萎缩的心肌在增加负担后发生心力衰竭。

2. 药物治疗 应避免可使心率减慢的药物如 β 受体阻滞剂和钙通道阻滞药。

3. 无需治疗 有心包钙化而无静脉压增高者无需特殊治疗，心肌对强心药反应差或肝肾功能很差者，不宜手术。

十三、缩窄性心包炎的护理措施有哪些?

1. 一般护理

（1）患者需卧床休息至心悸、气短、水肿症状减轻后，方可起床轻微活动，并逐渐增加活动量。合理安排每日活动计划，以活动后不出现心悸、呼吸困难、水肿加重等为控制活动量的标准。

（2）给予高蛋白、高热量、高维生素饮食，适当限制钠盐摄入，防止因低蛋白血症及水钠潴留而加重腹水及下肢水肿。

（3）因机体抵抗力低下及水肿部位循环不良、营养障碍，易形成压疮和继发感染，故应加强皮肤护理，以免产生压疮。

（4）加强与患者的心理沟通，体贴关怀患者，和家属共同做好患者的思想疏导工作，消除患者的不良心理反应，使患者树立信心，以良好的精神状态配合各项治疗。

2. 病情观察　定时监测和记录生命体征，准确记录出入量，密切观察心脏压塞症状的变化，发现病情变化尽快向医生报告，以便及时处理。

3. 心包切开术的护理　心包切开引流术的目的是缓解压迫症状，防止心肌萎缩。

（1）术前向患者说明手术的意义和手术的必要性、可靠性，解除思想顾虑，使患者和家属增加对手术的心理适应性和对医护人员的信任感。

（2）术后做好引流管的护理，记录引流液的量和性质，并按要求留标本送检；同时严密观察患者的脉搏、心率、心律和血压变化，如有异常及时报告医生并协助处理。

4. 健康指导　教育缩窄性心包炎患者应注意充分休息，加强营养，注意防寒保暖，防止呼吸道感染。指出应尽早接受手术治疗，以获得持久的血流动力学恢复和临床症状明显改善。

十四、心包炎的健康指导应如何进行？

1. 疾病知识指导　嘱患者注意休息，加强营养，增强机体抵抗力。进食高热量、高蛋白、高维生素的易消化饮食，限制钠盐摄入。注意防寒保暖，防止呼吸道感染。

2. 用药与治疗指导　告诉患者坚持足够疗程药物治疗（如抗结核治疗）的重要性，不可擅自停药，防止复发；注意药物不良反应；定期随访检查肝肾功能。对缩窄性心包炎患者讲明行心包切除术的重要性，解除思想顾虑，尽早接受手术治疗。术后患者仍应坚持休息半年左右，加强营养，以利于心功能的恢复。

第十一章 心脏介入诊疗技术

一、选择性右心造影有哪些适应证?

1. 疑有先天性心脏病，需要在手术治疗明确诊断，了解心脏功能解剖情况者，如三尖瓣下移畸形、三尖瓣狭窄、单心房、房室通道畸形、法洛四联症、右心室流出道狭窄、右室双出口、大动脉转位、永存动脉干、埃森曼格综合征时右向左分流、肺动脉扩张等。

2. 存在心脏杂音，需要鉴别生理性或病理性者。

3. 心脏疾患手术治疗后，再度出现症状或需要手术者。

4. 肺动脉疾患需要造影诊断者。

二、选择性右心造影有哪些禁忌证?

1. 重度心力衰竭伴有肺水肿者。

2. 肝肾功能严重不全者。

3. 阵发性心律失常或完全性左束支传导阻滞者。

4. 全身性急性感染或疑有感染性心内膜炎者。

5. 活动性风湿病、心肌炎的患者。

6. 同时患有出血性疾病者。

7. 患者其他全身性疾病或过敏性体质不宜做造影检查者。

三、选择性右心造影有哪些术前准备?

1. 患者准备

（1）向患者家属讲清造影检查的必要性和发生合并症的可能及处理措施，以消除顾虑，取得合作，并签字。

（2）有发绀者，术前、术中持续吸氧。

（3）检查血尿常规和肝肾功能、心脏 X 线平片、心电图等。

（4）穿刺部位剃毛、清洗皮肤。

（5）术前 4h 禁食、禁水，排除大小便。

2. 物品准备

（1）造影室要进行严格的消毒，包括空气、地面和仪器设备消毒。

（2）检查心电监护和急救器材，要处于随时启用状态。

（3）敷料器械包内要物品齐全，消毒备用。

（4）根据患者状况选择合适的导管、导丝等穿刺插管器材，重复使用者要进行严格消毒，包括导管腔内、穿刺针腔内和三通接头腔内都要注入消毒剂，使用前再用肝素生理盐水冲洗干净。

3. 药品准备

（1）麻醉剂：普鲁卡因或利多卡因等。

（2）造影剂：常选用 76% 的泛影葡胺或欧 B 派克、伏维显。

（3）抗凝剂：肝素或 7.6% 枸橼酸钠。一般选用前者。

（4）常用液体：生理盐水、5% 葡萄糖液或 10% 葡萄糖液。

（5）镇静剂：地西泮、氯丙嗪、异丙嗪。

（6）止痛剂：派替啶。

（7）血管解痉剂：硝酸甘油、氨茶碱、托拉苏林。

（8）各类急救药品：肾上腺素、毒毛旋花子素苷 K、尼可刹米、苯甲酸钠、咖啡因等。

四、选择性右心造影常采用什么插管途径？

选择性右心造影多采用经皮静脉穿刺法，一般选择股静脉，位置紧靠股动脉内侧。穿刺插管步骤同股动脉。穿刺点在股动脉穿刺点内侧 0.5～1cm 处。导管插入后沿脊柱右侧上行至右心房。

五、选择性右心造影常选择什么导管？

右心腔造影一般采用 6F～8F 单弯多侧孔导管，儿童选用 4F～5F 多侧孔导管。端孔导管因高压注射造影剂时有损伤心内膜和心壁的危险及导管尖端反弹后退的现象，所以仅用作测压、取样等检查，不宜作造影时使用。

六、选择性右心造影如何摄片？

1. 右心房造影 置导管尖端于右心房中部，以 7～8kg/cm² 的压力，15～18ml/s 的流率注入 76% 泛影葡胺 40～60ml，以 2 张/秒，1 张/秒的程序摄取正侧位片。

2. 右心室造影 置导管尖端右心室中部，以 8～10kg/cm² 的压力，15～18ml/s 的流率注入造影剂 40～60ml，以 3 张/秒×3 秒，1 张/秒×2 秒的程序摄取正侧位片。

3. 肺动脉造影 置导管尖端于肺总动脉或根据检查目的，选择性插入一侧肺动脉，以 5～7kg/cm² 的压力、15～18ml/s 的流率注入造影剂 40～50ml，以 3 张/秒×3 秒，1 张/秒×2 秒的程序摄取正侧位片。

设备条件齐全时，可同时拍摄电影和录像，以便相互对照更详细地观察心脏造影的动态变化，判断其功能和形态。

七、右心造影的异常表现有哪些？

1. 三尖瓣狭窄或闭锁 右心房造影时，右心室延迟充盈为三尖瓣狭窄征象，不显影为三尖瓣闭锁。

2. 房间隔缺损 右心房→右心室→肺动脉与依次显影后，右心房再次显影。

3. 主动脉骑跨或右室双出口 右心室造影时，肺动脉与主动脉同时显影。

4. 三尖瓣关闭不全 右心室造影时，造影剂向右心房反流。

5. 肺动脉瓣狭窄 右心室造影时显示流出道末端呈圆顶嵌入鱼口状。常伴有狭窄后肺动脉扩张。

6. 心房和心室腔有充盈缺损时 为占位性病变征象。

八、选择性左心造影有哪些适应证？

1. 左心及二尖瓣、主动脉瓣先天性疾病：如房间隔缺损、室间隔缺损、左室流出道狭窄、主肺动脉间隔缺损、心肌病、室壁瘤等病变的手术治疗前诊断或鉴别诊断。

2. 后天性二尖瓣、主动脉瓣的病变术前诊断或了解手术治疗效果者。

3. 后天性主动脉瓣病变的术前诊断或需了解治疗效果者。

4. 需进行左房黏液瘤的术前诊断者。

5. 手术前确定冠状动脉及主动脉的病变性质、部位及程度，或需了解手术治疗效果者。

九、选择性左心造影有哪些禁忌证？

1. 急性心肌炎、细菌性心内膜炎或全身性急性感染者。

2. 频发性室性心律失常或完全性左束支传导阻滞者。

3. 肝肾功能严重不足或心力衰竭者。

4. 其他全身性疾病或过敏性体质不宜作造影检查者。

十、左心造影的插管途径有哪些？

1. 经皮动脉穿刺插管法 目前多采用此法，一般选择股动脉穿刺插管。其次是肱动脉穿刺插管，经主动脉至左心室造影拍片。

2. 静脉穿刺插管间接造影法 经股动脉或肘动脉穿刺插管至右心室，注入 76%泛影葡胺 50～70ml，待造影剂随血液经肺循环至左心房连续拍片。

3. 动脉切开法 切开皮肤，分离皮下组织，暴露动脉血管并切开一小口，插入导管至左心室，造影拍片结束后修补血管，缝合皮肤。此法操作繁琐，合并症较多，仅在经皮穿刺不成功时采用。

4. 心房间隔穿刺插管法 经皮静脉穿刺插管至右心房，以心房间隔穿刺针穿过房间隔，将导管送至左心房，进行造影拍片，左心房造影多用此法。

5. 左心房或左心室直接穿刺法 穿刺点在经左主支气管靠隆突处穿刺左心房、经背部穿刺左心室等，这几种方法都有穿刺针刺伤器官、心壁穿刺口出血等合并症。其具有较大的危险性，故目前不采用。

十一、左心造影常选择什么导管？

左心造影多选用 6F～8F 多侧孔猪尾巴导管，小儿选用 4F～5F 管径的多侧孔猪尾巴导管。房间隔穿刺左心房造影导管应与心房间隔穿刺针相匹配。

十二、左心房、左心室如何造影摄片？

1. 选择性左心房造影 插管成功后。先注射少量造影剂证实导管尖端游离于左心房中部时，以 6～7kg/cm² 的压力、15～20ml/s 的流率注入 76%泛影葡胺 40～60ml，以 2 张/秒×3 秒的程序拍取正侧位片。若为经右心室或肺总动脉注射造影剂，以左心房间接造影，则需待造影剂经肺循环在左心房显影时，以 2 张/秒×3 秒的程序拍片。

2. 选择性左心室造影 经动脉穿刺插管后，将猪尾巴于左心室中部，以 8～10kg/cm² 的压力，20ml/s 的流率注入 76%泛影葡胺 50～60ml，以（2～3 张/秒）×3 秒的程序拍取正侧位片。如需观察室间隔有无缺损，可取左前倾斜 60°～70° 拍片，若观察二尖瓣病变，可取右前斜位 30°～45° 拍片。

十三、心脏造影的合并症有哪些？

在心脏造影检查中，除一般血管插管的合并症外，还可发生下列合并症，轻者影响造影检查顺利进行，重者可能给患者造成危害。所以，在心脏造影时要有完善的监护设备，严密观察患者的各种变化，及时发现和处理合并症是十分重要的，常见的合并症如下所示。

1. 心律失常 是心脏造影检查中最为常见的合并症。当导管进入心腔后，特别是进入左心室之后，多数患者都发生短暂的心律失常。其表现为房性或室性期前收缩、二联律、室性心动过速、心室颤动等，严重者可发生心室停搏。引起心律失常的原因除了导管、导丝刺激心内膜外，患者的病情和精神状态也是重要因素。

2. 急性肺水肿 心脏代偿功能不良、心律失常、造影剂渗透压的影响、左心房和肺静脉压力增高、患者仰卧太久、情绪过度紧张等因素均可诱发肺水肿。早期表现为咳嗽、气促、心率增快、两肺可闻及哮鸣音等。病情继续发展时，表现为烦躁不安、呼吸困难、咳粉红色泡沫血痰，两肺可闻及水泡音等。

3. 导管扭结 在心腔和肺动脉造影中，由于心腔较大，导管容易盘曲成结，多在透视观察不清楚时盲目推送或后撤导管的情况下引起，而且处理较为困难。

十四、如何预防和处理心脏造影的合并症？

1. 心律失常

（1）严格掌握适应证。

（2）造影检查之前给予适当的药物治疗，以控制病情。造影当日给予地西泮等镇静药，静脉内滴注利多卡因。

（3）造影过程中要严密观察、细心操作。短暂的房性或室性期前收缩，可调整导管尖的位置，多能自行恢复，不能恢复者，要将导管撤出心腔并给予适当的药物治疗。导管撤出心腔后，右心检查造影者可经导管给药，左心室造影者可从静脉给药。

（4）心房颤动、室上性心动过速，可经导管注入洋地黄 0.2～0.4mg。如果心率仍不减慢，可采用 654-2 注射液 10～20mg，儿童 0.2～1mg/kg，或用普萘洛尔 0.5～2mg 溶于生理盐水中缓慢滴入，无效时，5min 后可重复使用，但总量不宜超过 0.1mg/kg。频发的室性期前收缩和室性心动过速，可经导管缓慢注入普鲁卡因酰胺 200～400mg 或利多卡因 100～200mg，不能恢复者，10min后可再给利多卡因 100～200mg。

（5）重症患者，要吸入氧气，药物治疗效果不理想时，可考虑直流电同步转复。

（6）心室颤动和心搏骤停是很容易引起死亡的合并症，应高度重视，一旦发生应采取有效的胸外心脏按压、辅助呼吸、胸外电极除颤和药物等治疗。只要观察严密，抢救及时，措施得当，一般不发生严重后果。

2. 肺水肿

（1）立即将导管撤出心脏。

（2）吸入氧气。

（3）垫高患者头部或取半卧位。

（4）给予氨茶碱、洋地黄、吗啡、呋噻米等药物治疗。如与造影剂有关，可给予肾上腺素、地塞米松等药物。

3. 导管扭结 如果发现导管在心腔内扭结时，应在透视下一边缓慢后撤并转动导管，一边观察导管尖端盘旋方向，撤出瓣口时，扭结若有变小趋势时，不应强行退出，以防将活结变成死结。开始时扭结多较松动，采用导丝解结法常可奏效，即将导丝硬端经导管插至扭结处，使扭结环的近半部张力增加而使扭结松解。也可使用制动解结法，即旋转导管，使导管尖端顶住心壁，再推送导管，扭结可松解开，这种方法在右心室常可获得成功。左心室内室壁肉柱较小，有时不易顶住导管尖，可设法将导管退出左心室，在头臂动脉分叉处顶住导管尖，然后推送导管进行松解。只要能将导管退出心腔而不致将活结变成死结，以上几种方法均可试用。

十五、心脏瓣膜异常有哪些造影表现?

1. 瓣膜形态异常 瓣膜形态异常多为心内膜垫缺损，二尖瓣前瓣分裂。其表现为舒张期左心室流出道右缘锯齿样改变。

2. 瓣膜位置异常 如三尖瓣畸形（Ebstein 畸形）时，三尖瓣的隔瓣和后瓣发生移位，在造影片上表现为右心下缘有两个切迹，左侧切迹为移位瓣膜的附着处，右侧切迹为三尖瓣环的位置。

3. 心脏瓣膜狭窄 心脏瓣膜狭窄除造影剂通过狭窄的瓣膜口时表现为束状喷射征象外，二尖瓣狭窄还表现为舒张期二尖瓣弧形凹陷陷入左心室。肺动脉瓣和主动脉瓣狭窄时，表现为收缩期瓣膜呈鱼嘴状突入肺动脉腔或主动脉腔。

4. 瓣膜关闭不全 心脏的瓣膜关闭不全主要发生在二尖瓣，其次是主动脉瓣。造影片上的重要征象是造影剂从左心室经关闭不全的二尖瓣口反流入左心房，或从主动脉经主动脉瓣反流入左心室。从反流的造影剂多少可估计关闭不全的程度。

十六、心腔异常有哪些造影表现?

1. 形态大小异常 见于法洛四联症时，右心室流出道狭窄或形成第三心室；心内膜垫缺损或肥厚型心肌病、闭塞性心肌病时左心室流出道表现为鹅颈样狭长现象及左心室变小。二尖瓣、主动脉瓣、肺动脉瓣狭窄或心肌病、甲状腺功能亢进、贫血、肾炎等高排出量性疾病可导致心腔扩大。三尖瓣下移畸形时，可表现为右心房增大。

2. 房、室的位置异常 见于校正型大动脉转位，使解剖学的左右心房发生位置更换。房、室腔的数目异常：见于单心房或单心室畸形；右心室漏斗部狭窄后扩张形成的第三心室等。

十七、大动脉异常有哪些造影表现？

当右心室双出口时，主动脉瓣位于肺动脉瓣右侧。当肺动脉开口位置接近正常或骑跨于室间隔时，主动脉和肺动脉同时显影；法洛四联症时，主动脉跨于室间隔，可与肺动脉同时显影；矫正型大动脉转位表现为升主动脉位于左前方、肺动脉位于右后方；右位主动脉弓表现为主动脉弓位于纵隔右侧，降主动脉有时也位于右侧，可见主动脉弓降部憩室样改变，并有左锁骨下动脉自憩室发出，左锁骨下动脉迷走时不显影；另有双主动脉弓及主动脉先天性缩窄和粥样硬化，大动脉炎引起的后天性狭窄或瘤样扩张等。

十八、什么叫冠状动脉造影？

冠状动脉造影是一种有创性检查手段，目前仍是诊断冠心病较准确的方法。选择性冠脉造影是用特殊形状的心导管经股动脉、肱动脉或桡动脉送到主动脉根部，分别插入左冠状动脉、右冠状动脉口，注入少量含碘造影剂，在不同的投射方位下摄影可使左冠状动脉、右冠状动脉及其主要分支得到清楚的显影。可发现狭窄性病变的部位并估计其程度。冠脉狭窄根据直径变窄百分率分为四级：①Ⅰ级，25%～49%；②Ⅱ级，50%～74%；③Ⅲ级，75%～99%（严重狭窄）；④Ⅳ级，100%（完全闭塞）。一般认为，管腔直径减少70%～75%以上会严重影响血供，部分减少50%～70%者也有缺血意义。

十九、哪些人需要做冠状动脉造影？

1. 已确诊为冠心病，药物治疗效果不佳，拟行介入性治疗或旁路移植手术的患者。

2. 心肌梗死后再发心绞痛或运动试验阳性者。

3. 有胸痛病史，但症状不典型，或无心绞痛、心肌梗死病史，但心电图有缺血性ST-T改变或病理性Q波不能以其他原因解释者。

4. 中老年患者心脏增大、心力衰竭、心律失常、疑有冠心病而无创性检查未能确诊者。

5. 急性冠脉综合征拟行急诊PCI者。

冠状动脉造影未见异常而疑有冠状动脉痉挛的患者，可谨慎地进行麦角新碱试验。

二十、什么是无症状性心肌缺血？

无症状性心肌缺血是指无临床症状，但客观检查有心肌缺血表现的冠心病，亦称隐匿型冠心病，分两种类型。

1. Ⅰ型无症状性心肌缺血　发生于冠状动脉狭窄的患者，心肌缺血可以很严重甚至发生心肌梗死，但临床上患者无心绞痛症状，可能是患者心绞痛警告系统缺陷，该型较少见。

2. Ⅱ型无症状性心肌缺血　较常见，发生于存在稳定型心绞痛、不稳定型心绞痛（UA）或血管痉挛性心绞痛的患者，这些患者存在的无症状心肌缺血常在心电监护时被发现。

二十一、冠状动脉造影的适应证有哪些？

1. 疑有冠心病。

2. 反复发生心绞痛，内科治疗无效而年龄不大者。

3. 疑有先天性冠状动脉畸形者。

4. 心肌梗死后合并室壁瘤、乳头肌断裂、心功能失调者。

5. 需要了解冠状动脉搭桥手术效果者。

6. 心肌病与冠心病的鉴别。

二十二、冠状动脉造影的禁忌证有哪些？

1. 严重心、肺、肝、肾功能不全的患者。

2. 碘过敏的患者。

3. 出血性疾病的患者。

4. 频繁心律失常的患者。

5. 患其他严重疾病或身体衰弱，不能承受此项检查者。

二十三、冠状动脉造影有哪些术前准备？

1. 检查血、尿常规及血液生化、出凝血时间，胸部 X 线片，心电图、超声心动图等。

2. 术前 4h 禁食。

3. 给予地西泮或其他镇静剂。

4. 插管前舌下含服硝酸甘油 0.6mg。

5. 选择与患者相适应的导管穿刺器械并严格消毒。

6. 准备好电除颤及起搏器、氧气、气管插管及开胸心脏按摩手术器械等急救器材和药物。

二十四、冠状动脉造影常采用哪些插管途径？

冠状动脉造影常采用的插管途径有：①双侧（右侧更为常用）手腕部的桡动脉或尺动脉；②肘窝处的肱动脉；③双侧腹股沟区的股动脉。也有一些只有在特殊情况下才采用的手术径路，如腋窝处的腋动脉、锁骨下动脉和腹主动脉。

二十五、冠状动脉造影剂分为几类？

1. 离子型造影剂　离子型造影剂按结构分为单酸单体和单酸二聚体。单酸单体的代表药物有泛影葡胺（可用于各种血管造影及静脉肾盂造影。用于不同器官时，其浓度亦不同）、碘他拉葡胺等。单酸二聚体的代表有碘克沙酸。离子型造影剂的不良反应发生率高，机体的耐受性差。

2. 非离子型　如碘苯六醇（iohexol）、碘普罗胺（iopromide）及碘必乐（iopamidol）等。非离子型碘造影剂较离子型毒副作用小，可用于各种血管造影及经血管的造影检查。非离子型造影剂副反应发生率低，机体的耐受性好，分子量低、比重小的低密度造影剂。

二十六、造影剂对人体的安全性如何？

目前主张使用非离子型造影剂，优点是对血流动力学、心功能影响小，一般不引起心率慢及心脏传导阻滞，不良反应少。离子型造影剂易导致心律失常心力衰竭、过敏等不良反应。特别是高龄、糖尿病、心肾功能不全、心律失常的患者应使用非离子造影剂，以增加介入手术安全性。造影剂不良反应发生率为 5%～10%，常见不良反应为皮疹、头痛、腰痛、发热、恶心、呕吐、面色潮红、低血压、缓慢或快速心律失常、一过性肾功能低下、胸闷、心悸等，重者可发生哮喘、喉头水肿、休克、肺水肿甚至死亡。

二十七、如何防止造影剂不良反应发生？

有药物过敏史的患者术前预防应用抗过敏药物；术中持续监测心电图；尽量减少造影剂用量；及时识别及处理造影剂不良反应；术后复查肾功能，肾脏损害多在术后 2～5d 明显，2 周后恢复。目前使用非离子造影剂，不良反应较少发生。

二十八、冠状动脉造影异常有哪些异常表现？

1. 形态异常　冠状动脉的形态异常有管腔的狭窄、扩张及分支增多迂曲。管腔狭窄有粗细相间的串珠样变化、广泛性变细和局限性狭窄。串珠样改变为痉挛引起，管腔一致性变细可为生理性或痉挛性，含服硝酸甘油可鉴别。局限性狭窄则多为病理性，常表现为不规则充盈缺损，呈偏心性或对称性，狭窄分为四度：狭窄约占管腔的 25% 为 I 度；狭窄约占管腔的 50% 为 II 度；狭窄占管腔的 75% 为 III 度；75% 以上为 IV 度。动脉管腔局限性扩张为动脉瘤征，冠状动脉分支增多、迂曲是管腔严重狭窄或阻塞后产生的侧支循环现象。

2. 血流动力学改变　冠状动脉的血流动力学异常是由于严重狭窄或阻塞引起的远端动脉显影延迟，廓清时间延长甚至出现侧支循环引起的逆向流动显影。血流动力学改变其次是由于冠状动脉脉瘘时，血液出现动静脉同时显影的异向流动而造成的。

二十九、冠状动脉造影有哪些合并症?

1. 假性动脉瘤　指血液自股动脉穿刺的破口流出并被邻近的组织局限性包裹而形成的血肿,血液可经此破口在股动脉和瘤体之间来回流动。假性动脉瘤与真性动脉瘤的区别在于瘤壁由血栓和周围组织构成,而无正常血管壁的组织结构。

2. 股动静脉瘘　指股动脉穿刺造成股动静脉之间有异常通道形成,大部分股动静脉瘘无明显症状,也不导致严重并发症,许多小的动静脉瘘可自行愈合。

3. 腹膜后出血　指血流经股动脉穿刺口,通常沿腰大肌边缘流入腹膜后腔隙。

4. 前臂血肿和前臂骨筋膜室综合征

5. 颈部及纵隔血肿　是经桡动脉介入治疗的特有并发症,主要原因为导丝误入颈胸部动脉小分支致其远端破裂,出血常导致颈部肿大,纵隔增宽和胸腔积血等。

6. 血管迷走反应与处理

7. 冠状动脉穿孔和心包填塞

8. 重要脏器栓塞　如脑栓塞、肺栓塞等。

三十、如何预防和处理冠状动脉造影的合并症?

术前要准备充分,并给予地西泮、硝酸甘油、阿托品等药物,安上起搏器,使患者处于良好的应检状态;操作技术要熟练、轻柔,导管、导丝进退要缓慢;肝素化要充分;检查时间要尽量缩短,一侧检查不应超过 10min;导管插入冠状动脉不能太深,以免堵塞血管腔。

加强患者监护,及时发现和处理并发症。导管插入后每 2~3min 用肝素盐水冲洗管腔一次。

出现心肌梗死症状时,应立即从导管注入扩血管药如妥拉苏林或异搏定及解痉药如利多卡因等,舌下含硝酸甘油。如采取以上措施后不能缓解疑为血栓时,应注入溶栓药(脲激酶或链激酶),然后将导管退出冠状动脉。心律失常的处理参考心脏造影合并症的处理。出现脑血管栓塞时应及时造影,确定栓塞原因,采取溶栓、解痉或扩血管等对症处理措施。

三十一、行桡动脉造影的优点是什么?

1. 引入了一条介入治疗的新途径。

2. 桡动脉表浅,易压迫止血。

3. 局部无静脉和神经,并发症少,避免了出血、血肿、假性动脉瘤并发症,避免了输血和外科修复外周血管。

4. 无需强制性卧床,减少了病人痛苦,避免了血栓.栓塞并发症。

5. 术后护理观察任务减轻。

6. 抗凝剂和抗血小板药物可连续应用。

7. 缩短了住院时间,降低了住院费用。

三十二、经桡动脉造影术后患者穿刺局部应当注意什么?

桡动脉造影手术结束后,常规于术后即将血管鞘拔除,穿刺处用加压止血器压迫止血或用弹力绷带加压包扎。此时需要注意以下问题。

1. 加压包扎要正确,压迫部位和力量要适当,压力过大就会使桡动脉闭塞,力量不足又会导致出血。

2. 患者于术后要注意有无出血,有无手臂肿胀,嘱患者如有不适立即报告医生、护士。

3. 予加压止血器压迫止血后 2h 开始减压放气,每 2h 放一次,每次 2ml,连续放 5 次后停止,于手术后次日解除加压止血器压迫;使用弹力绷带加压包扎的,术后 4~6h 解除压迫,压迫时间过长也会导致桡动脉闭塞。

4. 由于患者术侧腕部加压包扎,手掌部会因为血液回流受阻出现肿胀,应适当抬高术侧上肢,有助于减轻手部肿胀,在解除压迫后会很快恢复。

5. 如出现较严重的肿胀，手腕部出现肿胀甚至出现张力性水疱，则需重新调整压力进行包扎。如术侧上肢肿胀明显，应考虑桡动脉损伤，注意观察肿胀程度，及时报告医生，防止筋膜间综合征的发生。

三十三、经股动脉造影术后患者穿刺局部应当注意什么？

1. 患者需严格卧床休息 6～12h 以上，术侧肢体制动，沙袋压迫止血 4～6h。

2. 患者及家属要注意穿刺局部有无出血或肢体肿胀。如有出血，立即报告医生、护士，必要时于重新加压包扎。

3. 术后次日解除弹力绷带加压包扎，局部可能有小的硬结，触压或活动时可有疼痛感，包块形成与局部损伤和出血有关，一般不需特殊处理，在术后 1 周左右消失。

4. 如术后穿刺部位持续疼痛并且逐渐加重，考虑是否有血管假性动脉瘤形成，应在 B 超指引下重新对血管穿刺处实施较长时间压迫。

三十四、何为经皮冠状动脉腔内成形术？

经皮冠状动脉腔内成形术（percutaneous transluminal coronary angioplasty，PTCA）是指在冠脉造影术的基础上进行，即在 X 线透视下，将前端带有气囊的特殊导管送入冠状动脉狭窄部位，加压充盈球囊、扩张狭窄病变，从而改善心肌供血、缓解心绞痛并避免心肌梗死、心源性猝死的一种内科介入治疗技术。

三十五、PTCA 术前需行哪些检查及常规的心脏辅助检查？

1. 血液检查 包括血常规、电解质、肝功能、肾功能、血糖、血脂、凝血五项及与乙肝、丙肝、梅毒和艾滋病相关的等检查项目。

2. 常规的心脏辅助检查 包括心电图、心脏彩超、胸部 X 线片。

三十六、PTCA 有哪些适应证？

经冠状动脉造影明确狭窄病变后是否合适行 PTCA，取决于患者病变的解剖特征、手术的把握与风险的利弊权衡及患者的经济能力。理想的适应证是从技术上能成功扩张所有病变，手术风险极低，患者术后能显著缓解症状，并提高远期生存率。目前 PTCA 的适应证如下。

1. 临床症状适应证 急性和陈旧性心肌梗死患者，稳定或不稳定型心绞痛、冠心病左心功能不全者及外科行搭桥术后又有心绞痛发作者。

2. 血管适应证 单支或多支血管病变，被保护的左主干病变，或无保护、但病变于开口部或中段的左主干病变，以及冠脉外科搭桥术后的桥血管病变。

三十七、PTCA 有哪些禁忌证？

1. 绝对禁忌

（1）冠脉狭窄程度＜50%且无缺血症状者。狭窄段有重要分支发出者。

（2）严重弥漫性多支和（或）左主干末端病变，PTCA 成功的可能性极小，而外科冠脉搭桥术更安全，效果更理想者。

2. 相对禁忌证

（1）无保护冠状动脉左主干口、体部＞50%狭窄病变者。

（2）凝血机制障碍，易并发出血或血栓形成者。

（3）无心肌缺血临床证据者。

（4）多支血管病变，预计 PTCA 成功可能性小，一旦 PTCA 失败，可能导致病情急剧加重者。

（5）血管狭窄程度在 50%～70%的临界病变，除非临床有明确心肌缺血证据，或经血管内超声证实病变狭窄程度＞70%，一般不需行 PTCA。

三十八、PTCA 术中患者有什么感觉？患者应如何配合？有哪些术前准备工作？

PTCA 通过局部麻醉方法进行。局部注射麻醉药时可能有轻微胀痛。患者可将穿刺侧脚稍外翻以利于医生穿刺。因血管内无感觉神经，患者在手术中，对于导管在体内行走无明显感觉。在冠状动脉病变扩张过程中，患者可能有胸闷或胸痛的感觉，此时患者要及时告诉医生疼痛程度、能否忍受、是否缓解等。术中根据医生指示行深吸气后屏住呼吸或咳嗽，并相应转动头部以防止头部被机器碰到。手术结束后，行桡动脉穿刺者予桡动脉加压止血器压迫止血；行股动脉穿刺者，医生用纱布覆盖局部，由于术中应用大剂量肝素抗凝，动脉鞘管需保留至术后 4～6h 或次日清晨方能拔管。

三十九、PTCA 术前和术后患者用药的目的是什么？

PTCA 术前、术后患者需严格遵医嘱服药，目的是：①防止扩张血管处发生急性、慢性血栓；②控制血脂，防止术后再狭窄；③控制与冠心病相关的疾病，如高血压、糖尿病等；④减少冠状动脉痉挛。

四十、PTCA 手术前患者如何用药？

1. PTCA 术前至少 24～48h 开始使用下述药品：①阿司匹林 300mg，1 次/日，用于抗血小板，防止血栓；②氯吡格雷（波立维）75mg，1 次/日，目的同阿司匹林；③硝酸甘油静脉滴注，用于缓解心绞痛症状；④调脂药物（普伐他汀钠、阿托伐他汀、氟伐他汀钠等）；⑤降血压及降血糖药物，用于控制高血压及糖尿病。

2. 急性心肌梗死需行急诊 PTCA 治疗者，术前一次性顿服氯吡格雷 300mg 及阿司匹林 300mg。

四十一、PTCA 手术后患者如何用药？

1. 阿司匹林 100mg，1 片，1 次/日，长期口服，无特殊情况需终身服用。

2. 氯吡格雷（波立维、泰嘉）75mg，1 次/日，口服 9～12 个月。

3. 他汀类调脂药物（普伐他汀钠、阿托伐他汀、氟伐他汀钠等）1 片，1 次/日，长期口服，定期复查血脂及肝功能情况，在医生指导下调整剂量。

4. 高血压、糖尿病者需长期用降压及降糖药。

5. 适当服用多种维生素。

四十二、PTCA 有哪些合并症？

1. 冠状动脉扩张后冠状动脉急性再闭塞及急性血栓形成引起急性心肌梗死、心绞痛及严重心律失常。

2. 冠状动脉病变较重引起冠状动脉痉挛、撕裂或夹层，冠状动脉被导管完全堵塞时导致恶性心律失常，严重者死亡。

3. 穿刺局部血肿、出血或假性动脉瘤。

4. 急性左心衰竭。

5. 肾功能不全。

6. 心脏压塞。

7. 造影剂过敏。

8. 脑血管意外。

9. 低血压和心源性休克。

10. 术后拔管时迷走神经反射。

11. 药物不良反应。

12. 导管等器械于体内断裂。

13. 死亡。

四十三、PTCA 使血管狭窄病变恢复正常的原理是什么？

PTCA 是指应用球囊撑开血管狭窄而恢复正常血管腔，使冠状动脉血流无阻碍地供应心肌。PTCA 的作用机制目前仍未确定，下述协同效应使 PTCA 获得成功。其可能的原理如下。

1. 斑块压缩　球囊经高压扩张后，局部斑块受到球囊强力挤压，而使斑块体积缩小，致使血管内腔增大。

2. 内膜撕裂　硬化斑块受压破碎，一般撕裂可至血管中层。

四十四、PTCA 有哪些注意事项？

经皮冠状动脉成形术除了一般血管造影和血管成形术的注意事项外，尚有以下注意事项。

1. 心电监护及起搏除颤装置要在良好的工作和备用状态。冠状动脉搭桥术的人员、器械要做好随时展开工作的准备。

2. 球囊扩张的压力要逐渐增加，每次扩张的时间要严格控制，不宜过长。扩张的程度应逐渐增加，切忌一次扩张到位。

3. 操作动作一定要轻柔，防止损伤冠状动脉内膜和引起冠状动脉痉挛，或造成球囊破裂，或撞落粥样硬化斑块引起远侧血管栓塞等合并症。

4. 发生冠状动脉痉挛后，应立即给予冠状动脉扩张药，如经导管注入利多卡因，舌下含服硝酸甘油、硝苯地平等。如果球囊已插入冠状动脉，应迅速后撤，待痉挛缓解后再行插入。

5. 经皮冠状动脉成形术后仍可发生心肌梗死等严重合并症，故术后一定要加强监护。

四十五、PTCA 术后为什么会出现再狭窄？

任何一项治疗方法都有其局限性，PTCA 也是一样，一部分 PTCA 患者术后一段时间会在扩张血管部位再次发生狭窄。国际临床观察报道，单纯 PTCA 术后再狭窄率为 25%～50%（平均 30% 左右）；应用冠状动脉支架后，再狭窄率降至 12%～20%（平均 15%）。需要通过冠状动脉造影进行确诊是否发生再狭窄，标准为原扩张处血管狭窄＞50%。

再狭窄原因尚不清楚，可能与扩张后病变处内膜过度增生、血小板聚集和血栓形成、血管中层平滑肌增生及管壁弹性回缩有关。再狭窄高峰期在术后 6 个月内，术后 1 年未发生者则极少发生再狭窄。

四十六、如何预防 PTCA 术后再狭窄？

可能导致 PTCA 术后再狭窄的因素很多，与患者的血管病变特征有关，如慢性闭塞、弥漫性长病变、直径<2.5mm 小血管、严重三支病变、开口部、血管分叉处、左主干及前降支近端病变，还与患者自身其他相关疾病（糖尿病、高血压）是否得以控制、不良生活习惯是否纠正有关。因再狭窄机制尚不清，且可能导致再狭窄的因素很多，故预防再狭窄非常困难，应多方面综合治疗。目前未发现任何一种单一干预方法能完全防止再狭窄。患者需要去除可能诱发再狭窄的因素，如戒烟并远离吸烟人群，积极控制和治疗糖尿病、高血压和高脂血症，控制体重，适当控制肉食及高脂食物摄入，保持平静的心态和良好的作息规律。

四十七、冠心病介入治疗术前患者需要做哪些准备？

PTCA 及冠状动脉支架术具有一定手术风险，因此患者需住院完成。患者术前需做好以下准备：①办理住院手续。②完成血液、尿液、粪便等及心电图、超声心动图和胸部 X 线检查，必要时行平板运动试验及发射型计算机断层成像（ECT）等相关检查。③戒烟酒，以使冠状动脉舒张。④口服阿司匹林、氯吡格雷（波立维、泰嘉）、调脂药，心绞痛严重者加硫氮草酮、硝酸甘油及肝素静脉滴注。⑤医生与患者及家属交谈，讲述手术的必要性及风险，回答患者及家属提出的问题，并要求患者家属签手术同意书。⑥对手术局部进行备皮；温水洗澡，更换干净的衣物。⑦术前按医嘱适当进行进食（4～5 分饱），并按医嘱服用药物。⑧术前嘱患者放松心情，保证睡眠，必要时根据医嘱予地西泮口服。⑨留置套管针，建立静脉通道，以备术中用药。⑩术前测量患者血压、心率，检查是否服用术前药物。⑪进行呼吸、屏气及床上排便训练。⑫询问患者有无过敏史及近期有无下肢疼痛。⑬平车将患者送入导管室,入导管室前排空膀胱。

四十八、如何对 PTCA 术后患者进行护理?

1. 患者 PTCA 术后,由医护人员将患者平车推回病房,较重的患者需住监护病房。

2. 搬动患者时,行股动脉穿刺者,应保持穿刺侧肢体平伸,尽量不屈膝;行桡动脉穿刺者,过床时要避免穿刺侧手部着力,以防止桡动脉压迫止血器压迫点移位,造成出血。

3. 行股动脉穿刺者,术后保持平卧,防止患肢活动致鞘管脱落及出血,术后 4~6h 医生拔出动脉鞘管(少数病情不稳定者动脉鞘可能需要保留至术后 10~16h),压迫止血 20~30min 后加压包扎,并用沙袋压迫 6h。行桡动脉穿刺者,术后予桡动脉压迫止血器压迫止血,术后每 2h 放气 2ml,共放气 5 次后于次日解除加压止血器压迫,穿刺处贴予敷料贴。

4. 医生拔鞘时应持续监测患者心电血压变化,予局部麻醉,并视情况给予阿托品静脉滴注,以提高心率。拔管过程中注意观察患者有无头晕、恶心、出汗等症状,并及时对症处理。

5. 常规心电图或其他化验检查。

6. 适当饮水,以促进造影剂从体内排出,鼓励进食流质食品。

7. 密切观察患者有无胸痛及心律、血压等情况,定时观察局部有无出血及血肿发生。

8. 术后次日可下床活动,逐渐增加运动量。

9. 部分患者穿刺部位形成血肿,一般不需特殊处理,术后 2 周即可吸收。

10. 术后应严格按医生要求服药。

四十九、什么是冠状动脉支架植入术?

冠状动脉支架植入术是在 PTCA 基础上发展的冠状动脉介入治疗技术。装载在 PTCA 球囊上的管状支架被送至病变处后,通过加压扩张球囊使支架张开于病变处。支架由人体相容性 316L 不锈钢记忆合金制成,有较强的支撑能力。支架张开后即收缩球囊退出体外,使支架留在病变处,4~6 周支架会被冠状动脉血管内膜覆盖,成为血管的一部分。

五十、冠状动脉支架植入术的适应证包括哪些?

1. PTCA 中发生较大血管内膜撕裂及急性血管闭塞或冠状动脉口撕裂等并发症,支架在此时应用能成功打开血管,支撑和封闭撕裂的内膜,保证 PTCA 术中患者安全。

2. 预防和降低 PTCA 后再狭窄。

3. 外科冠状动脉搭桥手术后桥血管病变。

4. PTCA 术后再狭窄的病变。

五十一、冠状动脉支架植入术的禁忌证?

1. 出血性疾病(如活动性消化性溃疡、新近脑出血)及不能应用抗血小板制剂和抗凝制剂治疗的患者。

2. 病变本身或其近端血管极度扭曲、支架难以到位者。

3. 直径<2mm 的小血管病变,因其植入支架后再狭窄率高者。

4. 病变处有大量血栓,支架植入后易形成支架内血栓者。

五十二、什么是药物涂层支架,有何特点?

药物涂层支架是指通过不同方式将某些金属、药物或聚合物包被在金属支架表面,从而改变其表面特性,减少血栓形成、减轻平滑肌细胞增生反应或增加 X 线下可视性的支架。抗凝药涂层支架如肝素涂层支架、磷酸胆碱(PC)涂层支架、碳化涂层支架,涂层支架中的肝素主要在支架表面起作用,减少血栓形成,并非可控制性地释放至血管壁组织之中;抑制细胞生长药物涂层支架有雷帕霉素涂层、紫杉醇涂层支架等,将药物通过一定的工艺处理涂在支架上,当支架植入体内后,药物能够持续高浓度的释放，使药物能够在"靶位"达到有效治疗浓度，而且维持一定的释放时间，能够有效地预防支架植入术后的再狭窄。

五十三、冠状动脉支架植入术术前评估事项有哪些?

冠状动脉狭窄成形术术前除了一般动脉插管造影的准备外，还要作好下列准备。

1. 进行平板运动试验、心电图、彩色多普勒超声、放射性核素等检查，以备术后进行创伤性疗效对比观察。

2. 术前 3～5d，给予抗凝血药阿司匹林 100mg，每日硫酸氢氯吡格雷片 75mg，每日 1 次，急诊行冠状动脉支架植入术术前可顿服阿司匹林 300mg，硫酸氢氯吡格雷片 300mg。

3. 安装起搏器，安放好心电监护和除颤设备以备急救。

4. 作好急诊冠状动脉搭桥手术准备。

5. 仔细阅读冠状动脉造影的 X 线片、电影或录像、彩色多普勒超声检查结果，判断狭窄部位、范围、程度，选择与之相适应的球囊导管和冠状动脉导引导管。

6. 向患者家属交代冠状动脉成形术可能出现的合并症，并签字。

7. 术前 4～6h 禁食禁饮。

五十四、冠状动脉支架植入术术后处置有哪些?

1. 生命体征的监测 术毕观察 30min 后用平车送回病房，认真观察心率、心电图及血压有无异常。严密观察有无心律失常、心肌缺血、心肌梗死等急性并发症。

2. 伤口处理

（1）经桡动脉穿刺：术后 2h 根据伤口情况，开始给加压包扎伤口减压，稍松解绷带，以后每隔 2h 逐渐增加放松的程度。6h 后拆除绷带，减压结束。每次减压时，注意观察有无出血、血肿、桡动脉搏动情况及上肢和手部皮肤温度、湿度、颜色及血液循环。

（2）经股动脉穿刺：一般与术后 4～6h 拔出鞘管，然后按压 15～20min 以彻底止血，以弹力绷带加压包扎，沙袋 1kg 压迫 6h，右下肢制动 24h，防止出血。检查桡动脉或足背动脉搏动是否减弱或消失，观察肢体皮肤颜色与温度、感觉与运动功能有无变化等。

3. 生活护理 术后即可进食易消化、清淡饮食，但避免过饱，不宜喝奶制品或吃生冷食物，鼓励患者多饮水，6～8h 饮水 1000～2000ml（尿量在 4h 之内达到 800ml），以加速造影剂排泄。

4. 24h 后嘱患者逐渐增加活动量，起床、下蹲时动作应缓慢，不要突然用力，术后一周内避免抬重物，防止伤口再度出血，一周后可恢复日常生活与轻体力工作。

5. 预防感染 局部穿刺处一定用无菌纱布包扎，换药时保持穿刺部位敷料清洁干燥，观察穿刺处是否有渗血、血肿，遵医嘱使用抗菌药。

6. 抗凝治疗护理 无论上肢桡动脉穿刺或下肢股动脉穿刺，均应确认无出血后开始使用低分子肝素抗凝，除了注意穿刺局部有无敷料渗血，还要注意其他部位有无出血倾向，如伤口渗血、牙龈出血、鼻出血、血尿、血便、呕血等。遵医嘱口服抑制血小板聚集的药物：如硫酸氢氯吡格雷片 75mg 每日 1 次；阿司匹林 100mg，每日 1 次，长期服用。以预防血栓形成或栓塞而至血管闭塞和急性心肌梗死等并发症，定期检测血小板、出凝血时间的变化。

五十五、冠心病介入治疗术后患者卧床期间会出现哪些不适?

1. 腹胀 原因是卧床后肠蠕动减慢、食入不易消化食物、个别患者原有胃肠疾病，可给予腹部热敷，顺时针方向轻轻按摩，必要时肛管排气或导便。

2. 腰痛 原因是个别患者原有腰部疾病（如腰椎间盘脱出症或腰椎骨质增生），予以较为舒适的平卧位，在医护人员指导与协助下定时侧卧位，按摩腰部及受压部位或腰部垫小软枕。

3. 恶心、呕吐 常见原因是药物反应或喝水太急、太多，应嘱患者适量饮水、补液以促进造影剂排泄。

4. 失眠　原因是术后患者兴奋、身体不适、部分患者担心术后并发症、探视人员多等，应适当给予止痛剂和镇静剂，限制人员探视。

五十六、冠心病介入治疗患者术后下肢如何活动？

1. 平卧舒适体位，床头可适度抬高30°。

2. 平卧时除术侧下肢外其余肢体均可自由活动。

3. 术侧下肢可微微外展弯曲，禁止大幅度弯曲或下肢肌肉绷紧不动。

4. 术后下肢适当抬高。

5. 根据术后个体情况做下肢活动操，以防止下肢深静脉血栓形成：①脚部正勾绷运动6～8次；②脚部侧勾绷运动6～8次；③踝部旋转运动6～8次；④被动下肢屈伸运动4～8次，每日2～3次。

6. 下肢被动按摩，次数不限。有静脉曲张者切忌过力捏挤下肢。

五十七、冠状动脉支架植入术患者出院后如何自我护理？

1. 运动　出院后1个月内动作要轻柔，避免动作过大，逐渐恢复体力劳动和运动，并注意有无胸闷、气促等症状，有上述症状应立即减少运动量或停止活动，必要时到医院复诊。

2. 遵医嘱服药　PTCA及冠状动脉支架植入术患者出院后仍需继续服用抗凝、调脂、扩张冠状动脏的药物及治疗合并症（心律失常、高脂血症、糖尿病、高血压、肾功能不全、心功能不全、痛风等）的药物，以巩固治疗效果。

3. 适当控制饮食

（1）每餐6～7分饱，进食过多易增加体重，引起肥胖，而体重超重是冠心病的易患因素。

（2）食物相对清淡，低盐、低脂、低胆固醇，多食新鲜水果蔬菜、豆制品及含蛋白质较高的食物。

（3）控制甜食，尤其是糖尿病或糖耐量异常的患者。

4. 保持良好乐观的心态　保持情绪稳定，勿喜勿忧。

5. 定期复查　出院后半个月、1个月、2个月、3个月、6个月、12个月复查，以后每半年复查1次。如遇有特殊或紧急情况随时与门急诊医生联系，尽早就医。

五十八、冠心病介入治疗出院后有何注意事项？

1. 在医生指导下继续药物治疗，以巩固冠心病介入治疗的疗效，预防支架内血栓及再狭窄。

2. 采取下列措施预防动脉硬化发展及术后原病变处再狭窄：①戒烟，勿过量饮酒或戒酒；②保持低胆固醇、低动物脂肪饮食；③保持体重在正常范围；④和缓的体育锻炼和体力劳动，如打太极拳、做保健操、散步、慢跑、轻松的家务劳动、骑自行车、游泳、书法、绘画等，保持精神愉快，改变急躁、易怒的性格，保证足够睡眠，减少精神刺激和紧张，合理安排工作与生活，勿过劳。

3. 保持血压、血糖、血脂正常。

4. 出现心前区疼痛或不适时应及时来电话咨询或来院复查，出院后每1～2周来门诊复查1次，术后12～24周来院复查冠状动脉造影。

5. 观察术后用药的副作用，有无皮疹、出血倾向、肝功能是否正常。

6. 支架术后最好不做磁共振检查，以防移位。

7. 术后8～12周抗凝治疗期间不拔牙、不做较大外科手术，必须手术时需向医生说明用药情况。

五十九、什么是经皮球囊二尖瓣狭窄扩张术？

经皮球囊二尖瓣成形术是指通过股静脉穿刺，送房间隔穿刺针鞘管和房间隔穿刺针至右心房卵圆窝处，穿刺房间隔成功后依次送入左心房钢丝、房间隔扩张鞘管和二尖瓣扩张球囊，将球囊送入左心房后再进入左心室，先充盈球囊前部然后拉至狭窄的瓣口处，迅速充盈球囊将狭窄的二尖瓣口扩张开的方法。球囊的大小根据患者身高与二尖瓣口的面积推算而来。

六十、经皮球囊二尖瓣狭窄扩张术的作用机制是什么？

球囊扩张的机械力量使粘连的二尖瓣膜交界分离，瓣叶及瓣下结构在球囊扩张下弹性延伸，不均匀的瓣叶有轻度撕裂，瓣膜内钙化块破裂，从而瓣膜顺应性、瓣口面积、二尖瓣功能（瓣环形态和顺应性）均得到改善。

六十一、经皮球囊二尖瓣狭窄扩张术最佳适应证是什么？

1. 二尖瓣口的面积≤1.5cm^2 者，面积太大则一般不需要扩张治疗，太小则球囊导管不易通过或易引起血压下降及脑缺血症状；瓣膜病变轻、Wilkins 超声心动图计分<8 分者。

2. 窦性心律者。

3. 不合并二尖瓣关闭不全及其他瓣膜病。

4. 50 岁以下的中青年。

5. 心功能Ⅱ～Ⅲ级者。

六十二、经皮球囊二尖瓣狭窄扩张术有哪些相对适应证？

1. 二尖瓣瓣叶明显增厚、粘连或钙化，瓣下结构受累，Wilkins 超声心动图计分>8 分，透视下二尖瓣有钙化。

2. 外科闭式分离术后再狭窄或球囊二尖瓣扩张术后再狭窄者。

3. 合并轻中度二尖瓣关闭不全或其他瓣膜病变。

4. 心房颤动或高龄患者。

5. 二尖瓣狭窄合并妊娠者。

6. 二尖瓣狭窄合并急性肺水肿者。

7. 合并仅限于左心房耳部机化血栓者，或虽无左心房血栓证据，但有体循环栓塞者。

8. 不适合外科手术的二尖瓣狭窄者。

六十三、经皮球囊二尖瓣狭窄扩张术有哪些禁忌证？

1. 左心房内新鲜血栓（尤其是左心房体部、房间隔上血栓或左心房内活动性血栓）或半年内有体循环栓塞史；长期心房颤动的患者，虽无明显的左心房血栓或体循环栓塞史，也应先作 4～6 周抗凝治疗，然后再进行扩张成形术；二尖瓣狭窄伴有中重度二尖瓣反流及主动脉瓣病变者；二尖瓣狭窄伴有明显钙化者。

2. 有风湿活动的患者。

3. 未控制的感染性心内膜炎或有发热及其他部位有感染者。

4. 合并中度以上的二尖瓣关闭不全。

5. 瓣膜条件差，如瓣膜钙化重，Wilkins 超声心动图计分>12 分者。

六十四、经皮球囊二尖瓣狭窄扩张术的成功标准是什么？

1. 扩张的二尖瓣口面积较术前增大 25%或 50%以上。

2. 无严重的并发症出现。

3. 患者临床症状得到充分改善，使外科瓣膜置换手术向后推迟 5～20 年。

六十五、经皮球囊二尖瓣狭窄扩张术术前应为患者做哪些准备？

1. 常规进行血液常规及生化、心电图、心脏超声心动图、胸部 X 线片等检查。

2. 术前医生会对患者及家属简单介绍手术方法、术中需注意配合的问题及可能出现的并发症，患者及家属签署手术同意书。

3. 术前禁食水 4h。

4. 药物过敏试验（碘剂及抗生素）。

5. 术前 30min 肌内注射地西泮注射液 10mg，对心功能差、肺部湿性啰音的患者予利尿剂。

六十六、经皮球囊二尖瓣狭窄扩张术有哪些合并症？

1. 心壁穿孔　心壁穿孔多由于房间隔穿刺点定位不准确引起，是二尖瓣成形术最严重的合并症。穿孔常发生在左心房壁或主动脉根部。单纯由穿刺穿破，常不引起严重后果，可校正穿刺点后重新穿刺；如果不能及时发现使穿刺针套管甚至扩张器也通过穿刺孔，就可能引起心脏压塞。如出现心脏压塞症状，可试行心包穿刺引流，不成功时则应急诊心外科治疗。

2. 房间隔缺损　行二尖瓣成形术时，因需扩张房间隔穿刺孔，可造成医源性房间隔缺损，但绝大多数患者因二尖瓣成形术后血流动力学发生改变，左心房压力下降，并不引起心房水平左向右分流或分流程度减轻，且不出现明显的临床症状。

3. 二尖瓣反流　二尖瓣成形术是通过球囊的扩张力，机械性撕裂粘连的瓣膜而达到治疗目的的。若瓣膜粘连严重、伴有瓣下结构病变或球囊直径过大，引起瓣叶撕裂可导致二尖瓣反流。对反流严重，引起明显的肺动脉高压者，则应考虑行人工二尖瓣置换术。

4. 心律失常　导丝、导管进入左心室或左心房，刺激心壁，常可出现心律失常，调整导丝、导管位置，多数可自行消失。因房间隔穿刺位置过低而损伤房室结时，可引起慢性心律失常，有时需用临时起搏器矫正。

5. 周围动脉栓塞　二尖瓣狭窄的患者，尤其是伴有心房颤动时容易引起周围动脉栓塞。因 1/4～1/2 的患者存在附壁血栓，导丝、导管进入左心房后很容易撞落附壁血栓，随血流冲向周围动脉，从而引起远处脏器或肢体动脉栓塞，其中以脑动脉栓塞和冠状动脉栓塞后果最为严重。故对二尖瓣狭窄合并心房颤动的患者成形术前应用超声心动图仔细检查，若有血栓存在时，应使用溶栓药治疗 4～6 周，待血栓消失后再行二尖瓣成形术，否则应视为禁忌证。

六十七、经皮球囊二尖瓣狭窄扩张术需要做哪些术后处理？

1. 严密观察心律、心率、血压及心电图变化，注意观察患者尿量及肺部情况。

2. 患者卧床 12～24h，穿刺部位沙袋压迫 6h，穿刺侧下肢不能弯曲，不易抬头、坐起，同时注意下肢动脉的搏动、皮肤颜色、温度，防止穿刺部位的血肿。

3. 术后常规使用抗生素 3d；服阿司匹林 100mg，1 次/日，12 周；年轻患者可使用长效青霉素，每月 1 次，使用半年，预防风湿活动。

4. 心功能恢复不理想者（术前较重的），术后应继续小剂量使用强心利尿剂；有心房颤动者继续使用阿司匹林或华法林抗凝，减少血栓形成。心房颤动时间短者可考虑复律治疗，心房颤动患者术后 4～8 周可行复律治疗。

六十八、经皮球囊主动脉瓣成形术有哪些适应证？

1. 主动脉瓣狭窄面积小于 $0.075cm^2$，并有心绞痛、心脏扩大和晕厥者。

2. 主动脉瓣狭窄，瓣上下压力阶差大于 9.33kPa（70mmHg）者。

3. 主动脉瓣狭窄程度虽轻，但药物治疗不能改善临床症状者。

4. 主动脉瓣狭窄合并其他需外科手术治疗的心脏疾患，但患者不能经受外科手术者。

六十九、经皮球囊主动脉瓣成形术有哪些禁忌证？

1. 主动脉瓣狭窄合并中度以上的主动脉瓣关闭不全者。

2. 合并左心力衰竭、室性心律失常者。

3. 主动脉瓣严重钙化、卷曲有赘生物、关闭不拢及瓣膜发育不良合并瓣上、瓣下狭窄者。

七十、经皮球囊主动脉瓣成形术如何选择球囊导管？

成人的主动脉瓣口直径在 18～25mm，狭窄时多在 15mm 以下。球囊的扩张直径应小于造影测得的主动脉瓣直径 1~2mm。正常体型的成人患者，开始可以用 20mm 直径的双叶或三叶球囊导管进行扩张，根据初步扩张的效果，再调换为 23mm 或 25mm 直径的球囊导管。个别严重狭窄的患者可先从 15mm 直径的球囊开始扩张，再调换为直径较大的球囊导管，直至达到治疗目的。球囊的长度以 4~6mm 为理想，扩张时也较为稳妥，不易滑入左心室或主动脉。

七十一、经皮球囊主动脉瓣成形术有哪些合并症？

1. 主动脉瓣反流 因球囊直径过大，造成主动脉瓣连合处撕裂及瓣环破裂是引起反流的主要原因，多发生在风湿性狭窄者。反流严重时，常需外科手术治疗。

2. 心律失常 是较为常见的合并症，以阵发性室性期前收缩最常见，为导丝、导管刺激心室壁引起，调整导丝、导管的位置或改变操作方式，即可消失。短暂性左束支传导阻滞或迷走神经反射引起的一过性心动过缓，可经注射阿托品或术前放置临时起搏器矫正。

3. 心壁穿孔 主动脉瓣成形术引起心壁穿孔的概率很少，主要原因为导丝和导管较硬及操作不当。一旦发生心壁穿孔可出现胸痛及心脏压塞症状，严重者应急诊外科手术治疗。

4. 死亡 心律失常、心壁穿孔、心肌梗死等合并症如不能及时发现或处理不当，都可能引起死亡。国外资料报道，主动脉瓣成形术的死亡率为 2.8%~8.9%，多数死于成形术后。Holmes 认为主动脉瓣成形术引起术后死亡的原因与主动脉瓣口过小、心输出量过低及严重的冠状动脉疾患有关。

5. 其他合并症 尚有周围动脉栓塞、股动脉损伤及脓毒血症等。

七十二、经皮球囊主动脉瓣成形术有哪些注意事项？

1. 术后卧床 24h，穿刺部位予沙袋压迫 6h，防止出血和血肿发生，密切观察心率、心律、血压、心电图变化。

2. 按医嘱使用抗生素预防感染。

3. 对于心功能差的患者术后仍需纠正心功能。

4. 根据心功能改善情况，儿童可延续到成人行主动脉瓣置换术，老年人或成人择期行主动脉瓣置换术。

七十三、肺动脉瓣狭窄是如何分型的？

先天性肺动脉瓣发育不全，使瓣叶交界融合、瓣叶增厚、开口狭窄，使右心室射血受阻称之为肺动脉瓣狭窄。按右心室与肺动脉跨膜收缩压力阶差（PG）将肺动脉狭窄分为四型：①轻型，右心室/肺动脉压力阶差（PG）≥25~50mmHg；②中型,右心室/肺动脉压力阶差（PG）≥50~75mmHg；③重度，右心室/肺动脉压力阶差（PG）≥75~100mmHg；④极重度，右心室/肺动脉压力阶差（PG）≥100~125mmHg。

七十四、什么是经皮球囊肺动脉瓣狭窄扩张术？

通过经皮股静脉穿刺方法做右心导管及右心室造影术，确定肺动脉狭窄部位及程度，选用适当的球囊导管在加硬钢丝导引下到达狭窄部位，用充满液体的球囊，从肺动脉拉向右心室，达到撕裂狭窄瓣膜，而达到降低跨瓣压差目的的方法，称之为经皮球囊肺动脉瓣狭窄扩张术。

七十五、经皮球囊肺动脉瓣狭窄扩张术有哪些适应证？

中度以上肺动脉瓣狭窄，无其他重要心血管畸形者：因瓣叶粘连或融合引起的瓣膜型狭窄（也称单纯性狭窄）；纤维环引起的瓣上型狭窄和纤维组织增生引起的瓣下型狭窄；目前轻度肺动脉瓣狭窄，虽无明显血流动力学改变，只要患者年龄>3 岁，坚持要求介入治疗，也可考虑。

七十六、经皮球囊肺动脉瓣狭窄扩张术有哪些禁忌证？

1. 瓣叶或瓣环发育不良性狭窄者。

2. 肺动脉瓣狭窄合并漏斗部肌性狭窄或其他心内畸形者。

3. 肺动脉瓣狭窄伴严重钙化者。

4. 有造影及右心导管术禁忌证者。

七十七、经皮球囊肺动脉瓣狭窄扩张术术前需要做哪些准备?

1. 常规做血尿常规、血小板计数、出凝血时间、凝血酶原时间、肝肾功能、乙肝五项、丙肝、梅毒及艾滋病等相关检查。

2. 术前禁食水 6~8h。

3. 双侧腹股沟区域皮肤准备。

4. 术前肌内注射地西泮 5~10mg,阿托品 0.5mg。

5. 术前行超声心动图检查,测肺动脉瓣收缩压力阶差。

6. 做好患者心理护理,消除紧张情绪。

7. 成人使用局部麻醉;婴幼儿使用全身麻醉。

七十八、经皮球囊肺动脉瓣狭窄扩张术术后注意什么?

1. 观察局部穿刺血管的状态,有无出血、血肿,下肢皮肤颜色、温度,有无足背动脉搏动异常。

2. 需要卧床 12h。

3. 注意观察患者术后有无心律失常。

4. 预防使用抗生素 2~3d。

5. 出院前复查心电图、X 线及超声心动图检查。

6. 术后随访,术后 1 个月、3 个月、6 个月、1 年复查。

七十九、什么是先天性心脏病介入治疗?

先天性心脏病的介入治疗是在介入诊断基础上进行的。在数字减影血管造影(DSA)显影及超声引导下,将穿刺针及导管沿血管插入心脏所要到达的部位,进行影像学诊断后,对病变部位做定量或定性处理,再选用特制的器材对病变实施封堵、扩张或栓塞的治疗方法。

八十、什么是动脉导管未闭?

动脉导管是胎儿时期肺动脉与主动脉间的正常血流通道。胎儿出生后,肺膨胀并承担气体交换功能,肺循环和体循环各司其职,导管可在数月内废用而闭合,如 1 岁后持续不闭合,即为动脉导管未闭(patent ductus arteriosus,PDA),其可单独存在或在其他任何形式的先天性心脏病并存。

八十一、动脉导管未闭介入治疗是什么?

动脉导管是胎儿时期连接肺动脉与主动脉弓降部血液循环的通道。一般在出生后第 1 日即功能性关闭,6 个月内解剖性关闭。少数婴儿在出生后不久关闭,则导致血流动力学的异常改变。动脉导管未闭介入治疗是指符合动脉导管不经过胸外科开胸手术,采取经皮通过股静脉或股动脉穿刺,建立静脉动脉导管未闭的钢丝轨道,借助传送系统将堵塞动脉导管未闭的泡沫塞子、双盘闭合器、双伞闭合器及弹簧栓子置于未闭的导管内闭合导管,以达到阻塞血液异常循环管道的技术。

八十二、动脉导管栓塞有哪些优点?

运用栓塞术治疗动脉导管未闭的方法具有简便、有效、安全、永久治愈的效果,曾被认为是介入放射学的最高成就。较之开胸手术结扎动脉导管,其具有创伤小、手术时间短、不需全身麻醉、全部技术操作过程在电视监视下进行、合并症少、术后恢复时间短、费用低廉等优点。

八十三、动脉导管栓塞术有哪些适应证?

1. 不合并心脏其他先天性畸形的单纯动脉导管未闭的患者。

2. 动脉导管内径小于等于股动脉内径的患者。

3. 股动脉内径≥3mm 者,即 5 岁以上儿童。

4. 动脉导管呈管和锥形者。

八十四、动脉导管栓塞术有哪些禁忌证？

1. 动脉导管未闭合并其他心内复杂畸形者。

2. 动脉导管未闭并发肺动脉高压，既有右向左分流者。

3. 股动脉内径小于动脉导管者。

4. 窗形动脉导管者。

八十五、封堵器如何选择？

目前，常用的 PDA 封堵有 Amplatzer 封堵器及国产蘑菇型封堵器，第Ⅱ代 Amplatzer 封堵器（ADOⅡ）、弹簧圈、成角型封堵器及血管塞封堵器（第Ⅰ代和第Ⅱ代）。PDA 直径≤2.0mm 的可选用可控弹簧圈，PDA 直径≤4.0mm 的短管形者可选用 ADOⅡ。选择的弹簧圈直径至少为 PDA 最窄处的 2 倍。ADOⅡ可通过 4F 或 5F 输送鞘管，适合婴儿及管型、不规则形 PDA 的封堵。直径＞2.0mm 的漏斗形 PDA 可选用 Amplatzer 封堵器，选择的封堵器直径比 PDA 最窄处大 2～6mm。患儿因年龄较小，导管处管壁弹性越好，可选择偏大的封堵器，一般比 PDA 最窄处直径大 4～6mm。因外科手术后及中老年人导管处管壁弹性差，应选择直径偏小的封堵器，一般比 PDA 最窄处直径大 2～3mm。大直径 PDA 患者（未成年人 PDA 直径≥6mm、成人 PDA 直径≥10mm）选择的封堵器应偏大，应比最窄处直径大 1 倍以上。管形 PDA 可选择成角型封堵器、血管塞封堵器，以避免封堵后造成主动脉或左肺动脉狭窄。

八十六、如何用 Amplatzer 及国产蘑菇型封堵器进行封堵？

经股静脉送入端孔导管至肺动脉，通过 PDA 将直径 0.9mm，长 260cm 的加硬导丝送至降主动脉，保留导丝，撤出端孔导管。如遇经静脉侧送入加硬导丝通过 PDA 困难的患者，可从股动脉侧应用右冠状动脉导管，送入一根超滑长导丝通过 PDA 至肺动脉或上腔静脉，再经股静脉侧送入抓捕器，抓取长导丝头端并拉出体外，建立股动脉—降主动脉—PDA—肺动脉—右心室—右心房—下腔静脉—股静脉轨道。X 线透视下沿导丝将相应直径的输送鞘管送入降主动脉，撤出导丝；将所选的 Amplatzer 封堵器安装于输送钢缆顶端，沿输送鞘管将封堵器送至降主动脉，并释放封堵器的主动脉侧伞盘；再将整个系统一起回撤至 PDA 的肺动脉，固定钢缆，并后退输送鞘管直至封堵器全部展开，可见封堵器腰部嵌于 PDA 内。观察 5～10min 后可从传送导管内注入对比剂观察或者需从对侧股动脉穿刺，送入猪尾导管，行主动脉造影。若证实封堵器位置合适，无残余分流或仅存在微量分流时，可逆时针旋转钢缆，将封堵器完全释放，撤出导管，压迫止血。

八十七、如何使用弹簧圈进行封堵术？

弹簧圈包括可控和非可控型弹簧圈，目前主要应用可控弹簧圈，较少应用非可控型弹簧圈。封堵方法包括经股静脉顺行法和经股动脉逆行法。

1. 经股静脉顺行法　经股静脉送入端孔导管至肺动脉，经 PDA 将直径 0.9mm，长 260cm 的加硬导丝送至降主动脉，保留导丝，撤出端孔导管，在 X 线透视下沿导丝将相应直径的输送鞘管送入降主动脉，选择适当直径的可控型弹簧圈经输送鞘管送入降主动脉，将 2～3 圈置于 PDA 的主动脉侧，1～2 圈置于 PDA 的肺动脉侧。观察 5～10min 后重复主动脉弓降部造影，如弹簧圈位置合适、成形满意、无或微量残余分流，可操纵旋转柄释放弹簧圈，撤出导管，压迫出血。

2. 经股动脉逆行法　穿刺股动脉，插入端孔导管至降主动脉，经 PDA 送入肺动脉，交换输送鞘管，选择适当直径的可控型弹簧圈经输送鞘管送入肺动脉，将 1～2 圈置于 PDA 的肺动脉侧，2～3 圈置于 PDA 的主动脉侧。观察 5～10min 后重复主动脉弓降部造影，若弹簧圈位置、成形满意、无或微量残余分流，可操纵旋转柄释放弹簧圈，撤出导管，压迫出血。

八十八、动脉导管栓塞术术前有哪些准备？

1. 患者准备 双侧腹股沟皮肤清洁；术前 6h 禁食；建立静脉通道。

2. 器械准备 动静脉穿刺插管的器械；栓塞动脉导管的特殊器械；心电监护设备。

3. 动脉导管和股动脉造影 如果动脉导管造影和栓塞计划分两次进行，则先经股动脉插管，置导管尖于动脉导管在主动脉侧开口上方约 2cm 处，高压注射 76%泛影葡胺 1.2～1.5ml/kg，按 2 张/秒×3 秒的程序，摄取胸部左侧片，或按 50 帧/秒×5 秒的摄取电影片，当动脉导管的形态长度和宽度清晰显示后，将导管退出至腹主动脉分叉处，作对侧髂动脉选择性插管，当导管尖越过髂内动脉开口后，手推 76%泛影葡胺 10ml，作股动脉摄片，以测量股动脉宽度，测算股动脉与动脉导管的内径比率。

如果造影与栓塞计划一次完成，可先进行股动脉插管。当导管尖端进入髂动脉时，即可注入造影剂，摄取股动脉片，然后推进导管至主动脉弓部作导管造影。造影完成后接着进行对侧股静脉或大隐静脉穿刺插管和栓塞术的其他操作。

八十九、动脉导管栓塞成功的标志是什么？

1. 当聚乙烯醇塞子推入动脉导管内之后，听诊时连续性杂音立即消失。

2. 来回牵拉纤维轨道绳或前后移动置入导丝，塞子位于动脉导管部位固定不动。

3. 造影剂不再从动脉导管向肺动脉内分流。

九十、动脉导管栓塞术有哪些并发症如何处理？

1. 残余分流 介入治疗后可发生残余分流，根据残余分流直径大小分为三类：烟雾状、无喷射分流，直径<2mm 的小分流，直径≥2mm 的大分流。在术后 10min 通过超声心动图进行评估，弹簧圈和 Amplatzer 封堵器均可能有残余分流发生。置入 Amplatzer 封堵器后即刻 24%～30%有残余分流，随访 1～3 个月，99.8%～100%患者可自行闭合。残余分流是使用弹簧圈的固有限制，如果置入第一个弹簧圈后 CT 血管造影（CTA，CT angiography）发现存在残余分流，应置入第二个弹簧圈，若残余分流较大不宜继续行封堵，可考虑外科手术。

2. 溶血 溶血与置入封堵器后存在残余分流及封堵器突入主动脉过多造成主动脉狭窄有关，由于残余分流时血液流速较快且呈湍流状态可造成红细胞破坏而发生溶血，常发生于术后 24h 内。患者可出现洗肉水样或酱油色尿液，伴发热、黄疸、血红蛋白降低等症状，应立即给予止血、控制血压，补液治疗，激素、碳酸氢钠、利尿剂（预防肾小管堵塞）等药物治疗，保护肾功能，必要时输血。若经上述治疗仍无效或残余分流较大，可考虑采用可控弹簧栓子再次封堵，必要时行外科手术。

3. 封堵器移位、脱落 封堵器移位或脱落是由于封堵器选择偏小造成的术中推送封堵器切忌旋转钢缆以免发生封堵器脱落。一旦发生封堵器脱落，可应用抓捕器或异物钳及时取出，取出困难时应行急诊外科手术。

4. 三尖瓣腱索断裂 沿导丝送入输送鞘管过程中，如鞘管通过三尖瓣后有阻力不能顺利到达肺动脉，考虑其已穿过三尖瓣腱索，应重新建立轨道，切忌强行通过损伤三尖瓣腱索。

5. 降主动脉狭窄或左肺动脉狭窄 降主动脉狭窄或左肺动脉狭窄主要是由于封堵器突入降主动脉或左肺动脉过多引起，轻度狭窄可密切观察，若狭窄严重应及时收回封堵器，或必要时行外科手术取出。

6. 一过性高血压 一过性高血压常见于较大的左向右分流的 PDA 患者，由于术后体循环血量增加，使血压升高，可适当应用硝普钠、硝酸甘油等扩血管药物，密切观察血压变化。

7. 血小板减少 血小板减少主要见于大直径（直径≥10mm）PDA 封堵术后，由于血小板消耗、破坏过多所致，可使用糖皮质激素冲击治疗，有出血倾向者可输注血小板。

8. 导丝嵌顿 在 PDA 介入操作过程中送入加硬导丝时需要注意导丝远端不要送入过深，避免进入腹主动脉分支。当出现导丝不能回撤的情况时，可应用解痉药物，切忌强行撤出，否则容易导致导丝折断，甚至撕裂血管壁形成血管夹层。

9. 其他 可能出现与穿刺相关的血管损伤、假性动脉瘤，动静脉瘘等并发症，其他罕见并发症包括感染性心内膜炎、心律失常、主动脉瓣反流、主动脉/肺动脉夹层、颅内出血等。

九十一、心脏房室间隔缺损能否经导管闭塞？

心房间隔缺损和心室间隔缺损是最常见的先天性心脏病，传统的治疗方法是开胸修补。King等于1976年首次将伞状塞子经股静脉、右心房送入，成功地闭塞了房间隔缺损。此后，学者们对塞子的形状和材料工艺及导入的技术方法进行了不断地研究和改进,用涤纶布和不锈钢丝制成双伞状塞子，不仅可以闭塞心房间隔缺损，而且还可以成功地闭塞心室间隔缺损。

九十二、闭塞房室间隔缺损如何操作？

植入闭塞房间隔缺损的塞子的方法与植入动脉导管塞子大致相似，如下所示。

1. 术前经过心导管造影和超声检查，准确了解房间隔或室间隔缺损的部位和大小，选择与之相适合的塞子，塑形导管尖端，使其易与房间隔成直角走向。

2. 房间隔缺损经股静脉穿刺插管，室间隔缺损经股静脉或贵要静脉穿刺插管。经导管鞘插入导引导管，经房间隔缺损或室间隔缺，置导管尖端于左心房或左心室。

3. 将塞子置于栓塞导管顶端，经导引导管送至左心房或左心室，推送栓塞导管，待塞子的远侧部分超出导引导管并成伞状张开后，缓慢后退导引导管，使塞子的张开部分卡于房间隔或室间隔的左侧。固定栓塞导管和置入导丝，缓慢后退导引导管，使塞子的一部分脱出导引导管在右心房或右心室侧成伞状张开。使塞子成双伞状卡于心房或心室间隔缺损的两侧。

4. 轻轻前后移动栓塞导管及置入导丝，若塞子比较固定，可推进导引导管抵住塞子，同时后退栓塞导管及导丝，使之与塞子脱离。

5. 退出栓塞导管和导丝，注入造影剂造影以证实闭塞效果。

九十三、心脏起搏传导系统的神经支配有哪些？

心脏接受双重自主神经支配，传导系统也不例外，受交感神经及迷走神经的直接支配。支配窦房结的交感神经和迷走神经以右侧占优势，而在房室结则以左侧为主。故刺激右侧交感神经和迷走神经，对窦房结的功能影响较大；而刺激左侧交感神经和迷走神经，则主要影响房室结的功能。

九十四、什么是心脏起搏器？

心脏起搏器主要由两个部分组成，具体如下。

1. 脉冲发生器 是由密封在金属壳内的电池和电路组成。电池为起搏器提供能源，目前是体积小且密封的锂电池，可根据起搏器的功能不同持续供电6年以上。电路是微型的中央处理器，将电池能源转换成电脉冲，刺激心脏搏动。

2. 起搏电极导线 是连接起搏器的细绝缘电线，将电脉冲由起搏器传到心脏，同样也将心脏自身活动的信息反馈给起搏器。

九十五、心脏起搏器有哪些功能？

1. 按需起搏或生理性起搏。

2. 各种参数体外无创地调节，具有程序可控性。

3. 频率适应性，可更好地满足生理需要。

4. 双传感器（体动传感器+Q—T间期传感器，体动传感器+呼吸频率–肺通气量传感器）能互补对生理需要的感知灵敏性和反应速度，又可彼此约束过度感知和伪感知，使起搏频率更接近实际生理需要。

5. 用于心律失常事件诊断。

6. 控制心房颤动发作，包括房性期前收缩抑制，房性期前收缩后响应，运动后响应及超速抑制功能。

　　7. 抗血管神经性晕厥。

　　8. 抗室性心动过速和心室颤动功能。

　　9. 心房、心室的同步顺应功能。

九十六、常用起搏器的类型及代码含义？

　　1. 永久起搏器大致分 6 种类型　单腔起搏器、双腔起搏器、三腔起搏器、频率适应性起搏器、抗心动过速起搏器、植入型心律转复除颤器。

　　2. 代码表示　VVI：抑制型按需型心室起搏；AAI 抑制型按需心房起搏；VAT：房室同步型心室起搏；DDD：房室全自动起搏；VVIR：频率适应性心室起搏；DDDR：频率适应性房室全自动起搏；ICD：植入型心律转复除颤器。

九十七、常用的三腔起搏器有哪两种，它们的主要作用是什么？

　　1. 双心房及右心室起搏　除双腔起搏器原有的右心耳、右心室的两支电极导线外，另一支左心房电极经右心房的冠状静脉窦开口，植入冠状静脉窦远端，进行左心房起搏。右心耳和左心房电极可以进行双心房同步起搏，用于治疗有房间传导阻滞存在的阵发性心房颤动。

　　2. 双心室及右心房起搏　除双腔起搏器原有的右心耳、右心室的两支电极导线外，另一支左心室电极经右心房的冠状静脉窦开口，植入冠状静脉窦远端，进行左心室起搏。双心室同步起搏可以减少心力衰竭患者的二尖瓣反流，恢复双室间同步电和机械活动，改善心功能。

九十八、生理性起搏对起搏器有哪些要求？

　　生理性起搏要求起搏器能满足患者在不同情况下的生理性需要，也就是起搏器应当尽可能近似地模拟心脏自身窦房结和房室传导系统的生理功能，基本要求是：为患者静息和活动时提供适当的心率并保持正常的房室关系；双腔起搏器 AV 间期（起搏器下传时房室之间的间期）延迟能随心率的变化而自动缩短和延长；起搏方式能随着患者的心率和心律的变化而自动转换；频率阈值和感知灵敏度的自动测定和自动设置。

九十九、肥厚型心肌病植入心脏起搏器治疗的指征？

　　1. 内科药物治疗无效。

　　2. 左心室流出道压差在静息时超过 30mmHg，应激状态下超过 50mmHg。

　　3. 室间隔基底部肥厚并突出，而不是心尖部或左心室中部肥大。

　　4. 有中度二尖瓣反流，但无瓣膜解剖异常（腱索断裂、瓣环扩张与钙化）。

　　5. 无"固定性"瓣膜狭窄。

　　6. 合并其他起搏器指征。

　　7. 其他手术治疗风险大或患者不愿接受外科手术。

　　8. 无慢性心房颤动病史。

一百、起搏器治疗肥厚梗阻性心肌病的机制是什么？

　　肥厚梗阻性心肌病患者植入双腔起搏器，右心室起搏时改变了心室激动顺序，使室间隔较窦性心律时预先激动，导致了在心脏收缩早中期室间隔与左心室游离壁呈反向运动，而使左心室流出道增加，左心室流出道血流速度减慢，从而消除了左心室流出道内高速血流将二尖瓣前叶吸向左心室流出道内的吸引力，这种吸引力正是引起二尖瓣关闭不全的主要原因。因此，起搏治疗技术通过依次解除二尖瓣前叶收缩期向前运动现象和二尖瓣反流而达到治疗作用。

一百零一、起搏器治疗充血性心力衰竭的机制是什么？

　　1. 增加左心室充盈时间，左心室、右心室同时被激动，左心室能完全收缩并较早开始舒张，充盈时间延长。当房室间期调至合适时，舒张早期充盈波、舒张晚期充盈波分离。

2. 改善室间隔运动，增加 dp/dt（等容收缩期指标），左右心室同时被激动，使心室射血发生在左心室松弛之前，增加房室激动和收缩再同步化。

3. 减轻二尖瓣反流，通过房室激动和收缩再同步化，正常的二尖瓣时间得以恢复。

一百零二、自动夺获功能的单腔起搏器的特点是什么？

单腔起搏器的自动夺获功能（autocapture）是在起搏器自动测定起搏阈值功能的基础上，起搏器自身程控输出起搏电压的一种新功能。该类起搏器是依靠搜索夺获的起搏阈值和将输出调整到安全边缘的低值来节能的。通过夺获确认及后备安全脉冲来保证安全起搏。因此，该类起搏器既能安全起搏，又避免能量浪费。刺激除极波（evoked response，ER）的感知对于能否安全起搏及调整输出电压起重要作用。ER 是指感知心脏起搏器刺激引起的心脏除极波。若在规定时间内未检出 ER 信号，则被认为未能夺获，在无效刺激后 62ms 发放一个电压 4.5V，脉宽 0.5ms 的保护性起搏脉冲，保证有效起搏。

一百零三、永久性心脏起搏的适应证是什么？

1. 完全性房室传导阻滞。

2. 病态窦房结综合征。

3. 颈动脉窦性晕厥。

4. 肥厚梗阻性心肌病。

5. 血管迷走性晕厥（心脏抑制型或混合型）。

6. P—R 间期过长的一度房室阻滞。

7. Q—T 间期延长综合征。

8. 双室起搏治疗心力衰竭。

9. 双房起搏或心房多部位起搏治疗由房性期前收缩引起的心房颤动。

一百零四、植入心脏永久性起搏器需要做哪些准备？

1. 行常规化验检查及心电图、超声心动图及胸部 X 线片检查。

2. 用肥皂水清洗患者颈部、胸部，同时进行术前备皮。

3. 练习床上平卧排尿。

4. 术前 1d 晚上保证睡眠，并可临时应用镇静剂。

5. 术前禁食 4～6h。

一百零五、永久性心脏起搏器安置术后主要并发症有哪些？

1. 出血、血肿　可因小血管出血或组织渗血所致。最佳处理方法是局部压迫数日，可使出血停止，血肿吸收，不主张引流，会增加感染机会。

2. 感染　术后感染发生率国内为 2.1%，国外报道为 0.4%～6%。轻者可局部换药，注射抗生素可痊愈，严重者需要更换起搏器的位置。

3. 皮肤破溃　可发生在术后任何时间。无感染时可缝合皮肤，或行皮瓣移植使之痊愈。

4. 导线移位　国外报道导线移位率为 0.6%～29%，心房电极比心室电极移位率高。

5. 心肌穿孔　国外报道<1%，主要发生在右心室，表现为：①出现膈肌刺激；②心前区疼痛；③丧失心室夺获或感知；④心尖区闻及心包摩擦音；⑤心电图改变，由左束支图形变成右束支图形。

6. 肌肉刺激　通过采用绝缘的脉冲发生器或带一个绝缘套或双极起搏系统可消除肌肉刺激。也可以通过降低能量输出，刚好维持在夺获心脏的水平以上改善肌肉刺激。

7. 导线折断　发生率为 1%～10%，多发生在直径改变的地方，X 线可发现导线折断的部位。

8. 静脉血栓形成　锁骨下静脉发生率约为 9%，使用抗凝剂和做血栓切除术治疗有效。

一百零六、植入永久性心脏起搏器的患者日常生活中要注意什么?

植入永久性心脏起搏器4～12周,一般运动是没有限制的,但要避免剧烈运动。植入起搏器侧手臂避免拎重物;避免做俯卧撑和吊单杠运动;洗澡、桑拿对起搏器无直接影响,但长时间、高温度可增加心脏负担,应避免电洗浴。对饮酒、饮食和性生活没有特别限制。其可乘汽车、火车、飞机,但对机场安检金属探测仪会有反应,故通过安检前需出示起搏器植入卡。平时生活中要注意远离高压电和高磁场环境,以避免对起搏器功能的影响。

一百零七、什么是射频消融术?

心脏射频消融术(catheterradiofrequency ablation)是将电极导管经静脉或动脉血管送入心腔特定部位,释放射频电流导致局部心内膜及心内膜下心肌凝固性坏死,达到阻断快速心律失常异常传导束和起源点的介入性技术。

一百零八、射频消融术有什么意义?

射频消融仪通过导管头端的电极,释放一种低电压高频的射频电能,在导管头端与局部心肌内膜之间电能转化为热能,达到一定温度后,使特定的心肌细胞脱水、变形、坏死,自律性和传导性均发生改变,从而达到根治心律失常的目的。

一百零九、射频消融术的适应证是什么?

1. 房室折返性心动过速。

2. 预激综合征合并阵发性心房颤动和快速心室率。

3. 阵发性快速性心房扑动和心房颤动。

4. 特发性或束支折返室性心动过速。

5. 发作频繁和(或)症状重、药物治疗不能满意控制的心肌梗死后室性心动过速。

6. 不适当窦性心动过速合并心动过速心肌病。

一百一十、射频消融术的禁忌证是什么?

1. 有感染性疾病者。

2. 有严重出血性疾病者。

3. 有外周静脉血栓性静脉炎者。

4. 严重肝肾损害者。

5. 严重高血压未加控制者。

6. 电解质紊乱,洋地黄中毒者。

一百一十一、射频消融术的分类包括哪些?

1. 房性心律失常的消融。

2. 房室结折返性心动过速的消融。

3. 房室折返性心动过速的消融。

4. 室性心动过速的消融。

一百一十二、射频消融术的术前护理如何进行?

1. 指导患者正确对待疾病,以明确治疗目的、性质及操作大致过程,使患者减少顾虑,使其对这种治疗技术有所认识及理解,消除紧张情绪,有利于配合,减少不良反应。

2. 术前常规检查,如血尿粪常规、肝肾功能及心电图、超声心动图等。

3. 停用所用抗心律失常药物,至少5个半衰期。

4. 双侧腹股沟及会阴处备皮,并嘱患者清洁、沐浴。

5. 指导患者练习床上排尿排便,避免发生术后排尿困难。

6. 术前建立静脉通道。

一百一十三、射频消融术的术中护理如何进行？

1. 患者平卧在放射科 DSA 诊疗床上，诊疗床上垫好床垫以减轻患者不适或防止长时间压迫性损伤。安置电生理标测表心电图电极。

2. 严密监护患者血压、呼吸、心律、心率等变化，密切观察有无心脏压塞、心脏穿孔、房室传导阻滞或其他严重心律失常等并发症，并积极协助医生进行处理。

3. 做好患者的解释工作，如药物、发放射频电能引起的不适症状，或由于术中靶点选择困难导致手术时间延长等，以缓解患者的紧张与不适，帮助患者顺利配合手术进行。

一百一十四、射频消融术的术后护理如何进行？

1. 监测患者的一般状态与生命体征，行心电图检查，观察心律、心率。

2. 平卧 24h，沙袋压迫穿刺点 6～8h，24h 内勿坐起屈膝，以避免出血，卧床期间做好生活护理使患者舒适。

3. 观察穿刺部位有无渗血、血肿及有无红肿、疼痛、炎性反应，做好记录。

4. 术后第二日可起床活动，但术侧肢体勿剧烈运动，以防出血。

5. 嘱患者术后进食易消化饮食。

6. 嘱患者出院后不适随诊。

一百一十五、什么是心房颤动消融术？

通过心脏导管射频消融术的方法阻断心房颤动的方法，从而达到治疗心律失常的目的。

一百一十六、心房颤动消融术患者的入选标准和排除标准是什么？

1. 入选标准

（1）至少每月 1 次有症状的持续心房颤动。

（2）至少每周发作 1 次阵发性心房颤动。

（3）永久性心房颤动。

（4）至少应用 1 种抗心律失常药物无效。

（5）应用 1 种以上抗心律失常药物才能控制症状。

（6）有 1 项以上血栓形成危险因素。

2. 排除标准

（1）临床心功能Ⅳ级，LVEF≤35%。

（2）年龄小于 18 岁或大于 80 岁。

（3）有抗凝禁忌证。

（4）有急性冠脉综合征表现（<6 个月）。

（5）左心房内径≥65mm。

（6）预计远期生存率小于 1 年。

（7）经食管超声（TEE）检查提示左房或左心耳血栓形成。

（8）合并肾功能不全、阻塞性或弥漫性肺功能障碍。

一百一十七、心房颤动消融术术前检查和准备是什么？

1. 入院前常规华法林抗凝 1 个月，保持 INR 在 2～3。入院后术前 3d 停用华法林，改用低分子肝素皮下注射，每日 2 次，至术前 12h 停用。

2. 常规准备同普通导管射频消融术，行胸部 X 线、心电图、经胸超声心动图、出凝血时间、血常规、肝肾功能等辅助检查和碘过敏试验，以及备皮和术前禁食等。

3. 术前 48h 内经食管心脏超声心动图或心脏高速螺旋 CT（16 排以上）检查以排除心脏血栓。

4. 行 24h 动态心电图检查，手术前后进行对比便于术后分析消融效果和发现可能的心律失常并发症。

5. 由于多数患者心房颤动发作频繁、症状明显，术前不强调术前停用抗心律失常药物。

6. 对患者进行详细的宣教，并在手术协议上签字。

一百一十八、心房颤动消融术术后的患者应如何进行抗凝治疗？

1. 术后皮下注射低分子肝素 3～5d，口服华法林抗凝治疗至少 1 个月，INR 控制在 2～3（年龄大于 75 岁患者 INR 控制在 1.6～2.5）。

2. 术后第 1 日华法林首剂为 2.5mg/d，首次接受治疗后第 4 日及第 7 日测定 INR，此后每 7 日复查 1 次 INR 直至术后，若无心房颤动发作则停服华法林，若仍有心房颤动发作则继续服用华法林。

3. 根据 INR 的结果及时调整华法林剂量。

一百一十九、心房颤动消融术术后抗心律失常的药物应如何应用？

1. 导管消融术后抗心律失常药物治疗的应用一般只是针对消融术后早期复发心房颤动或房性心动过速的患者。

2. 术后选用何种抗心律失常药物，需根据患者病情个体化原则选择抗心律失常药物，根据实际情况单用或联合用药。

3. 国内对于无禁忌证的患者术后首选胺碘酮，不能服用胺碘酮的患者根据情况选用普罗帕酮或索他洛尔，对有病态窦房结综合征证据者则不用任何抗心律失常药物。

4. 注意避免显著心动过缓、Q—T 间期延长、甲状腺功能异常等不良反应。

一百二十、心房颤动消融术术后疗效应如何判断？

心房颤动复发定义为术后 1 个月之后出现任何持续时间大于 30s 的房性快速性心律失常发作，包括症状性心房颤动和房性心动过速，或心房颤动或房性心动过速虽无症状但有客观心电图、动态心电图证据。

一百二十一、心房颤动消融术术后应如何进行随访？

1. 结合术前、术后心电图、动态心电图检查结果评估患者术后心律失常发作情况。

2. 术后第 1 日、第 2 日、第 3 日及第 7d 复查心电图，术后 1 个月、3 个月、6 个月、9 个月、12 个月复查动态心电图。

3. 患者有心律失常症状时应及时行心电图或动态心电图检查。

一百二十二、心房颤动消融术术后应复查哪些指标？

心房颤动消融术后患者除定期复查心电图、动态心电图及凝血时间外还应复查以下检查。

1. **超声心动图** 评估左心房大小、左心室内径和射血分数。

2. **心脏螺旋 CT 扫描** 评估有无肺静脉狭窄。

3. **甲状腺功能复查** 必要时行 B 超检查甲状腺。

一百二十三、如何对射频消融术后的患者进行健康教育？

嘱患者应注意劳逸结合，生活有规律，保持稳定的情绪。指导患者术侧肢体避免剧烈运动如跑步、登山等，防止穿刺点出血。如出现心悸、胸闷等不适时及时来院就诊，复诊全套心电图。

第十二章 心 脏 康 复

一、心脏康复的基本概念是什么？

心脏康复是指通过综合的医疗手段，采用主动积极的身体、心理、行为和社会活动的训练与再训练，从而改善患者心血管功能，在生理、心理、社会等方面达到最佳状态。其包括积极干预心血管危险因素、阻止或延缓疾病的发展过程、安全有效地预防并发症、减少再次发作的危险、提高患者的生活质量。

二、心脏康复的目的是什么？

心脏康复的目的是通过多学科合作，采用综合干预手段，去除危险因素，使患者的心脏得到康复，避免再次受到伤害，以达到或接近正常人的体力及心脏的功能，提高生活质量，尽早回归社会。

三、心脏康复包括哪些方法？

心脏康复是通过综合的康复医疗而实现的，包括常规心血管药物治疗、运动治疗、饮食疗法、心理治疗、物理因子治疗、传统中医治疗、社会和职业治疗等各个方面；运动治疗仅是综合心脏康复的重要组成部分，心脏康复注重引导健康的生活方式和积极的生活态度，提高生活质量，使患者在身体、精神、职业和社会活动等方面恢复正常或接近正常，最终回归正常的社会生活。其采用的是团队协作的工作模式，需要心理、运动康复、营养、物理治疗等相关学科的合作，形成心脏康复团队对心血管病患者全程关爱。

四、患者能从心脏康复教育中获取哪些好处？

1. 提高日常生活的自我管理能力。
2. 得到有关心血管系统疾病、危险因素、症状识别和自我管理的知识能力。
3. 了解运动的作用和有关合适的运动模式的知识。
4. 了解关于正确和合理使用心血管常用药物的知识。
5. 得到自我情绪和睡眠管理技巧。
6. 了解营养的重要性，并保持良好营养状况。

五、心脏康复教育包括哪些形式？

心脏康复教育为患者提供有效心脏康复教育的形式为"多学科多形式的教育模式"，包括模拟仿真演示、小组讨论、宣传手册、录像视频、健康讲座、研讨会及工作坊；需根据患者的具体情况采用多种教育方式相结合。

六、达到良好的心脏康复教育效果需遵循哪些主要原则？

1. **早期开始原则** 从患者住院期间即应开始心脏康复，鼓励主动而不是被动参与。
2. **个体化原则** 根据患者年龄、性别、心脏损害的部位和程度、相应的临床表现、整体的健康水平、危险因素的情况、目前的心脏功能容量、过去康复训练的种类和程度、过去的生活习惯和爱好、患者的心理状态及需求等，因人而异地制订康复方案。
3. **循序渐进原则** 先从低水平的运动训练开始，并根据患者的情况逐渐增加运动量。
4. **持之以恒原则** 重复强调关键信息，使用不同的表达方法（视觉、听觉、积极参与）使心脏康复连续进行，贯穿于全程。
5. **兴趣性原则** 兴趣可以提高患者参与并坚持康复治疗的主动性和顺应性，可在教育过程中使用图片、图表、视频和模型，并提供一些书面材料，让患者带回家中阅读或与家人分享，提高患者及家属的兴趣，鼓励参与者之间互动，为参与者提供将理论应用于实践场景的机会。

七、心脏康复对心力衰竭患者有什么作用？

1. 改善心脏功能，逆转心室重构　文献分析表明，长期有氧运动训练运动（≥6 个月）能改善心力衰竭患者的 LVEF、心输出量、舒张末容积和收缩末容积，表明长期有氧运动可轻度逆转左心室重构。

2. 改善患者心肺储备功能　运动训练除了改善舒张性心力衰竭患者的运动耐力和生活质量，同时可逆转心房重构和改善舒张功能。

3. 改善患者的生活质量　运动治疗可以明显改善患者的生活质量，这种改变主要发生在早期并持续于整个过程。同时运动训练可适度改善心力衰竭患者的抑郁症状，抑郁越严重，运动能力改善越明显。

4. 调节患者自主神经　降低炎性因子水平，改善其神经内分泌环境。运动训练可增加心力衰竭患者的迷走神经张力，降低交感神经张力，改善自主神经平衡及心率的自主神经调控，降低肌肉的交感活动。

八、心力衰竭康复运动、教育和咨询干预的目的是什么？

其目的是增加运动耐量，减少症状，改善生活质量，减少急性问题。

九、哪些患者可以进行心脏康复？

各类心血管疾病患者均可接受心脏康复治疗，主要包括冠心病（稳定型心绞痛、无症状性心肌缺血、急性心肌梗死 PCI 术后、陈旧性心肌梗死、心冠状动脉搭桥术后）、心脏瓣膜病、心脏瓣膜置换术后、慢性稳定性心力衰竭、病毒性心肌炎康复期、高血压、高脂血症、糖尿病、痛风、肥胖及心脏神经官能症等患者。

十、心脏康复的相对禁忌证有哪些？

1. 危重抢救患者。

2. 不稳定型或进行性心绞痛。

3. 急性心肌梗死后病情不稳定。

4. 静息心电图缺血性改变。

5. 安静状态下，收缩压＞200mmHg 或舒张压＞110mmHg 时要基于个体情况进行评估。

6. 直立位血压下降＞10mmHg，伴有症状。

7. 严重的主动脉瓣狭窄（中等身材的成年人峰值血压梯度＞50mmHg 伴有主动脉瓣口径＜0.75cm^2）。

8. 严重的房性或室性心律失常（未控制的心房颤动，阵发性室上性心动过速、多源性或室性心律失常。

9. 失代偿性心力衰竭。

10. 二度或三度房室传导阻滞。

11. 活动性心包炎或心肌炎。

12. 近期血栓栓塞性疾病。

13. 发绀型先天性心脏病。

14. 梗阻性肥厚型心肌病。

15. 严重肺动脉高压。

16. 严重肝肾功能不全。

17. 洋地黄类或奎尼丁药物中毒。

18. 急性全身性疾病或发热。

十一、哪些人群是心脏康复的高危人群?

1. 安静状态下,收缩压＞200mmHg 或舒张压＞110mmHg 者。

2. 运动时血压不适当升高者。

3. 低血压（＜90/60mmHg）者。

4. 休息时心电图呈缺血性心电图改变者。

5. 慢性心力衰竭者。

6. 中度主动脉弓狭窄（压力阶差 25～50mmHg）者。

7. 其他代谢性疾病的患者,如急性甲状腺炎、甲状腺功能低下或亢进、血容量不足等。

8. 严重的关节、肌肉、神经的损伤妨碍运动者。

9. 窦性心动过速,休息时心率＞120 次/分者。

10. 主动脉瘤或室壁瘤者。

11. 严重水电解质紊乱者。

12. 贫血且有症状者（血细胞比容＜30%）。

13. 明显精神紧张者。

十二、如何对心脏康复患者进行评估?

1. 详细的病史评估,包括以下情况:患者的基本信息;确定的疾病诊断,心血管合并症与并发症,以及其他系统的疾病;现病史及典型症状;目前的治疗所用的药物及剂量;呼吸系统、神经系统及骨骼肌肉系统的病史;患者营养状况;心理状况;依从性等。

2. 对患者进行功能评估,包括以下方面:平静时的心脏功能评估（心电图、超声心动图）;平静时肺功能评估;生活自理能力评估;个体化相关评估（吸烟、饮酒、睡眠、饮食等）。

3. 有氧运动能力评估。

4. 骨骼肌力量评估。

十三、为患者个体制订运动处方的基本原则是什么?

1. 安全性　合理运动治疗能够改善心血管病,避免发生因不合适的运动方式或强度造成心血管事件发生、代谢紊乱及骨关节损伤。心脏康复运动要严格掌握患者的适应证和禁忌证。

2. 科学性、有效性　心脏康复运动必须讲究科学性,提倡患者进行中等强度以下的运动;以有氧运动训练为主,适当辅以力量训练,对于体型肥胖的患者以消耗能量为目的,取时间长、低中强度的有氧耐力运动;对于骨骼肌出现萎缩的患者,训练以重建骨骼肌为主,取抗阻训练;运动时间间隔＜3d。

3. 个体性　心血管病患者心脏康复运动训练应持之以恒并维持终身,在制订个体化运动处方时应考虑患者自身实际情况和兴趣爱好,强调运动的多样性和趣味性,运动项目要和患者病情、年龄、文化背景、经济状况等相适应。

十四、心血管病患者的心脏康复最佳运动形式和方案是什么?

对于心血管病患者心脏康复运动形式以有氧耐力训练和力量性训练为主,建议心血管病患者的最佳运动方案是有氧耐力运动与间歇力量性训练相结合。

1. 有氧运动　是我们日常最常接触的运动类型,它是心血管病患者心脏康复的重要基础,它可以明显提高心输出量,提高心肺功能,改善骨密度,减轻体重,有效地提高患者的全身有氧能力及生活质量。对于进行心脏康复的患者选择有氧耐力运动的项目以中低强度的节律性运动为好,常见的运动形式有散步、慢跑、游泳、踏车等。每周进行有氧运动 3 次以上,中等强度。

2. 阻抗运动　又称力量训练,它可以有效地增强肌力、提高肌耐力、增加骨密度、降低体脂百分比、提高胰岛素受体敏感性等。常见的训练方法有弹力带、拉力器、哑铃等,每周进行 2 次,训练时阻力为轻或中度。

十五、什么是心脏康复最佳的运动强度？

心血管病患者心脏康复运动时的运动强度以中等强度较为适宜。即相当于最大摄氧量（VO_{2max}）的 40%～60%。若以心率表示则运动时有效心率范围为最大心率（HR_{max}）的 50%～70%，即有效心率=（220-年龄）×（50%～70%），肥胖的心血管病患者运动时的运动强度以采用较低强度为好，以利于体内脂肪的利用和消耗，即相当于最大摄氧量的 40%～50%或最大心率的 50%～60%，最大心率=（220-年龄）。运动时运动强度的大小直接关系到心血管病患者不同的锻炼效果，应注意区别对待。为确保锻炼的安全有效，强度必须控制在已确定的有效范围内，强度过大存在一定危险性；小于 50%最大摄氧量的运动对于心血管病患者较为适宜。

十六、心脏康复的运动持续时间应该为多长合适？

心血管病患者在进行心脏康复运动开始阶段的运动时间可稍短，每次5～10min，以后随着机体对运动的逐渐适应，运动时间根据患者个体的差异性逐渐延长。每次运动前需进行 5～10min 的准备活动，康复运动结束后进行 5min 的放松运动。康复运动中要保持有效心率10～30min。运动强度较大时，持续时间应相应缩短；强度较小时，应延长持续的时间，根据患者个体差异进行选择。

十七、心脏康复的频率应为多少？

心血管病患者的防治依赖于健康的生活方式，包括减少热量的摄取（每日减少 500kcal），每日规律的运动（30min 的有氧锻炼），运动持之以恒。对于心脏康复的患者，主项耐力运动 3～4 次/周，20～30 组/次，辅助性放松性项目 10～20 分/次。慢走每次 10min 左右，速度由慢逐渐加快，以自我感觉良好为度。下蹲起立（扶墙或其他物体）：下蹲、起立每组 10 次，共 3 组，要求下蹲、起立尽量充分。注意：下蹲、起立要缓慢，不要闭气，组间稍休息，以感觉舒适为度，随着运动能力提高，可适当做一些负重练习。斜俯卧撑：双手撑在一定高度的物体上做俯卧撑，每组 10 次，共 3 组，要求控制身体姿势，不要塌腰，组间可稍休息。注意：高度的选择应根据自己的情况，以完成练习时不感到憋气为准，随着对练习的适应，逐渐降低高度。仰卧收腿：仰卧，双上手置于体侧，屈膝向胸腹部收腿、伸腿，每组 10 次，共 3 组，要求收腿时膝关节尽量靠近胸部，组间稍休息。注意：收腿和伸腿动作应缓慢，以不需要闭气为准，随着动作能力的提高，可增加每组练习次数。健身跑每次5min，速度控制在自我感觉有点累的水平，心率控制在运动心率范围内，随着跑步能力的提高，可适当延长跑步时间。慢走每次 5min，速度逐渐减慢。慢走时调整气息，放松身体。

十八、心脏康复运动的注意事项包括哪些？

对于进行心脏康复运动的患者，运动时应根据患者个体差异，遵循小剂量、多次、重复的运动原则。开始时运动强度不可过大，每次运动前需要有热身过程即准备活动，时间为 5～10min。热身运动以活动关节韧带，抻拉四肢、腰背肌肉为主，然后从低强度运动开始，逐渐进入适当强度的运动状态，运动目的达到后应该有 5～10min 的放松时间，也就是逐步减小运动强度，慢慢地恢复到安静状态。因为运动量过大或短时间剧烈运动，会导致机体产生应激反应，使交感神经兴奋、心率增快、血压升高甚至会诱发心绞痛或其他急性心血管事件。如果运动中出现心率减慢、血压下降、疲劳感增加且难以恢复等不适状况，应立即减小运动强度或停止运动。

十九、什么是有氧运动能力？

有氧运动能力是指人体在进行大量肌肉参加的长时间激烈运动中，心肺功能和肌肉利用氧的能力。运动达到本人的极限水平时，单位时间内所能摄取的氧量称为最大摄氧量。它是心脏康复运动的基本运动方式和有效运动手段，同时也是人体心肺功能的最直接的体现。有氧运动能力直接决定运动的强度和康复效果。

二十、什么是低强度有氧运动处方？

低强度有氧运动是指以增强有氧运动能力、降低心血管疾病风险、降低体重和减少体脂含量为目的的运动。其运动方式为健身走或慢跑，运动强度为低或中等，目标心率为最大心率的 40%～60%，运动时间为 10～15min，一般每周 3～4 次。

二十一、什么是中强度有氧运动处方？

中强度有氧运动是指以增强有氧运动能力、增强循环呼吸功能、降低心血管疾病风险、降低体重和减少体脂含量为目的的运动。其运动方式为健身走或慢跑，运动强度为中或高等，目标心率为最大心率的 60%～75%，运动时间为 30min，一般每周 4～5 次。

二十二、什么是高强度间歇有氧运动处方？

高强度间歇有氧运动是指以增强有氧或无氧运动能力、增强循环呼吸功能、降低疲劳感为目的的运动。其运动方式为功率车或中速跑，运动强度为高等，目标心率为最大心率 75%～90%，运动时间为每组 2～5min，3 组，每组间间隔 1～2min，一般每周 4～5 次。

二十三、运动试验包括哪些类型？

运动试验包括根据患者能力进行的极量运动试验、次级量运动试验和症状限制性运动试验等（适用于心电图运动负荷试验和心肺运动试验）。

1. 极量运动试验 逐渐增加运动量，达到高水平运动量，氧耗量也达到最大，继续增加运动量，氧耗量也达到最大，继续增加运动量，氧耗量不再增加，这时的运动量称为极量运动。目标心率=（220−年龄）。

2. 次级量运动试验 运动量相当于极量运动试验的 85%，如以氧耗量为准相当于最大耗氧量的 85%，临床上多以心率为准，当运动心率达到最大心率的 85%，即（220−年龄）×85% 为次极量运动的目标心率。

3. 症状限制性运动试验 冠心病、心肌病和心功能不全患者的运动试验常常达不到极量或次极量水平，就出现心悸、胸闷、气促等严重心肌缺血的征象而停止运动。限制性运动是以患者出现严重症状或体征作为终止运动指标。症状限制性运动试验一般用于急性心肌梗死恢复期的患者及心功能等级的评估。

二十四、什么是平板运动试验？

平板运动试验是模仿人们日常生活中的走路和跑步，增加心脏负荷的试验，通过改变运动的速度和坡度，逐级增加运动负荷量，从而增加心肌的耗氧量，并对患者进行监护和心功能评定，是冠心病进行临床评估的最重要和最有价值的无创性诊断试验，同时还可以帮助诊断胸痛的原因，检出早期高危人群中的冠状动脉疾病及早期高血压，了解运动引起的心律失常及各种和运动有关的症状（胸闷、心悸）的原因。

二十五、平板运动试验的适应证有哪些？

1. 用于诊断，协助确诊冠心病，并评价有无症状的心肌缺血。

2. 用于评估，评估冠状动脉狭窄严重程度，筛选冠心病中高危患者，明确有无血运重建的适应证。

3. 测定冠心病患者心脏功能和运动耐力，为客观制订患者的活动范围和劳动强度提供可靠依据，为康复锻炼提供可靠。

4. 观察冠心病患者治疗（药物或手术）的效果。

二十六、什么是平板运动试验的禁忌证？

1. 近期内心绞痛频繁发作及不稳定型心绞痛。

2. 急性心肌梗死（2d 内）。

3. 未控制的心律失常，并有血流动力学障碍或引发症状。

4. 心力衰竭失代偿。

5. 三度房室传导阻滞。

6. 未控制的高血压患者，血压＞160mmHg 和（或）100mmHg 者。

7. 急性非心源性疾病，如感染、肾衰竭、甲状腺功能亢进。

8. 运动系统功能障碍，影响测试进行。

9. 体弱及活动不便者。

二十七、平板运动试验终止的指征有哪些?

1. 出现典型心绞痛。

2. 随运动而增加的下肢不适感或疼痛。

3. 出现 ST 段水平型或下斜型下降≥0.15mV 或损伤型 ST 段抬高≥2.0mV。

4. 出现严重心律失常，如室性心动过速、心室颤动、R-on-T 室性期前收缩、室上性心动过速、频发多源室性期前收缩、心房颤动。

5. 出现明显症状和体征 头晕、面色苍白、呼吸急促、发绀、眼花、步态不稳、运动失调、缺血性跛行。

6. 运动中收缩压不升或降低＞10mmHg。

7. 血压过高，收缩压＞220mmHg。

8. 运动引起室内阻滞。

9. 患者要求停止运动。

二十八、什么是 6min 步行试验?

6min 步行试验是一种对中重度心肺疾病患者进行功能状态评估的运动试验。其是让患者采用徒步运动方式，测试其在 6min 内以能承受的最快速度行走的距离。

二十九、6min 步行试验的适应证是什么?

1. 心力衰竭和肺功能高压患者治疗前后比较。

2. 心力衰竭和心血管病患者功能状态评价。

3. 心力衰竭和肺动脉高压患者心血管事件发生和死亡风险的预测。

三十、6min 步行试验的禁忌证是什么?

1. 绝对禁忌证 近 1 个月内出现的不稳定型心绞痛或心肌梗死。

2. 相对禁忌证 静息心率＞120 次/分，收缩压＞180mmHg 和（或）舒张压＞100mmHg。

三十一、6min 步行试验的注意事项有哪些?

1. 急救车及器材安放在适当的位置，医生熟练掌握心肺复苏术技术，能够对紧急事件迅速做出反应，需要时应保证相关的抢救人员到场。

2. 出现以下情况考虑中止试验：胸痛、不能耐受的喘憋、步态不稳、大汗、面色苍白。

3. 试验前应安静休息，不应进行运动。

4. 试验时，应有专人计数患者的折返次数，不能错数、漏数。

5. 患者日常服用的药物不能停用。

6. 为减少不同试验日期之间的差异，试验应在每个试验日同一时间进行。

7. 如果一个患者确需 1d 内进行 2 次试验，那么 2 次试验中间间隔至少 2h。

三十二、出现哪些情况应终止 6min 步行试验?

出现下列情况应终止 6min 进行试验：①胸痛；②难以忍受的呼吸困难；③下肢痉挛；④步履蹒跚；⑤虚汗；⑥面色苍白；⑦患者无法耐受。

三十三、心血管疾病患者个体化运动处方的内容包括哪些？

个体化运动处方是指根据患者的健康、体力和心血管功能状态，结合学习、工作、生活环境和运动喜好等个体化特点，为了充分体现运动疗法的个体差异及其效果，需根据个人身体状况而制订的相应的运动处方。冠心病患者的运动疗法泛指任何体力活动，一般是指长期的、适度的、持续性的慢性运动。运动处方内容主要包括运动形式、运动时间、运动强度、运动频率及运动过程中的注意事项。

1. 运动形式　主要包括有氧运动和无氧运动。有氧运动包括行走、慢跑、游泳、骑自行车等。无氧运动包括静力训练、负重等运动。心脏康复中的运动形式以有氧运动为主，无氧运动作为补充。

2. 运动时间　心脏病患者的运动时间通常为 10～60min，最佳的运动时间为 30～60min。对于刚发生心血管事件的患者，从 10min/d 开始，逐渐增加运动时间，最终达到 30～60min/d 的运动时间。

3. 运动强度　运动强度的评估有 3 种方法：最大氧耗量、最大心率及症状分级法。建议患者开始运动从 50% 的最大氧耗量或最大心率运动强度开始，运动强度逐渐达到 60% 的最大摄氧量或 85% 的最大心率。根据 Borg 自觉劳累程度分级法得知患者适宜的运动强度为 11～13 级。最大氧耗量通过心肺运动试验测得，最大心率= 220-年龄（次/分）。每 12～24 周评价一次患者的运动强度，根据此次评价决定是否需调整。

4. 运动频率　合理的运动频率为每周 3～4 次。如果每周训练次数大于 3 次，最大摄氧量的提高会达到平台期，但出现运动损伤的概率会显著增加。另外如果身体条件允许的患者，运动次数小于 2 次/周，对心肺健康的改善作用效果较小。

5. 注意事项　医生首先要明确告诉患者及家属应避免参加的运动项目，训练时自我观察的指标及出现异常应立即停止运动的标准。医生在制订及执行运动处方时，应贯彻循序渐进和区别对待原则，确保安全。患者要有安全意识，避免过度运动，警惕不良事件的发生。

三十四、中医运动康复的特点是什么？

中医运动康复注意意守、调息和运形的协调统一。其内练精神、脏腑、气血（精气血）；外练经脉、筋骨、四肢（筋骨皮）。其重视内外和谐、气血周流，整个机体可得到全面锻炼，且融导引、吐纳、武术、医理为一体。其包括源于导引气功的功法如五禽戏、八段锦等；源于武术的功法如太极拳、太极剑等。其强调人体是一个有机整体，通过畅通气血经络、活动筋骨而调和五脏六腑。

三十五、中医运动康复的基本原则包括哪些？

中医运动康复中需掌握的运动养生的要领：意守、调息、动行统一；强调适度，不宜过量：剧烈运动会破坏人体内外运动平衡，加速某些器官的磨损和生理功能的失调，结果缩短生命进程，出现早衰和早夭；提倡持之以恒，坚持不懈。

三十六、预防心脏康复过程中运动损伤的基本原则是什么？

1. 心血管病患者应选择适合于自己的运动项目和健身方式。

2. 心血管病患者运动前，应进行充分的准备活动，要"预热"。

3. 遵循合理有效的运动方法

（1）运动康复时，应循序渐进，先易后难，运动量应先小后大，逐渐加量，运动强度宜逐渐增加。

（2）运动时要注意身体基本素质锻炼，要注意肌肉和关节的运动。

（3）加强运动安全教育，要避免侥幸心理，提高防范意识。

4. 心脏康复过程中应该防止过度疲劳和劳损。

5. 心脏康复运动过程中要注意细节，避免引起损伤。

6. 康复运动过程中要加强自我保护意识。

三十七、心脏康复过程中常见的运动损伤如何处理?

1. 擦伤 因运动时皮肤受器械和场地摩擦所致。处理:小面积擦伤,用家用消毒液(碘酒、红药水等)涂抹伤口,外包创可贴即可;大面积擦伤,先用生理盐水洗净,涂家用消毒液后,予纱布包扎,注意观察伤口的变化,如面积较大、在关节处应及时到医院进行处理。

2. 撕裂伤 多发生在剧烈运动或未做好充分的热身运动时。常见的撕裂伤有跟腱撕裂、大腿肌肉撕裂。处理:应立即停止运动、及时就医,由专业医生判断损伤程度,决定治疗方案。轻中度闭合伤,应立即停止运动,静养制动,加压包扎,促进血肿吸收,伤口修复。重度损伤,必要时予手术治疗。

3. 挫伤 运动中因运动者互相撞击或撞击器械造成挫伤,可分为皮下组织挫伤和内脏的挫伤。处理:应立即停止运动、及时就医,由专业医生判断挫伤的部位及程度,决定治疗方案。单纯软组织挫伤:应在24h内冷敷或加压包扎,抬高患肢或外涂消肿药物,24h后可予按摩或理疗,康复期可进行一些功能性锻炼。内脏损伤要遵医嘱治疗。

4. 肌肉拉伤 通常在外力直接或间接作用下,使肌肉过度主动收缩被动拉长时引起肌肉拉伤。处理:立即停止运动,轻者可即刻冷敷,局部加压包扎,抬高患肢,24h后可予按摩或理疗。如果疼痛剧烈,或已知肌肉大部分或完全断裂者,应加压包扎急救后,固定患肢,立即送医院治疗。

5. 关节、韧带扭伤 由于受到外力冲击、使关节和韧带产生非正常扭动而致伤。处理:①立即停止运动、抬高患肢、予冰敷,情况严重者应加压包扎,固定休息;②24h后可拆除包扎,局部热敷或理疗;③严重扭伤应尽快到医院缝合或做固定处理。

三十八、患者在家庭或社区进行心脏康复运动的注意事项包括哪些?

1. 不宜过早晨练 心血管病患者晨练应安排在太阳出来后1h,并且不宜在车流较多的马路旁、树林密集的地方晨练,因为这些地方聚集有大量二氧化碳,无益健康。其次,早晨冠状动脉张力较高,交感神经兴奋性也较高,早晨6时至中午12时心血管病发病率最高。最后;空腹晨练易造成低血糖。

2. 不宜饭后运动 饭后立刻运动易造成消化不良,且饭后大量血液进入胃肠道导致脑部供血减少,会使人有困意。而且,饭后人的心脏负荷增加,餐后立刻运动对心血管系统有明显的负面作用,应该避免饱餐后2h内运动。

3. 运动不宜剧烈 剧烈的运动容易造成骨折及关节脱位等情况,所以最好选择节奏相对缓慢的运动。例如,上下台阶易损坏膝关节,导致关节炎的发生;太过剧烈的运动会造成心肺超负荷运转,对心血管病患者来说有一定危险性。

4. 运动不宜过度 心血管病患者运动的目的不是使人疲劳,而是促进血液循环,增强肌肉和心脏的能力。过度运动会促使身体释放大量激素,分解蛋白产生能量,补充过度运动的需要,造成身体组织过多消耗,加快器官衰老。而且过度运动加重心脏过度使用,超出其负荷能力。长期下去,会造成心脏功能衰退,反而有害于身体。

5. 切忌凭感觉运动 心血管病患者运动康复前应进行平板运动试验或心肺运动试验,科学掌握患者在极量或亚极量运动试验时的心律情况,并在大医院制订科学的运动处方,防止自我感觉的盲目运动。

6. 不可盲目增加运动量 心脏康复运动应循序渐进,不能突然增加运动强度和运动量,突然增加运动量可能增加心血管事件发生率。

7. 不适时应立即停止运动 身体状况不好或没有休息好,或运动中出现不适甚至心绞痛症状时,应适当减少运动量,不要强行运动。

8. 不可运动替代药物或药物替代运动 心血管病患者的康复运动建立在心血管药物治疗基础之上,两者有各自的临床治疗作用,不能相互替代。

三十九、如何将冠心病患者的血压控制在合理的范围？

控制血压能显著降低冠心病发病率。冠心病患者的血压水平应控制在 130/80mmHg 以下，但也不宜降到 110mmHg 以下，过低的血压反而增加心血管事件的发生。所有患者根据需要给予健康生活方式指导，包括控制体重、增加体力活动、适量饮酒、减少钠盐摄入、多吃蔬菜水果，注意发现并纠正睡眠呼吸暂停综合征。血压≥140/90mmHg 的患者应开始予降压治疗，降压药物主要包括β受体阻滞剂、ACEI 或 ARB，必要时可联合用药。合并有冠心病的高血压患者选择降压药的原则有：①平稳降压，降压药物不能立竿见影，达到最佳效果一般需要两三个月；②联合用药，由于几种降压药各有利弊，作用机制不同，适应证和副作用也不同，其单药的疗效大概都在50%左右，所以通常需联合用药，以扬长避短；③长期服用，即便血压已经降到正常值，也不能擅自停药。

四十、冠心病患者血脂的达标范围是多少？

高危患者 LDL-C＜2.59mmol/L（100mg/dl），极高危患者（急性冠脉综合征、冠心病合并糖尿病）LDL-C＜2.07mmol/L（80mg/dl）。如果患者 TG≥2.26mmol/L（200mg/dl），则高危者的非HDL-C＜3.37mmol/L（130mg/dl），极高危者的非 HDL-C＜2.59mmol/L（100mg/dl）。

四十一、如何将冠心病患者的血脂控制在合适的范围？

冠心病患者的血脂控制方式包括：开始或维持健康的生活方式，减少饱和脂肪酸占总热量的比例（＜7%）、反式脂肪酸和胆固醇的摄入（＜200mg/d）；增加植物固醇的摄入（2g/d）；增加身体活动并控制体重；如无禁忌，即使入院时患者血脂无明显升高，启动并坚持使用他汀药物；如使用他汀类药物没有达到目标值，或不能耐受他汀类药物，可用其他药物替代。

四十二、冠心病患者血糖的目标值是多少？如何控制？

冠心病患者的糖化血红蛋白应控制在＜7%。所有冠心病患者病情稳定后应注意空腹血糖检测，必要时进行口服葡萄糖耐量试验，筛查糖代谢异常。指导并监督患者改变生活方式，包括严格的饮食控制和运动治疗，无效者使用降糖药物；强化其他危险因素的控制，包括控制体重、控制血压和控制胆固醇；必要时可请内分泌科会诊，共同进行血糖管理。

四十三、如何对冠心病患者进行情绪管理？

1. 评估患者的精神心理状态。了解患者对疾病的担忧，患者的生活环境、经济状况、社会支持等。

2. 对患者、家属及朋友进行健康教育及咨询，建立个案跟踪并对发现的问题或情况的改变及时反映处理。

3. 有焦虑或抑郁的患者进行心理科会诊，根据程度进行干预、治疗。

四十四、如何对心血管疾病患者进行睡眠管理？

1. 与患者建立良好的关系，取得信任，争取主动合作。以安慰、关心、保证与支持为主，使患者减轻疾病本身及其治疗而出现的不适，予心理支持，减轻其焦虑、忧虑情绪。

2. 指导患者正确睡眠，纠正患者不正确的失眠认知和不正确的睡眠习惯。

3. 发生在失眠急性期的患者要早期使用镇静安眠药物，用药不可同时饮酒、喝茶、引用咖啡等，否则会增加药物成瘾的危险性。

4. 有疼痛或其他不适的患者，应及时应用药物治疗，尽量减轻因疾病带来的痛苦和不适，而影响睡眠。

5. 加强环境的管理，调整房间的温度、湿度、光线等，减少外界环境对患者的不良刺激。

6. **培养良好的生活习惯**　每日午睡不宜过长，利用音乐的镇静催眠作用，让患者低音量播放具有安神宁心作用且曲调柔和的音乐已达到改善睡眠的目的；睡前不宜吃太饱，忌饮浓茶、咖啡等兴奋性饮料；睡前禁止睡前讨论兴奋话题或观看刺激、惊悚性电视，保持心态的平静。

四十五、对于心血管病患者失眠的治疗原则是什么？

1. 积极治疗原发病，减轻患者的不适或疼痛，使患者达到生理的舒适，为营造良好的睡眠提供前提。

2. 镇静催眠药物治疗要短程、足量、足疗程，对继发性失眠所用的镇静安眠药应当足量、足疗程，以尽快控制患者的失眠，避免其他精神症状的发生。

3. 不同患者不同对待，根据患者的年龄、性别、疾病、家庭背景，选择适合患者的药物进行治疗。

四十六、心血管患者的饮食应注意哪些方面？

1. 食物多样化，粗细粮搭配，平衡膳食。

2. 总能量摄入与身体活动要平衡，保持健康体重，体重指数（BMI）在 $18.5\sim24kg/m^2$。

3. 低脂肪、低饱和脂肪酸膳食，膳食中脂肪提供的能量不超过总能量的 30%，其中饱和脂肪酸不超过总能量的 10%，尽量减少摄入肥肉、肉类食品和奶油，尽量不用椰子油和棕榈油，每日烹调油用量控制在 $20\sim30g$。

4. 尽可能地减少反式脂肪酸的摄入，控制在不超过 1%总能量。少吃含人造黄油的糕点、含起酥油的饼干和油炸油煎食品。

5. 单不饱和脂肪酸应占总能量的 10%左右。适量选择富含油酸的橄榄油、茶油、米糠油等烹调用油。

6. 摄入充足的多不饱和脂肪酸（6%～10%总能量），n-6/n-3 多不饱和脂肪酸比例适宜（5%～8%/1%～2%），即 n-6/n-3 比例达到（4～5）：1。适量使用植物油（每人25g/d），每周食用 1～2 次鱼类，相当于 $200\sim500mg$ 二十碳五烯酸（EPA）和二十二碳六烯酸（DHA）。素食者可以通过摄入亚麻籽油和坚果获取亚麻酸。提倡从自然食物中摄取 n-3 多不饱和脂肪酸，不主张盲目补充鱼油制剂。

7. 保持低胆固醇饮食，膳食胆固醇摄入量不应超过 $300mg/d$。限制富含胆固醇的动物性食物，如动物内脏、蛋黄、鱼籽、鱿鱼、墨鱼等。富含胆固醇的食物同时也富含饱和脂肪酸，选择食物时应一并加以考虑。

8. 限盐，每日食盐不超过 6g，包括味精、酱菜、调味品中的食盐，提倡食用高钾低钠盐（肾功能不全者慎用）。

9. 适当增加钾，使钾：钠=1，即每日钾摄入量为 $70\sim80mmol$，每日从摄入的大量蔬菜水果中获得钾盐。

10. 足量摄入膳食纤维，每日摄入 $25\sim30g$，从蔬菜水果和全谷类食物中获取。

11. 足量摄入新鲜蔬菜（$400\sim500g/d$）和水果（$300\sim400g/d$），包括绿叶菜、十字花科蔬菜、豆类、水果，可以减少患冠心病、卒中和高血压的风险。

12. 增加身体活动，中等强度的身体活动每日 30min，每周 5～7d。

四十七、心血管疾病的营养治疗原则是什么？

营养治疗的目标是控制血脂、血压、血糖和体重，降低心血管疾病危险因素的同时，增加保护作用。

1. **严格限制钠盐摄入**　未使用利尿剂的患者需要严格限制钠盐的摄入，避免钠盐摄入量过大而加重循环阻力，出现水肿。每日食盐量应不超过 6g。

2. **正确饮水**　如果患者能够严格限制盐的摄入量，则每日可摄入水的量为 $1000\sim1500ml$。冠心病患者由于夜尿增多和进水量减少的问题，早起时血液黏稠度较高，会增加循环阻力，容易导致急性心肌梗死的发作，所以，建议患者每晚在临睡前、早起时都饮一杯水，降低血液黏稠度，防止冠心病心绞痛和心肌梗死的发作。但有心力衰竭症状的患者应配合医生建议合理分配饮水量。

3. 饮食清淡，避免高脂肪食物 高脂肪食物容易引起心绞痛，所以，冠心病患者饮食宜以清淡为主，可改变以炒为主的烹饪方式，代为煮、烩等。

4. 多吃蔬菜、水果，保持电解质平衡 各种水果、蔬菜能帮助人们保持电解质平衡，还能保持大便的通畅。其中所含的钙、镁等营养元素还能增强心肌收缩性，预防缺镁引起的洋地黄类药物中毒。

四十八、冠心病患者的合理膳食是什么？

冠心病患者养成健康饮食习惯极为重要。对患者来说，要注意低盐低脂、食用清淡易消化的食物。概念是比较模糊的，那么低盐低脂有标准吗？往往患者及家属都有这样的疑惑，所以应该详细说明。每日摄入蔬菜 300～400g，水果 200～400g，谷类 250～400g，胆固醇<300mg/d（一个鸡蛋黄），食用油 25g，每日饮水量至少 1200ml，每人每日钠盐<6g（一平盖的矿泉水瓶盖），增加钾盐摄入，每日钾盐≥4.7g（含钾多的食物有坚果、豆类、瘦肉及桃、香蕉、苹果、西瓜、橘子等水果，以及海带、木耳、蘑菇、紫菜等），进食优质蛋白（鱼肉、瘦肉等）。

四十九、如何对冠心病患者进行戒烟限酒？

1. 明确戒烟动机 找一个分量更重的戒烟理由，如戒烟是为了不让家人吸二手烟、预防心脑血管疾病提前发生。

2. 戒烟、戒酒要循序渐进 酒瘾、烟瘾不是想戒就能戒的，尼古丁有上瘾性，如果贸然直接停止吸烟，会因为烟瘾发作难耐而复吸，反而没有起到真正的戒烟效果。因此戒烟不要着急，不要突然中止，要循序渐进。

3. 找个人监督戒烟 告诉朋友和家人你准备戒烟、戒酒的消息，他们的监督和鼓励会起到额外的效果。

4. 避免一些激起吸烟欲望的场合 如酒宴。有饭后吸烟习惯的人，可以做点别的事情，如刷牙、嚼口香糖等。

5. 寻找减压的替代法 很多人吸烟无非是放松一下身心，所以戒烟后就要寻找其他的放松方式。例如，经常做做按摩、听舒缓的音乐、练习瑜伽或太极。

6. 给自己点奖励 省下来的烟酒钱可以买一些自己心仪的物品。

7. 牢记戒烟的好处 立即掐断烟头，20min 后血压和脉搏都会减缓。一日之内，血液中的一氧化碳含量回归正常水平，心脏病风险降低，肺功能增强。长期坚持，寿命延长。

8. 不建议任何人出于预防心脏病的目的饮酒 包括少量饮酒，有饮酒习惯者原则上应戒酒或严格控制饮酒量。

总之，戒酒、戒烟是一个长时间的过程，也不要因为需要的时间长而放弃这项行动。只要给自己一个信念，为了自己的身体健康着想，还是应该积极主动戒烟限酒。听从医生的建议，配合治疗。

五十、冠心病患者体重应控制在什么范围？

冠心病患者应将 BMI 维持在 $18.5～24.9 kg/m^2$；腰围控制在男≤90cm、女≤85cm。体重指数（BMI）=体重（kg）/身高 m^2；过轻：<18.5，正常：18.5～24.9，过重：25～28，肥胖：28～32，非常肥胖>32。若有超重，应减少能量的供给以降低体重。鼓励患者通过体力活动、不推荐使用药物控制体重。

五十一、吸烟对心血管疾病患者有什么危害？

1. 吸烟后由于肾上腺素和去甲肾上腺素的分泌增加，可使心率加快，血压升高。

2. 吸烟造成动脉粥样硬化。如果动脉出现问题，心、脑、肾等全身器官都会受到影响，一旦出现堵塞后果更是不可想象，心肌梗死、脑梗死、肾栓塞、肠道栓塞都会接踵而来。

3. 吸烟诱发猝死。患者吸烟，可能促使心室颤动的发生而这正是引起猝死的最主要原因。

4. 导致血栓闭塞性脉管炎，而且吸烟量越多，血栓闭塞性脉管炎越重。

5. 促使血液形成凝块，易导致血栓。

6. 降低人体对心脏病先兆的感应能力。尼古丁会抑制人体正常的痛感，影响疼痛的感知，以致突发心肌梗死甚至猝死。

五十二、吸烟中的有害成分对心血管疾病有哪些危害？

1. 尼古丁作为吸烟最主要的副产物，可促进儿茶酚胺的释放，增快心率并升高血压，进而增加心肌的需氧量。

2. 尼古丁还可使外周血管收缩，影响组织的血液供应；降低心室颤动的阈值；增加血小板活性。

3. 尼古丁也可对脂蛋白谱造成不良影响，使 HDL-C 降低、LDL-C 的氧化增加，促进动脉粥样硬化的发生。

4. 一氧化碳作为吸烟的另一副产物，可损伤血管内皮细胞，影响红细胞的携氧能力，从而减少心肌的氧气供应。

五十三、戒烟对心血管疾病患者有哪些好处？

包括老年人在内的任何年龄的心血管疾病患者，戒烟短期即可看到明显的效果。例如，戒烟使心肌梗死患者的总体死亡率下降 25%～50%。

1. 戒烟 20min 后：血压降到标准高度，脉搏正常。

2. 戒烟 8h 后：血中一氧化碳浓度降低，氧含量升高到正常浓度。

3. 戒烟 24h 后：心肌梗死危险性降低。

4. 戒烟 2d 后：嗅觉、味觉敏感性增强。

5. 戒烟 12 周后：肺功能改善 30%。

6. 戒烟 1 年后：冠心病的危险性降至吸烟者的一半。

7. 对于 70 岁以上接受 CABG（冠状动脉旁路移植术）治疗的患者：戒烟可使心血管疾病发病率和死亡率下降。

五十四、怎样减少戒烟后复吸率？

总体而言，单纯运动训练康复并不能提高心脏病患者的戒烟率。尽管发现心血管疾病患者，特别是心肌梗死后的部分患者戒烟率很高，但是出院后的复吸率高达 50%～65%。而且，未经历心血管事件的心血管病患者戒烟率较低。由于大多数吸烟者并未参加正式的戒烟项目，在这些项目中会提供超过 10～12 周的个体化行为技能训练，在戒烟过程中给予持续的健康教育和强化支持很重要。

五十五、医疗保健专业人员应如何帮助患者戒烟？

1. 为减少与吸烟有关的危害，所有医疗保健专业人员必须利用每次机会评估吸烟状况；在所有工作环境中识别吸烟者；提供利于反复干预的环境；应为有意戒烟者提供治疗（见干预部分）。另外，应对无戒烟意愿者进行简要的干预以增强其戒烟动机。

2. 参与二级预防工作的所有卫生专业人员可以利用以下措施帮助戒烟：①在每次见面时识别吸烟者；②询问吸烟者是否想尝试戒烟（见评估吸烟状况）；③提供强有力的需要戒烟的建议，向想戒烟者提供录像带、宣传册等自助材料，向尚不想戒烟者提供社区资源信息等干预措施帮助吸烟者；④安排随访，面对面或电话方式均可。

3. 医疗保健专业人员还应提供行为指导，并监测有意戒烟者药物治疗的效果。由于再发心血管事件的风险很高，对所有不想戒烟者也应随访。通过建议这些吸烟者减少每日吸烟的支数、积极改变其他心血管病危险因素、确保他们从其他已被证实的影响预后的干预措施（如 ACEI、抗血小板聚集药、β 受体阻滞药、他汀类药、降压药）中获益，可以改善总体生存率。

4. 对住院期间已戒烟者，医生可通过预防复吸的咨询和其他行为干预措施（如签合约）来帮助他们。预防复发的培训已被有效用于有赌博、肥胖、酗酒、吸烟等成瘾性行为者。戒烟期间，小的退步，如重新吸烟很普遍，复吸通常与挫败感、烦闷、抑郁等情绪状态有关，也与家人、朋友、同事间的人际冲突，或社会压力有关。

主要参考文献

阿德哈里，派瑞兹，王原，2015. 实用心血管内科诊疗手册. 杨兴生，孙静平，余卓文，译. 北京：人民军医出版社

陈灏珠，林果为，王吉耀，2013. 实用内科学. 14 版. 北京：人民卫生出版社

丁淑贞，姜秋红，2016. 心血管内科临床护理. 北京：中国协和医科大学出版社

柳俊，2013. 明明白白心电图. 4 版. 广州：广东科技出版社

罗伯特·O·波诺，道格拉斯·L·曼，道格拉斯·P·兹普，等，2016. Braunwald 心脏病学·心血管内科学教科书. 9 版. 陈灏珠，译. 北京：人民卫生出版社

沈悌，韩潇，2015. 协和临床用药速查手册. 北京：中国协和医科大学出版社

扬跃进，华伟，2013. 阜外心血管内科手册. 2 版. 北京：人民卫生出版社

尤黎明，吴瑛，2012. 内科护理学. 5 版. 北京：人民卫生出版社